ウルトラ図解

オールカラー
家庭の医学

パーキンソン病

上手にコントロールするための知識と対処法

監修 服部 信孝
順天堂大学医学部附属順天堂医院
脳神経内科　教授

法研

はじめに

パーキンソン病は、古くから人々を悩ませてきた病気です。

この本を手にとった皆さんは、パーキンソン病にどのようなイメージをもっておられるでしょうか。「手足が震え、体が思うように動かせなくなる」「難病」「一生治らない病気」など、怖いイメージのものかもしれません。

パーキンソン病は、脳の神経の変性により引き起こされる病気です。1000人に1人がかかると推定されています。高齢者ではその割合が高くなるとされているため、世界のなかでも高齢化が進んでいる日本では、パーキンソン病の患者さんが増えています。

パーキンソン病は、脳神経の障害が原因で手足が震える、体の動きがぎこちなくなるといった症状が現れる病気です。さらにこのような身体症状だけでなく、不眠や物忘れ、幻覚などの精神症状も現れる、厚生労働省による指定難病の一つです。現代の医学では完治することができず、難しい病気というのは間違いではありません。

しかし、パーキンソン病はとてもゆっくり進行し、寿命が短くなる病気でもありません。

治療法や治療薬、その使い方の研究が進み、現在では「普通の生活を送ること」ができる病気となっています。

パーキンソン病だからとあきらめることなく、さまざまなことにチャレンジし、充実した人生を送ることが可能です。そして、私がお会いした多くの患者さんがいきいきと生活を楽しんでいます。

本書では、パーキンソン病のメカニズムから治療法、リハビリテーションや生活の送り方など、パーキンソン病と上手につきあっていくために必要な、さまざまな情報を紹介しています。

パーキンソン病の患者さんと家族など周囲の人のために、少しでもお役に立てることを願っています。

2020年5月

順天堂大学医学部附属順天堂医院 脳神経内科 教授
服部 信孝

第1章 なぜ起きる？パーキンソン病

第2章 パーキンソン病の症状から診断まで

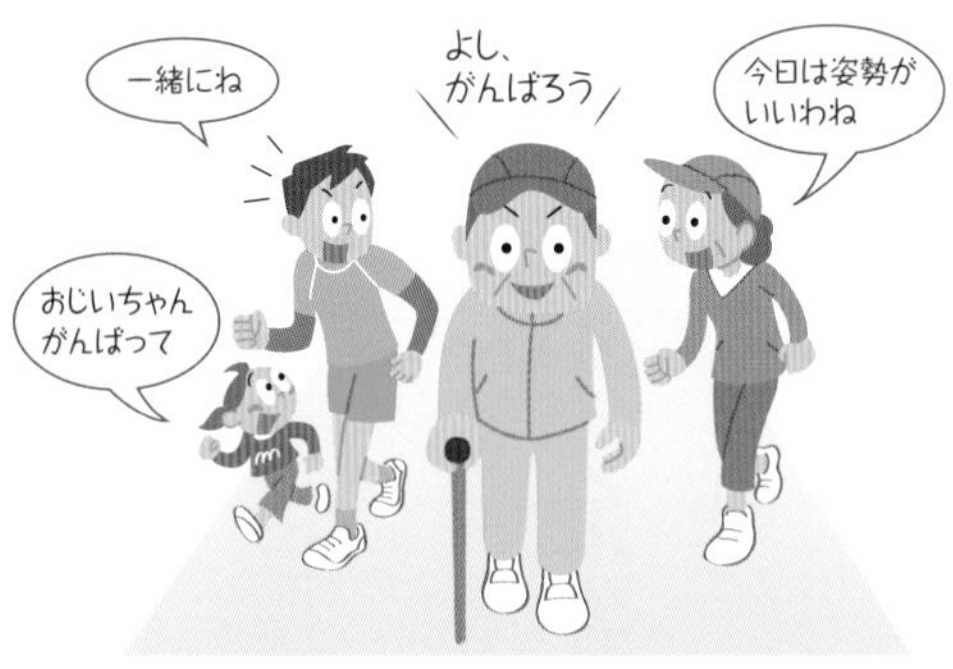
今日は姿勢がいいわね
よし、がんばろう
一緒にね
おじいちゃんがんばって

第3章

パーキンソン病の治療と予後

患者さんに現れる困った症状への対処　102

注意が必要な他の病気の薬　120

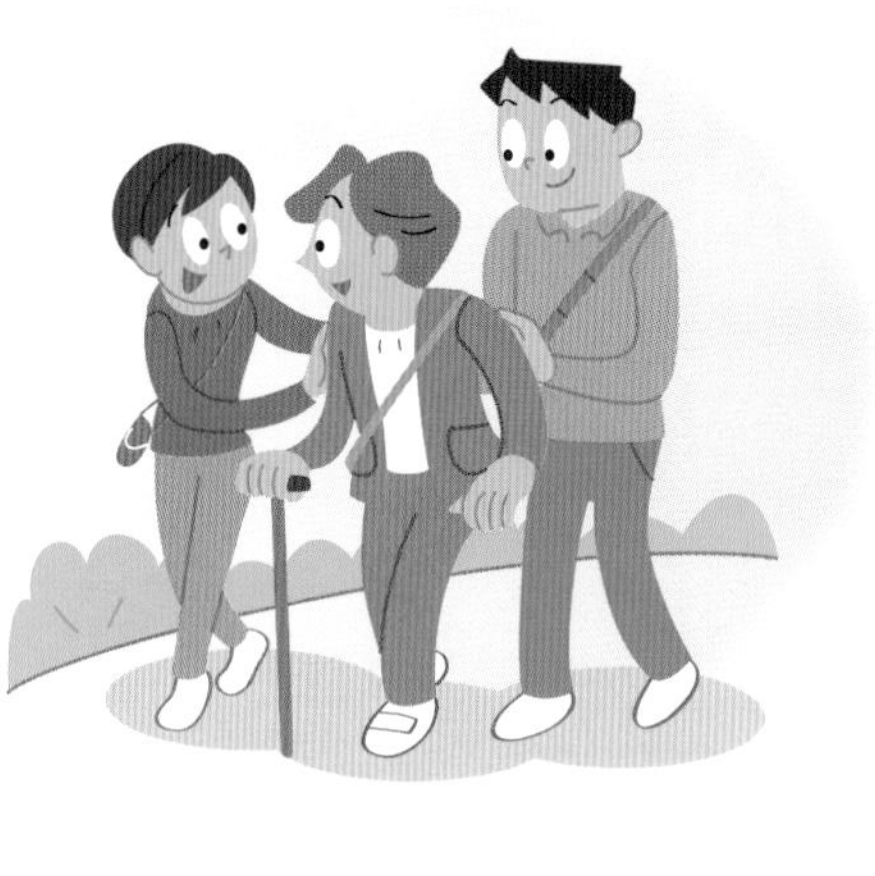

第4章 パーキンソン病との付き合い方

【装丁・本文デザイン】㈱イオック
【図解デザイン・イラスト】コミックスパイラる／㈱イオック
【編集協力】アーバンサンタクリエイティブ／大工明海

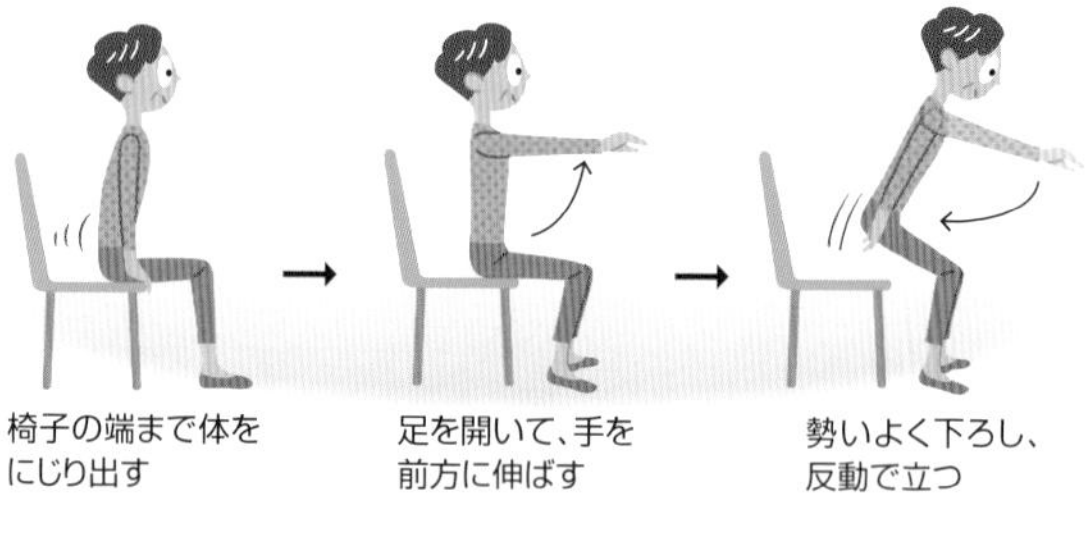
椅子の端まで体をにじり出す
→
足を開いて、手を前方に伸ばす
→
勢いよく下ろし、反動で立つ

第1章

なぜ起きる？パーキンソン病

「パーキンソン病」とは、どのような病気なのでしょうか。ここでは病気の発症に深く関わる脳の仕組みやパーキンソン病の代表的な症状、発症の要因など、病気の特徴を紹介します。

パーキンソン病とは、どんな病気？

発症率は加齢とともに高くなる

　パーキンソン病は、手足がふるえたり、動きがぎこちなくなったり、動作がゆっくりになる、転びやすくなるなどの運動障害が出ることが特徴です。ほかに、うつや記憶障害、幻覚など、さまざまな症状が現れます。人口1000人あたり1人くらいの割合で発症する決して珍しい病気ではありません。

　パーキンソン病を引き起こす原因について、はっきりとは解明されていません。ただ、脳のなかで、情報を伝える役割を果たしている神経細胞が減り、ドパミン*という神経伝達物質が不足していることがわかっています。

　脳では、非常に多くの神経細胞が集まってネットワークを作り、脳に入ってきた情報の処理や脳からの指令を伝えています。ところが、一部の神経細胞が減ることでドパミンという物質が作られる量が減り、さまざまな症状を引き起こしてしまうのです。

　脳のなかでこのようなことが起こるのは、環境や遺伝など多くの要因があるとされていますが（16頁参照）、年齢も発症リスクの1つとして挙げられます。50～70歳代で発症することが多く、60歳を超えると罹患率は増加していきます。

　もともと、ドパミンを作り出す脳の神経細胞の数は、20歳頃が最も多く、その後はゆるやかに減っていくものです。ほかの因子も重なり、さらに年齢が高くなることで、パーキンソン病を発症しやすくなると考えられるのです。

　日本はすでに高齢化社会となっていますが、これからも高齢人口の増加は続いていきます。高齢者の人数が増えれば、それにともなってパーキンソン病患者も増加していくと考えられています。

用語解説
ドパミン　神経伝達物質の１つ。脳の神経細胞と神経細胞の結合部にはわずかな隙間があり、神経伝達物質が放出され、やりとりすることで神経細胞間で情報が伝わる。

パーキンソン病とは？

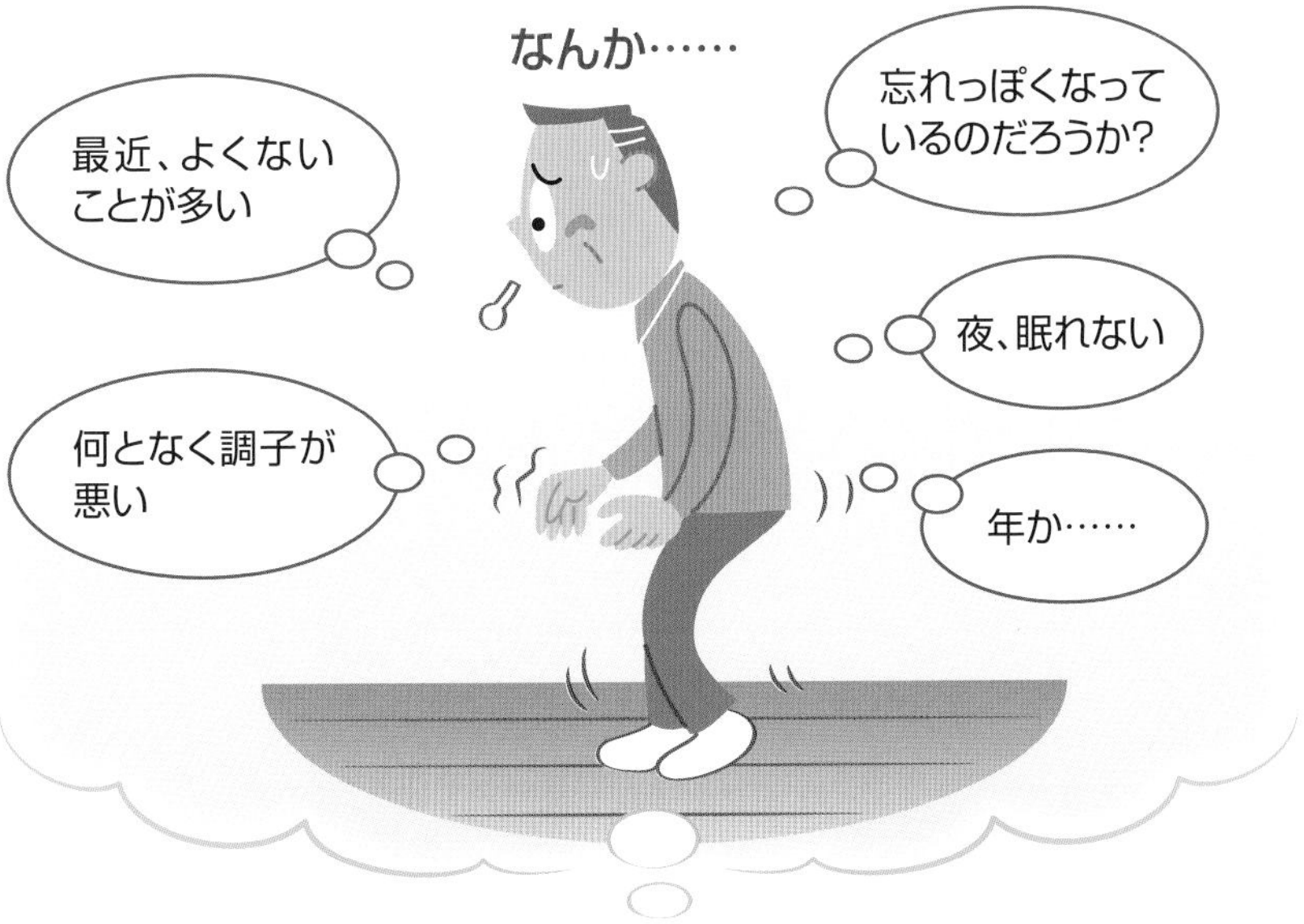
なんか……
最近、よくないことが多い
忘れっぽくなっているのだろうか?
夜、眠れない
何となく調子が悪い
年か……

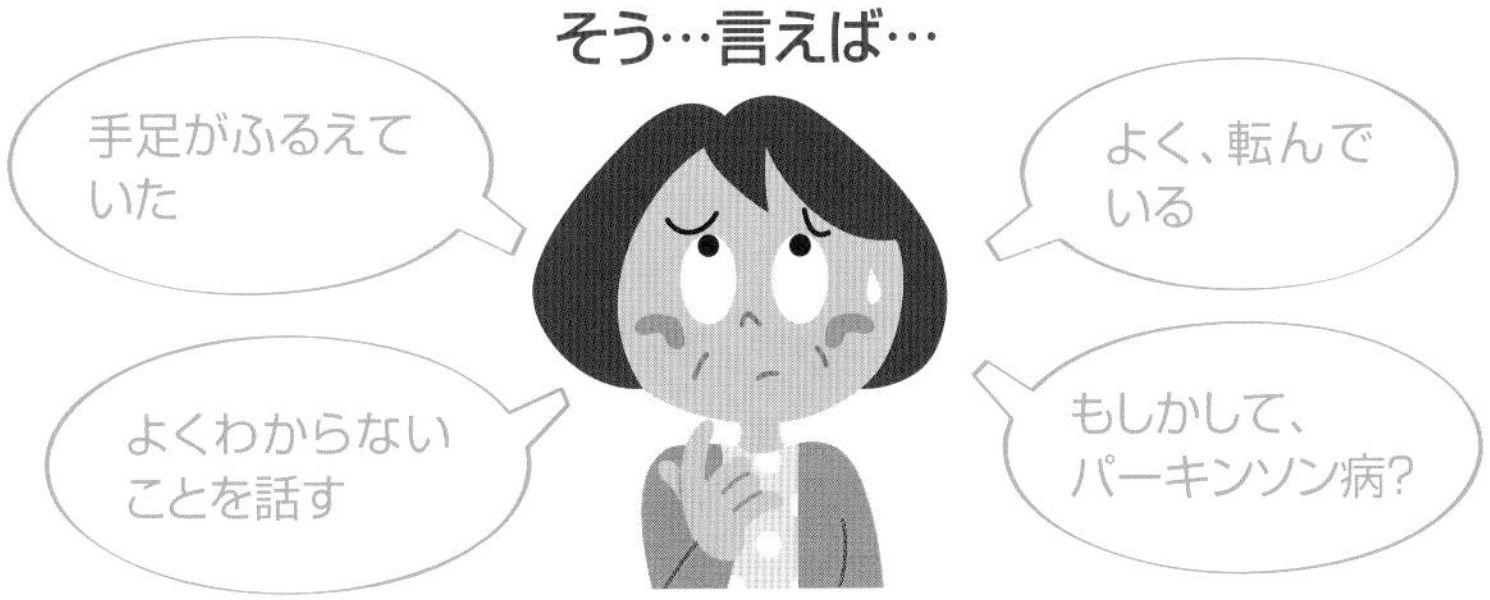
そう…言えば…
手足がふるえていた
よく、転んでいる
よくわからないことを話す
もしかして、パーキンソン病?

でも、パーキンソン病ってどんな病気?

今後、患者さんも増加していくと考えられます

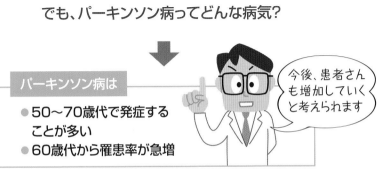

パーキンソン病は

- 50～70歳代で発症することが多い
- 60歳代から罹患率が急増

病気の影響は全身におよぶ

パーキンソン病に気づくきっかけとなることが多い特徴として、手足のふるえなど体の動きの変化があります。パーキンソン病の4大症状である運動症状です。

1つめは、動きがゆっくり、小さくなること（寡《か》動《どう》・無《む》動《どう》）です。顔の筋肉でも起きるため表情が乏しくなったり、字を書くときに文字が小さくなったりもします。

2つめは、ふるえること（振戦《しんせん》）。何もせずに静かにしているとき、体がふるえるものです。手足のほか、顎などがふるえることもあります。

3つめが、筋肉がかたくなること（強剛《きょうごう》・筋固縮《きんこしゅく》）。筋肉がかたく強張《こわば》るため、体を動かそうとするときぎこちなくなります。関節などもかたくなり、ほかの人が動かそうとしても、歯車のような動きになるのも特徴です。

4つめが、体バランスが悪くなり転びやすくなること（姿勢反射障害）です。体が傾いたときにもとに戻せなくなったり、立ち上がるときや歩くときなどにバランスをうまく取れず、転びやすくなります。

パーキンソン病では、これらの運動症状のほかに、非運動症状も現れます。体のさまざまな器官の働きを調節している自律神経に障害が起きるために現れるものです。

多くの患者さんが訴えるのが、便秘です。パーキンソン病と結びつけて考えられにくいですが、運動症状より先に現れていることも多いです。

逆にトイレが近くなることもあります。これは、膀胱が広がらなくなるためで、夜間の頻尿や失禁に悩まされることもあります。

ほかに、体が勝手に動く（ジスキネジア*）や立ちくらみ（起立性低血圧）、冷え、むくみ、ひどい汗、睡眠障害、記憶障害、うつ、幻覚や妄想などがあります。

用語解説 ジスキネジア　パーキンソン病の治療薬を長期間服用しているうちに現れる運動症状。自分の意思とは関係なく、手足がくねくねしたり、口元をもぐもぐさせるなど。

全身に現れるパーキンソン病の症状

パーキンソン病の4大運動症状

1 動きがゆっくり、小さくなること（寡動・無動）

顔の表情が乏しくなり、書く文字が小さくなることも

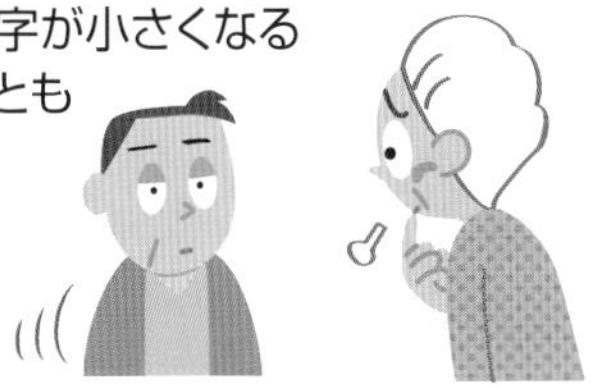

2 ふるえる（振戦）

静かにしているのに、手足や顎などがふるえる

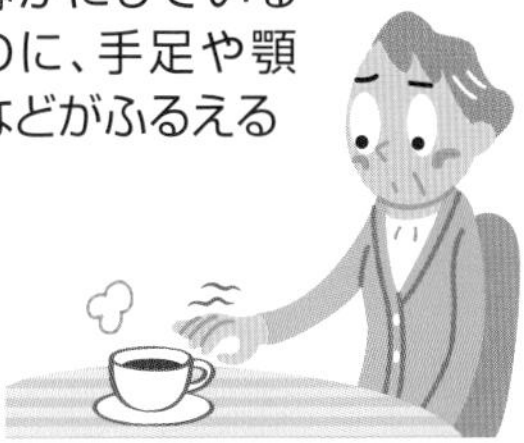

3 筋肉がかたくなる（強剛・筋固縮）

筋肉が強張り、動きがぎこちなくなる。関節が歯車のような動きになる

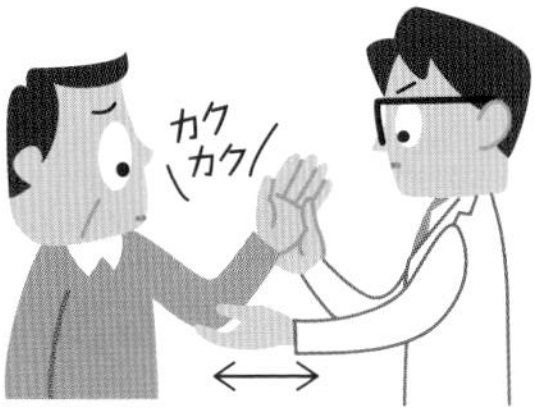
カク
カク

4 体バランスが悪くなり転びやすくなる（姿勢反射障害）

立ち上がるときや歩くときなど、転びやすくなる

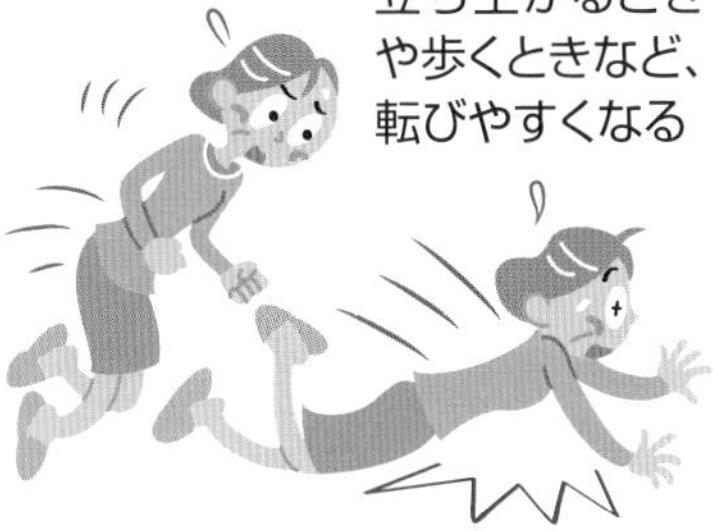

非運動症状

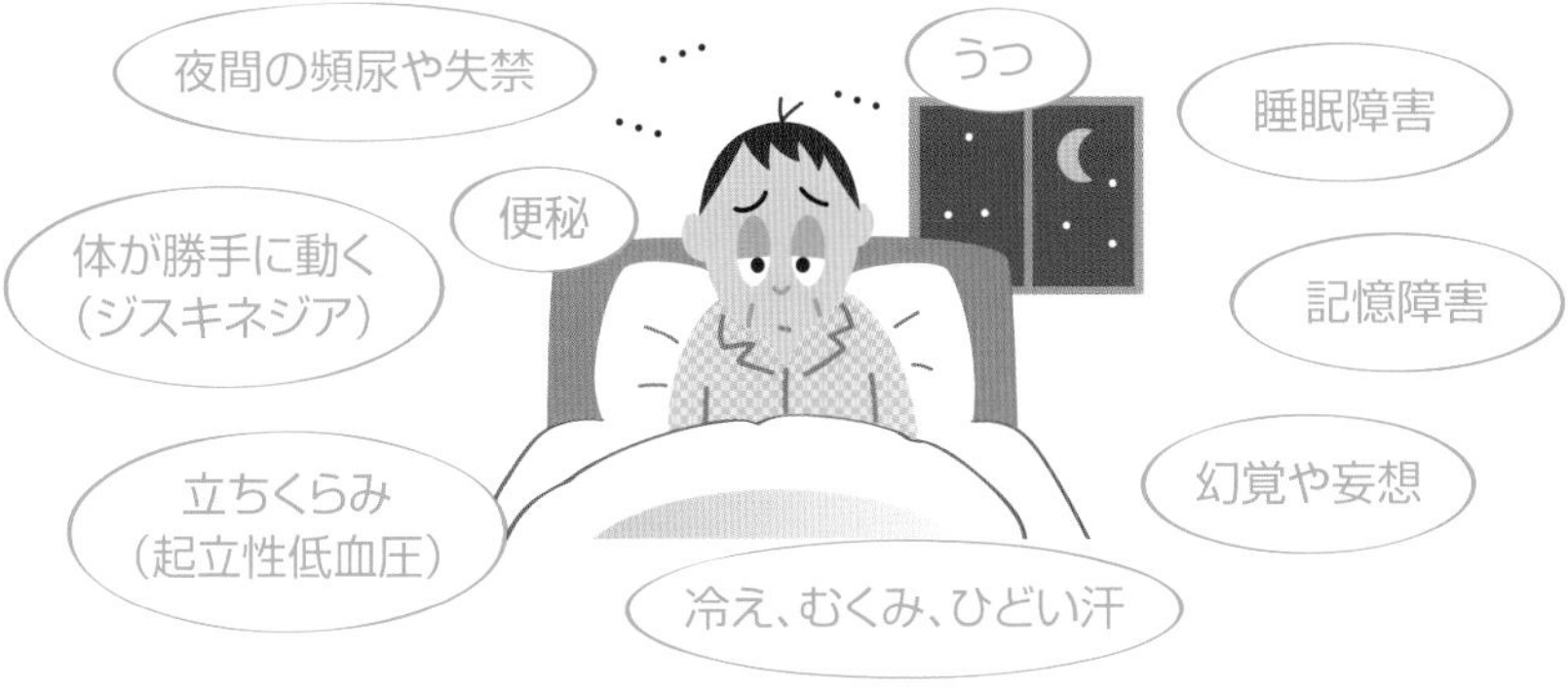
夜間の頻尿や失禁
うつ
睡眠障害
便秘
体が勝手に動く（ジスキネジア）
記憶障害
立ちくらみ（起立性低血圧）
幻覚や妄想
冷え、むくみ、ひどい汗

病気の原因は諸説あるが…

パーキンソン病は、脳の神経細胞が減少し、ドパミンという物質が不足することから起きる神経難病です。なぜ発症するのかについては、いまだにはっきりとは解明されていないと述べましたが、関係していると見られるいくつかの因子があります。

1つめは、遺伝因子です。パーキンソン病の発症に関わるリスクのある遺伝子が複数あることがわかっています。ただしパーキンソン病の多くが遺伝するわけではありません。遺伝性のパーキンソン病は10％程度で、多くのパーキンソン病患者さんでは、後に述べるほかの因子が複数重なることで発症すると考えられています。また、パーキンソン病のリスクのある遺伝子は、それ自体は珍しくないものです。1つの遺伝子があることで高くなる発症リスクは、1・1～1・5倍程度で発症に大きな影響を与えるわけではありません。言い換えれば、発症には複数の遺伝子が関与していることが想定されます。

2つめは、環境因子です。どんなものを食べ、どんな生活を送ってきたか、どんな化学物質に触れたかなど、その人の過ごしてきた環境から、何らかの影響を受けたのではないかということです。これまでに、除草剤や殺虫剤などの農薬、低脂肪乳製品の摂取などが発症を促進し、逆にアルコール飲料やカフェイン、抗酸化作用のある食品の摂取、喫煙などが発症を抑制するという報告があります。ただし、促進・抑制などの影響はないという報告もあるなど、現在のところはっきりした関係が証明されていません。

3つめは、前項でも紹介したように年齢です。パーキンソン病の発症率は高齢になるほど高くなり、80歳以降がピークとされています。

パーキンソン病は、これらの多くの因子が重なり、あるいは影響し合うことで、発症すると考えられています。原因がはっきりわからないこともあり、厚生労働省で難病に指定されている病気の1つです。

病気はいくつかの要因が重なり合って…

なぜ、脳の神経細胞が減少し、ドパミンという物質が不足するのか……？

3つの要因が挙げられている

遺伝因子

パーキンソン病の発症に関わるリスクのある遺伝子がある

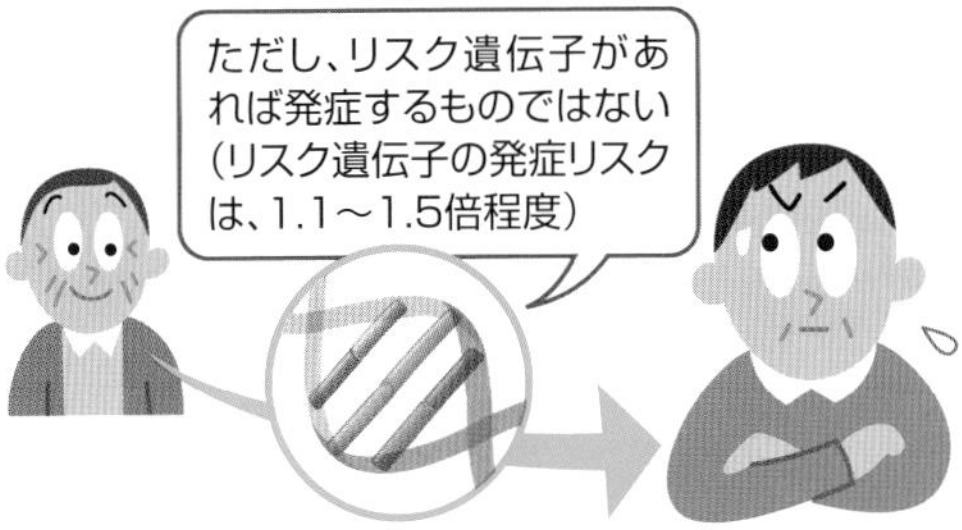
ただし、リスク遺伝子があれば発症するものではない（リスク遺伝子の発症リスクは、1.1〜1.5倍程度）

環境因子

環境から、何らかの影響を受けたのではないか

促進→除草剤や殺虫剤などの農薬、低脂肪乳製品の摂取など

抑制→アルコール飲料やカフェイン、抗酸化作用のある食品の摂取、喫煙など
ただし、証明されてない

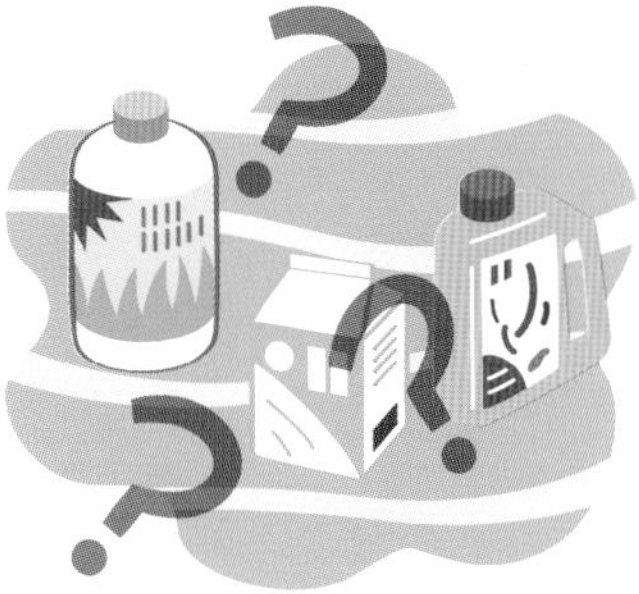

加齢

発症率は高齢になるほど高くなり、80歳以降がピーク

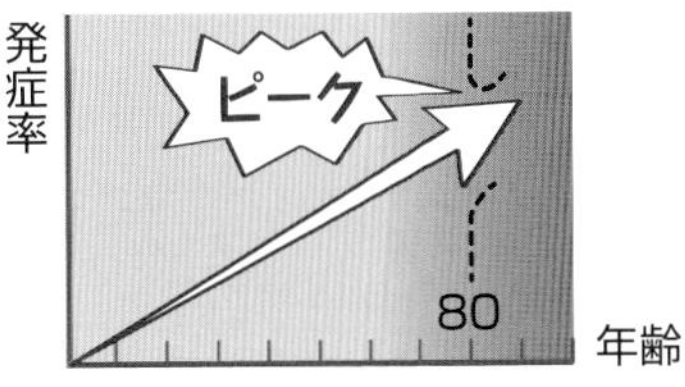
発症率
ピーク
80
年齢

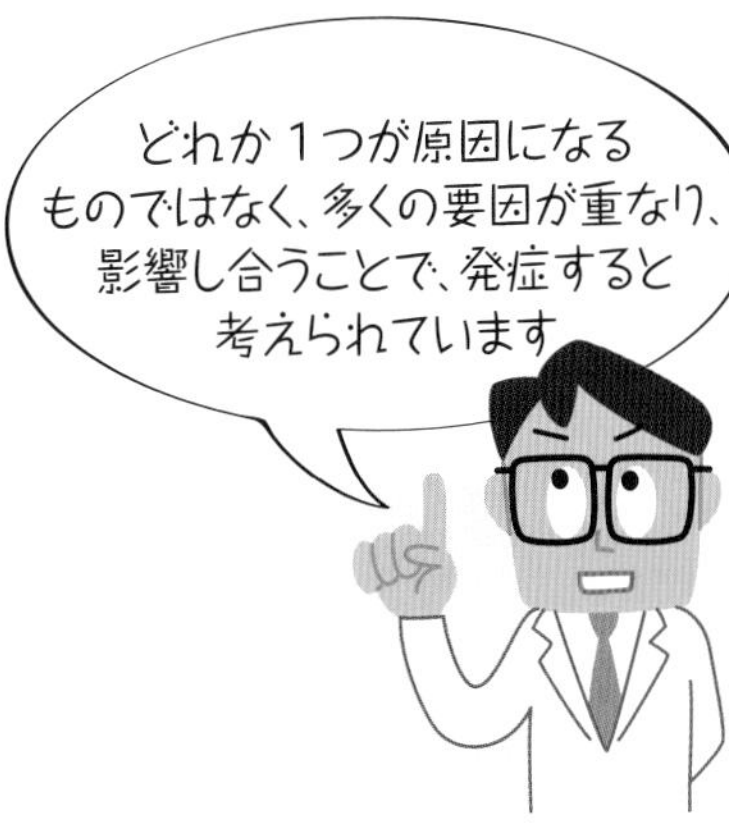
どれか1つが原因になるものではなく、多くの要因が重なり、影響し合うことで、発症すると考えられています

厚生労働省の指定難病

パーキンソン病は、平成27年から厚生労働省の指定難病となっています。発病の原因がわからず、治療法が確立していない病気に与えられる名称で、患者さんは長期間にわたって治療を行わなくてはなりません。心身面だけでなく、治療費などの負担も非常に重いものとなります。

そこで、国では「難病の患者に対する医療等に関する法律」により、〝発病の原因が明らかではない〟〝患者数が一定の基準以下〟など、いくつかの条件に当てはまる333の病気（令和元年7月現在）について指定難病として、医療費負担や福祉支援などを受けられるように定めているのです。

パーキンソン病の患者さんが使える公的支援制度には、「難病医療費助成制度」「高額療養費制度」「身体障害者福祉法」「介護保険制度」「障害者の日常生活及び社会生活を総合的に支援するための法律（障害者総合支援法）」があります。

難病医療費助成制度は、難病の医療費の一部を公費から支給して、患者さんの負担を軽減する制度です。パーキンソン病の場合、一定の重症度を超えた患者さんを対象に、パーキンソン病の医療費の自己負担が原則3割から2割に下がります。また、世帯の所得に応じて毎月の自己負担上限額が設定されており、上限額を超える分が支給されます。難病医療費助成制度の対象にならない場合も、高額療養費制度で上限額までの自己負担にできます。

パーキンソン病で体に不自由がある場合は、身体障害者福祉法により身体障害者手帳の交付を受けることで、さまざまな支援が得られます。経済的支援のほか、税金の減免や公共交通機関の割引などがあります。また、40歳以上ならば、介護保険制度で介護サービスを受けることができます。障害者総合支援法では、介護給付、訓練等給付、補装具、自立支援医療、地域による支援などが受けられます。

パーキンソン病は「指定難病」

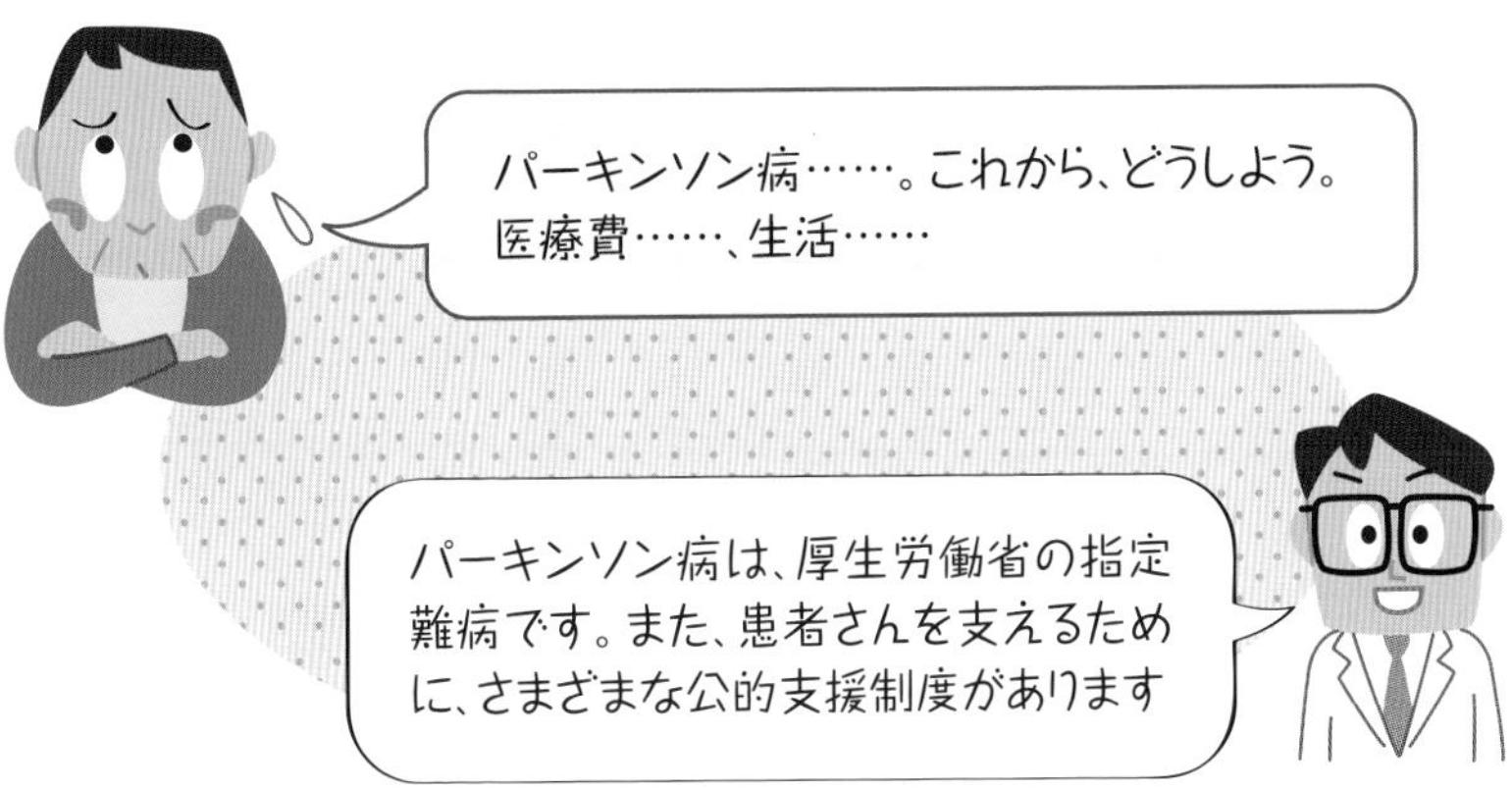
パーキンソン病……。これから、どうしよう。医療費……、生活……
パーキンソン病は、厚生労働省の指定難病です。また、患者さんを支えるために、さまざまな公的支援制度があります

指定難病とは

発病の原因がわからず、治療法が確立していない病気333（令和元年現在）について、「難病の患者に対する医療等に関する法律」により、医療費支援や福祉支援などが受けられるもの

※申請には、パーキンソン病などの重症度などいくつかの条件があり、難病指定医の書いた臨床調査個人票などが必要

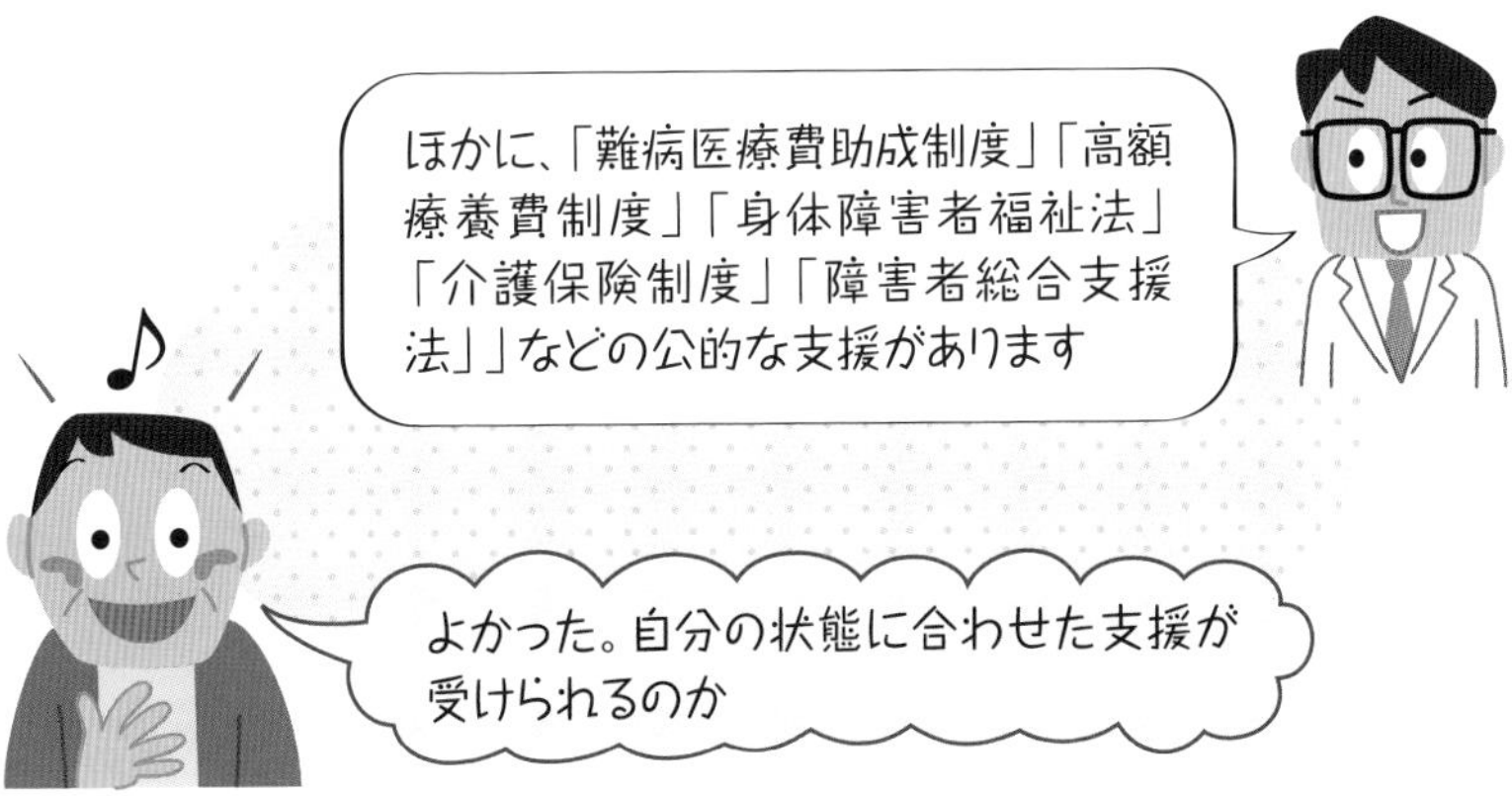
ほかに、「難病医療費助成制度」「高額療養費制度」「身体障害者福祉法」「介護保険制度」「障害者総合支援法」などの公的な支援があります
よかった。自分の状態に合わせた支援が受けられるのか

治療で病気の進行度は抑えられる

現在のところ、パーキンソン病には根本的な治療法はありません。パーキンソン病は、発症すれば一生つきあっていく病気です。

しかし、「パーキンソン病になったら寝たきりになる」「心がコントロールできなくなる」など、不安になる必要はありません。

病気はゆっくり進行し、適切な治療によって良い状態でコントロールしていくことができるからです。

まず、パーキンソン病そのものが、死因になることはありません。治療法が進歩した現在では、パーキンソン病患者さんの寿命は、健康な人とほとんど変わらなくなってきています。

療養生活についても、大きく変わりました。かつては、パーキンソン病の治療は、ある程度症状が進行してから服薬を開始したり、弱い薬を使っていました。初期の体の不自由さや不快な症状は我慢していたのです。しかし、現在では積極的に薬を使うことで病気の進行を遅らせることができることがわかってきました。また、複数の薬を組み合わせることで、効果的に症状を抑えたり、副作用を防ぐこともできるようになっています。適切な薬を服薬していれば、発症から15～20年は、病気をコントロールしていけるようになりました。また、リハビリテーションにも期待ができます。運動機能や認知機能の低下を防ぎ、精神症状の改善に役立ちます。

パーキンソン病では症状の進行とともに、骨折や誤嚥性肺炎《ごえんせいはいえん》などが起きやすくなり、注意が必要です。パーキンソン病の専門医だけでなく、日常の健康管理を担ってもらっているかかりつけ医やケアマネジャーなどの介護の専門家の支援を受けることも重要です。

パーキンソン病は、生活のさまざまなことに影響する病気ですが、それぞれ対策があるのです。それだけに患者さん自身の積極的な姿勢が重要です。

治療で生活は守っていける

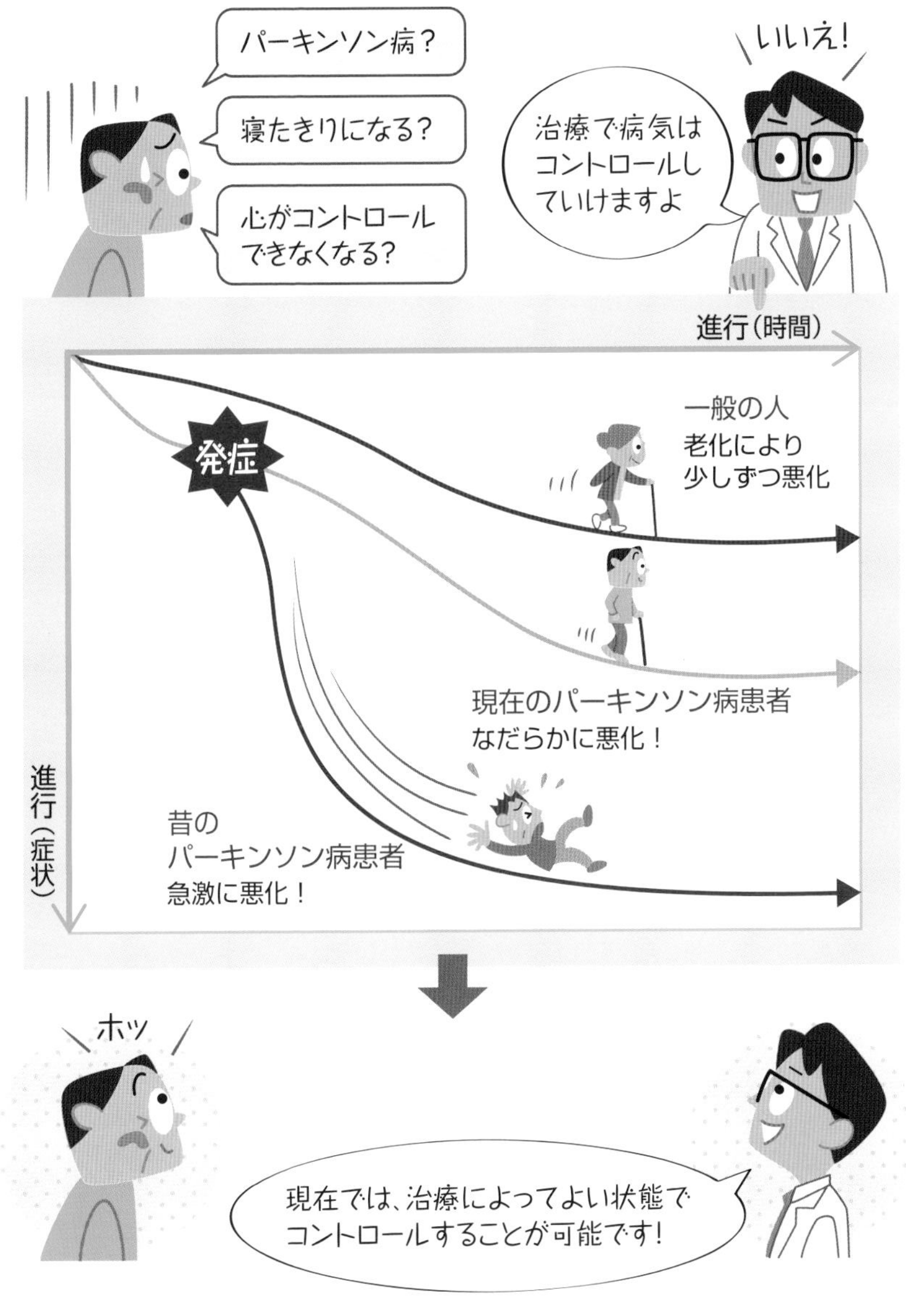

前向きな考え方で病気をコントロールする

パーキンソン病の治療が長くなるというのは、それだけ進行がゆっくりということを意味します。

体が不自由になったり、認知症状などが出るまでに、年単位の長い猶予があるのです。その間に治療やリハビリテーションなどを行うことで、より進行を遅らせることができます。

そこで、大切になってくるのが患者さん自身の治療への関わり方や生活の楽しみ方です。前向きな気持ちが、病気のコントロールに役立つのです。

パーキンソン病の治療は、薬物療法とリハビリテーションが2本の柱となります。

薬物の処方は、症状の出方だけでなく患者さんの年齢やライフスタイル、病歴などによって、種類や量を細かく合わせていく必要があります。そのためには、患者さんがしっかりと薬を服用し、自分自身の体の状態を把握し、医師に伝える必要があります。

パーキンソン病では、体のふるえなどの特徴的な運動症状が現れます。また、運動機能の程度は、パーキンソン病の重症度をはかるものでもあります(68頁参照)。初期から、予防の意味合いも兼ねて積極的にリハビリテーションや運動を行い、運動機能を維持していく必要があります。動きにくくなったからといってじっとしているのではなく、関節をしなやかに、筋肉が落ちないよう動いていくことが、運動機能の維持に役立つのです。

生活を楽しむことも大切です。パーキンソン病は、脳内のドパミンという神経伝達物質が不足して起きる病気です。ドパミンは、快楽などに結びつく神経伝達物質なので、パーキンソン病になるとうつ傾向になりやすくなります。気持ちが落ち込んだり、物事をする意欲が低下するのも珍しくありません。だからこそ、積極的に外に出て、気持ちを明るくしたり、感動を見つけたりすることが、脳への刺激となり、症状の改善にもつながります。

明るい気持ちで、病気とつき合う

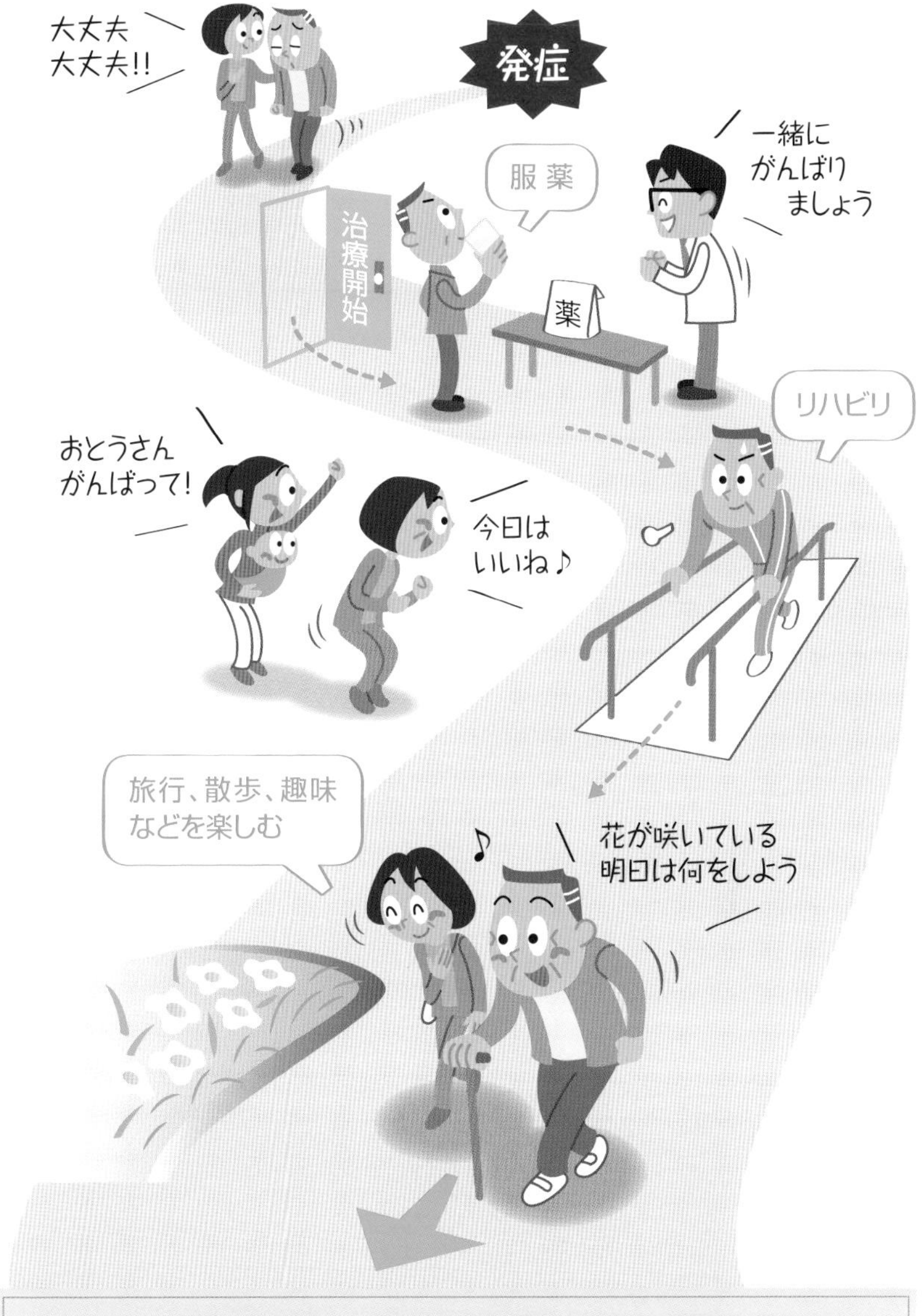

パーキンソン病とは長いつき合いになる。たった一度の人生をあきらめず、楽しんで過ごすことが、治療効果を上げることにつながる

パーキンソン病のメカニズム

体を動かす脳の神経伝達物質「ドパミン」

パーキンソン病の発症には、脳内でのドパミンという化学物質の働きが深く関わっています。

脳は、人の心身をコントロールする司令塔とも言うべきものです。たとえば、本を読んでいるときに、理解するための視覚からの情報処理をはじめ、目や手の動き、そしてその間続いている心臓の鼓動や胃での消化活動なども、脳が統合しています。脳は、意識的なものから無意識のものまで、さまざまな動きを指令しているのです。

膨大な量の情報を処理して、複雑な働きをしている脳ですが、主に神経膠細胞《しんけいこうさいぼう》（グリア細胞[*]）と神経細胞（ニューロン[*]）からできています。

そのうち、情報処理や情報伝達を担っているのが神経細胞で、脳細胞の10％程度を占めています。

神経細胞は、複雑につながるネットワークを作って、情報を伝え合っています。

神経伝達物質のドパミンが働くのは、このネットワークのなかです。

情報は神経細胞の中を電気信号として伝わります。神経細胞同士の間には、シナプス間隙と呼ばれわずかな隙間があり、ここに電気信号が伝わると神経伝達物質が放出されます。放出された神経伝達物質を次の神経細胞が受け取り、情報が伝えられていきます。

神経伝達物質は、脳の情報ネットワークのなかで働く信号の一部と言えます。神経細胞物質には多くの種類があり、ドパミンはその1つです。

パーキンソン病は、ドパミンが不足して発症する病気ですが、どのように問題が起きているのか、次項で詳しく説明します。

用語解説　グリア細胞・ニューロン　脳の主な2種類の細胞。空間を支えたり栄養を供給するグリア細胞（神経膠細胞）が約90%、情報処理を担うニューロン（神経細胞）が約10%。

神経伝達物質「ドパミン」が脳で働く

脳は体の司令塔
情報
情報が脳に入る

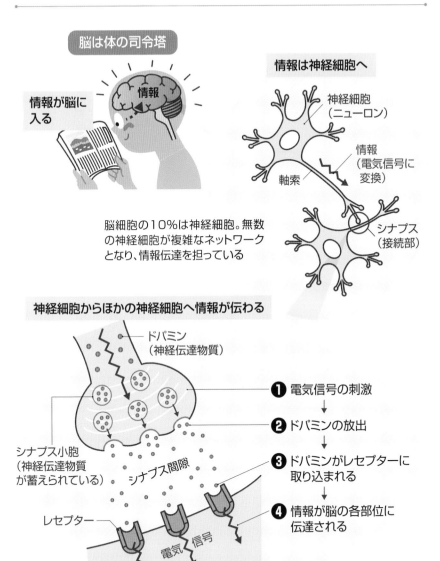

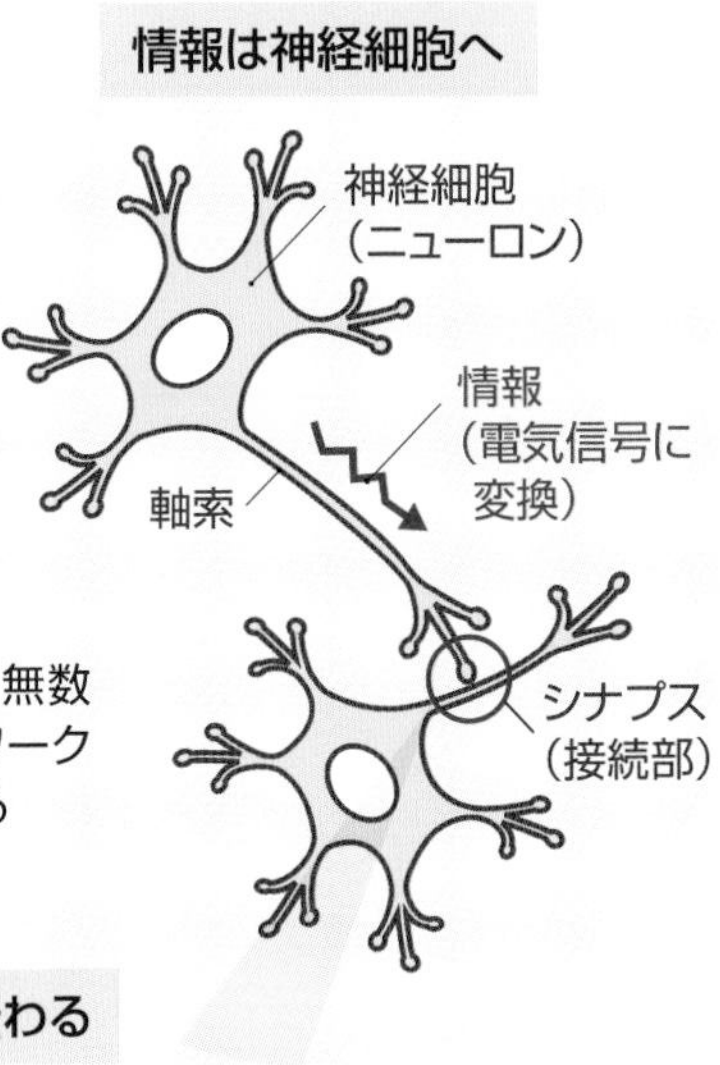
情報は神経細胞へ
神経細胞（ニューロン）
情報（電気信号に変換）
軸索
シナプス（接続部）

脳細胞の10%は神経細胞。無数の神経細胞が複雑なネットワークとなり、情報伝達を担っている

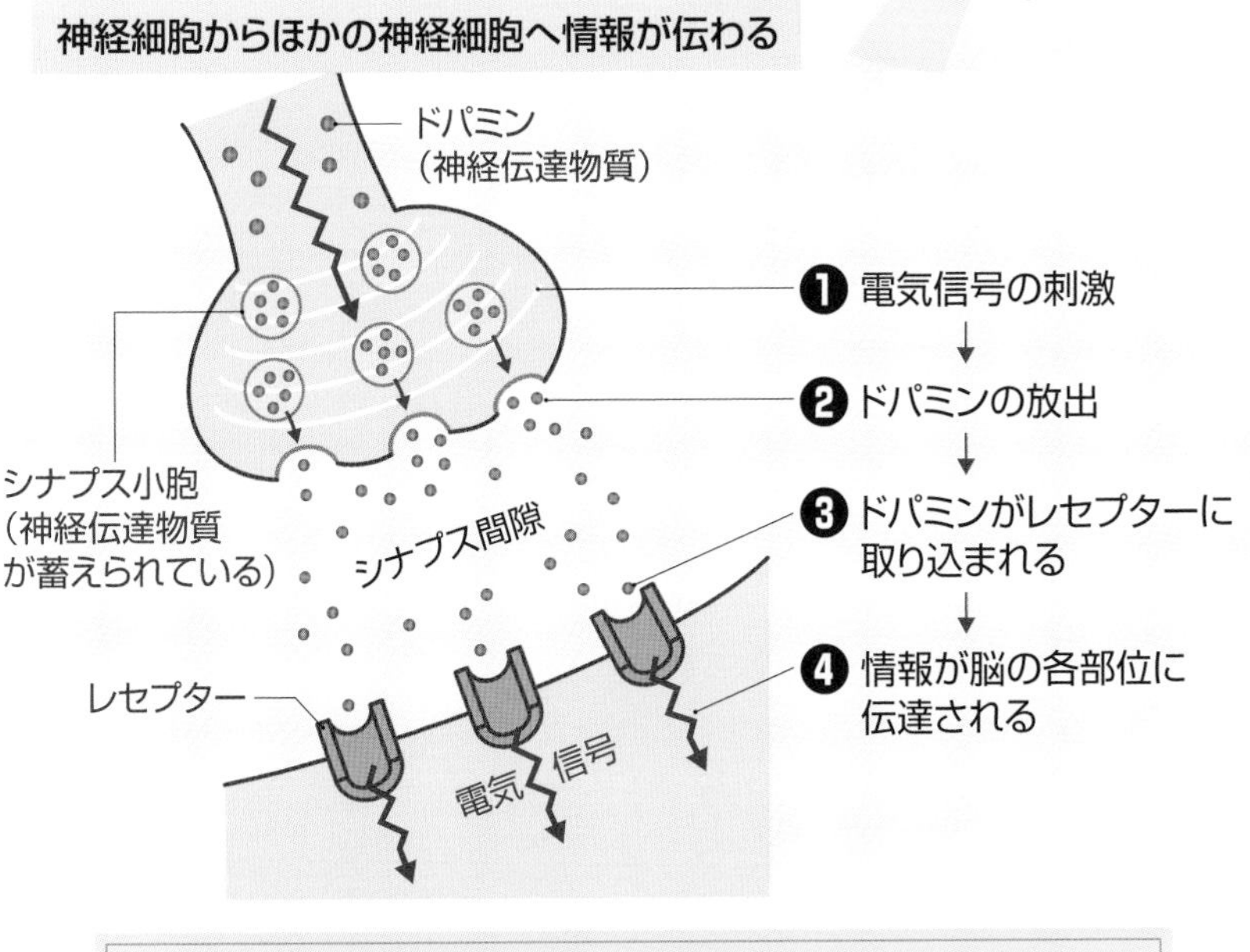
神経細胞からほかの神経細胞へ情報が伝わる
ドパミン（神経伝達物質）
シナプス小胞（神経伝達物質が蓄えられている）
シナプス間隙
レセプター
電気信号
❶ 電気信号の刺激
❷ ドパミンの放出
❸ ドパミンがレセプターに取り込まれる
❹ 情報が脳の各部位に伝達される

神経伝達物質は60種類以上ある。ドパミンは、運動の調節や気分、快楽に関わる神経伝達物質

脳の黒質の減少でドパミンが不足する

脳は大きく「大脳」「小脳」「脳幹」に分けられます。また、部位によって働きが異なります。

頭蓋骨のすぐ下にあるのが大脳で、人間の大脳はとても発達しています。主に情報を処理して、運動のための指令を出したり、記憶や感情、思考など、高度な精神作用を司ります。小脳は、大脳の下の背中側にあります。主に筋や腱、関節などからの情報により、姿勢の調節や運動するときにバランスを調整しています。脳幹は、大脳に包まれた下部中央にあります。主に、呼吸や循環などの命を維持するための活動を司ります。

ドパミンは、脳幹のなかの「中脳」にある「黒質《こくしつ》」で作られます。メラニン色素を多く含むために黒く見えます。黒質で作られたドパミンは「線条体」に運ばれ、放出されます。ドパミンが働くドパミン神経系は、「運動調整」「認知」「記憶と学習」「報酬」「快楽」など、さまざまな脳の働きに関わっています。

たとえば、体を動かそうとするとき、大脳と脳幹がやりとりをして、細かな調整を行います。このとき、ドパミン神経系が働いているのです。ところが、パーキンソン病の患者さんの脳では、黒質が減少しています。黒質があり黒く見えるはずの部位の色が薄くなることから影響を及ぼします。黒質の神経細胞は、健康な人でも年を重ねるにつれ減少します。これは、ほかの神経細胞と同様です。しかし、パーキンソン病の患者さんの黒質は、減り方が急激です。

この原因については、はっきりとは解明されていませんが、現在では細胞のなかで、エネルギー作りや酸素の代謝に関わる「ミトコンドリア*」にあると考えられています。酸化ストレスによりミトコンドリアが損傷し、神経細胞が死ぬというのです。

黒質が少なくなると、そこで作られるドパミンも不足します。その結果、シナプスでのドパミン受け渡しがうまくできず、情報の伝達に乱れが生じます。

用語解説 ミトコンドリア　細胞のなかにあり、生命活動に欠かせないエネルギー作りや酸素の代謝に関わる小器官のこと。

ドパミンは黒質で作られている

黒質は、脳幹の中脳にある

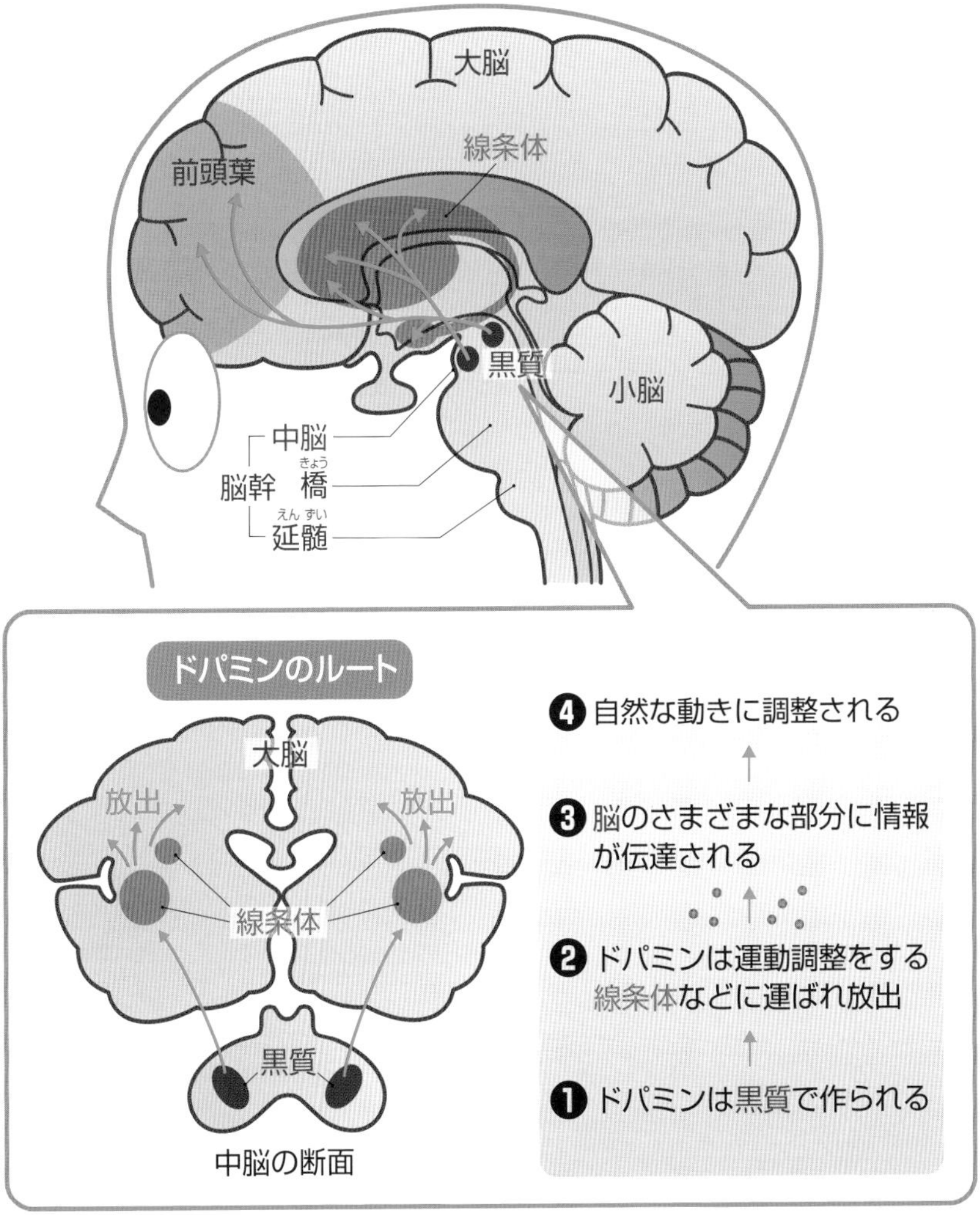
大脳
線条体
前頭葉
黒質
小脳
中脳
脳幹
橋《きょう》
延髄《えんずい》
ドパミンのルート
大脳
放出
放出
線条体
黒質
中脳の断面
❹ 自然な動きに調整される
❸ 脳のさまざまな部分に情報が伝達される
❷ ドパミンは運動調整をする線条体などに運ばれ放出
❶ ドパミンは黒質で作られる

黒質が少なくなるとドパミンも不足し、脳での情報の伝達に乱れが生じる。そのため、体の動きの調整などがうまくいかないなど、支障が出てくる

脳の神経細胞を障害するレビー小体も現れる

パーキンソン病患者さんの中には、黒質の神経細胞に、レビー小体という塊が見られます。大きさは直径30〜50ミクロン、顕微鏡でなければ見えないほど小さな構造物です。

レビー小体の正体は、α-シヌクレインという異常なたんぱく質の集まりです。神経細胞のなかには、さまざまな種類のたんぱく質が含まれていますが、α-シヌクレインが集まって塊になり、神経細胞が損傷してしまうのです。

実は、パーキンソン病患者さんの脳の神経細胞では、病気の発症する何年も前からα-シヌクレインが集まり始めます。なぜ、そのようなことが起きるのか、原因は判明していません。しかし、α-シヌクレインが蓄積すると、円形の構造物（封入体）のレビー小体となることがわかっています。

レビー小体は、黒質以外にも現れることがあります。大脳皮質に現れると、「レビー小体型認知症」（56頁参照）になります。認知機能障害のほか、ふるえや姿勢反射障害などの症状が現れます。レビー小体型認知症は、パーキンソン病とも関係が深く、合わせて「レビー小体病」と呼ばれることもあります。

また、パーキンソン病では、レビー小体やそれに似た異常構造物が、自律神経の末梢に現れることもあります。パーキンソン病患者さんの半数では、発症の前に自律神経の末梢にレビー小体が現れています。自律神経は各臓器を司っていますが、これがうまく働かなくなります。パーキンソン病で運動症状が出る前から、自律神経症状が現れることが多いのはこのためです。

また、認知機能低下があるパーキンソン病患者さんでは、大脳皮質にレビー小体が現れています。

ただ、レビー小体があるからといって、必ずパーキンソン病を発症するわけではありません。

パーキンソン病では、脳にレビー小体が現れる

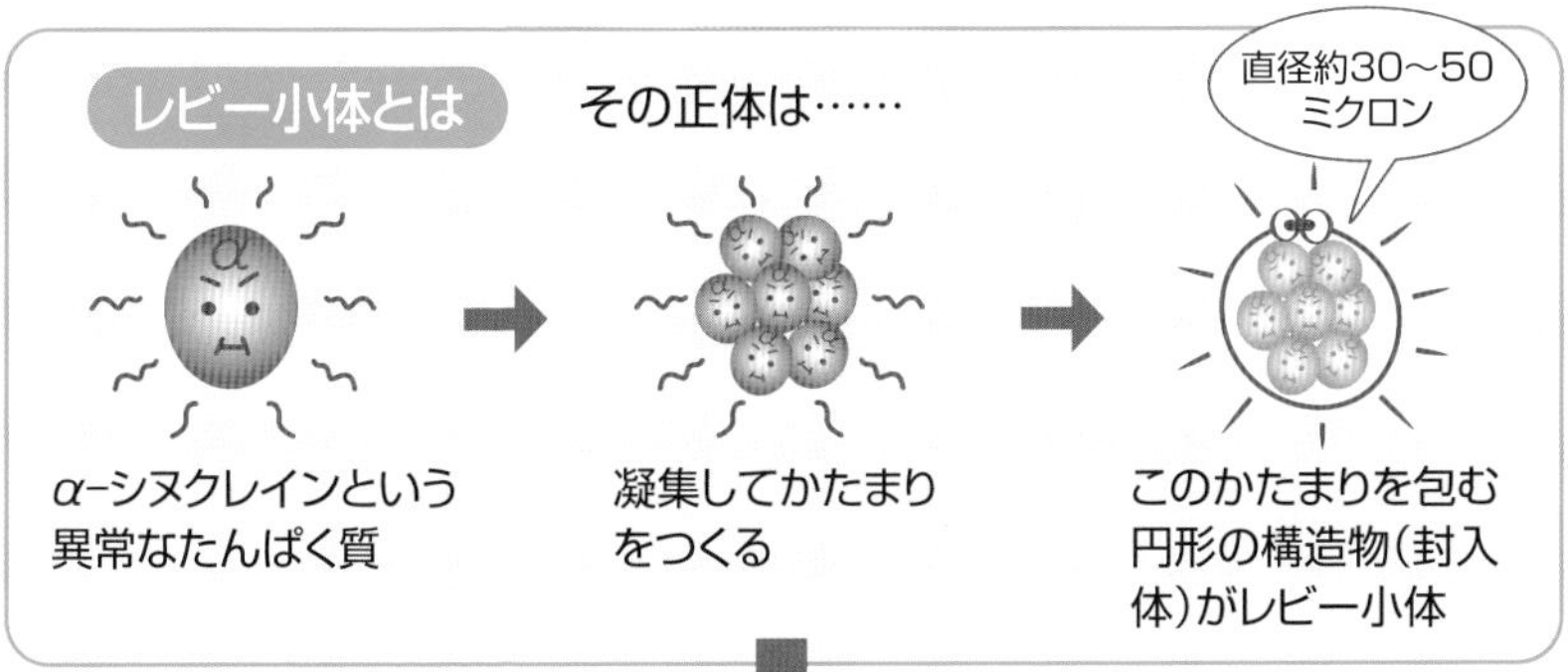
レビー小体とは
その正体は……
直径約30～50
ミクロン
α-シヌクレインという
異常なたんぱく質
凝集してかたまり
をつくる
このかたまりを包む
円形の構造物(封入
体)がレビー小体

パーキンソン病では…

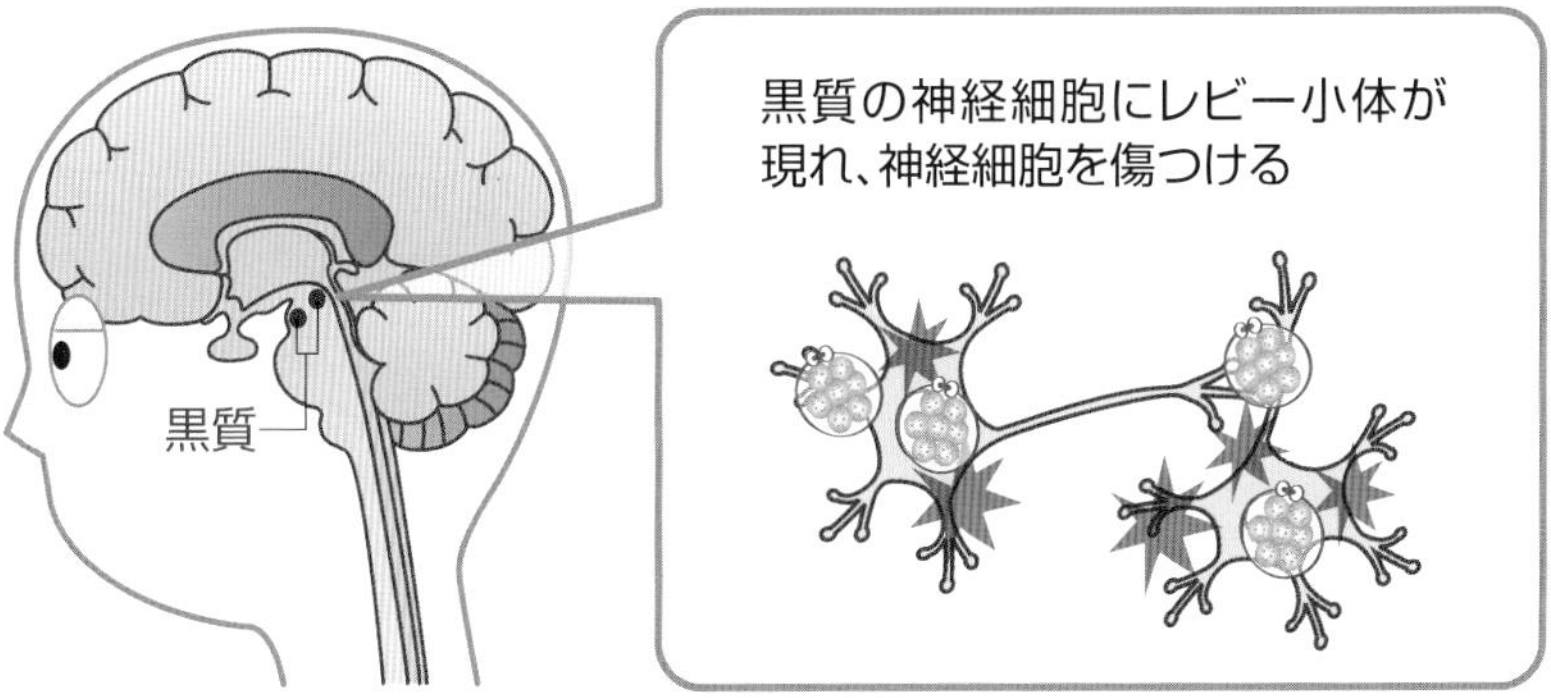
黒質
黒質の神経細胞にレビー小体が
現れ、神経細胞を傷つける

レビー小体は黒質以外にも現れることも!!

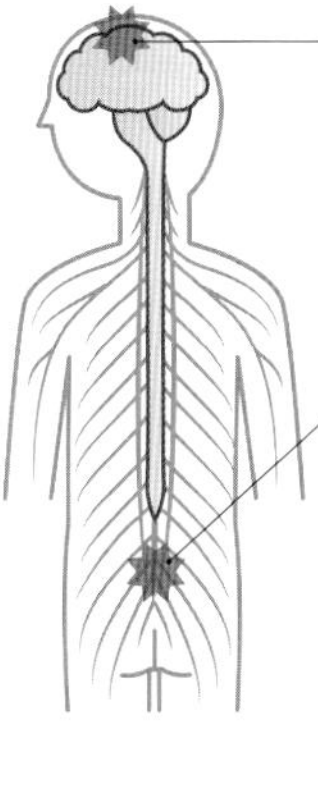

大脳皮質 に現れると

認知機能のほか、ふるえや姿勢反射障害などの症状が現れる

自律神経の末梢部 に現れると

各臓器に自律神経症状が現れる

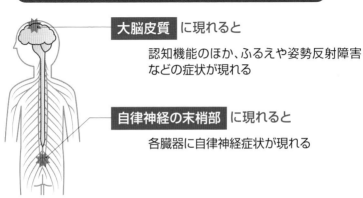

発病の引き金になる要因は？

孤発性パーキンソン病

パーキンソン病には、「孤発性パーキンソン病」「家族性パーキンソン病」があります。最も多いのは、孤発性パーキンソン病で、パーキンソン病患者さんの約9割を占めています。

孤発性とは、家族には遺伝しないパーキンソン病であることを意味します。パーキンソン病患者さんの多くは、親や兄弟、親族などにパーキンソン病患者さんがいなくても、散発的に発症するのです。

孤発性パーキンソン病の発症には、遺伝因子と環境因子、加齢などが複雑に影響し合っているとされています。

ベースにあるのが、遺伝因子です。孤発性パーキンソン病は遺伝する病気ではないですが、発症に単独で関与する遺伝子があることがわかってきました。

現在、孤発性パーキンソン病には、複数のリスク遺伝子があることがわかっています。例えば、α-シヌクレインに関連する遺伝子や、ゴーシェ病*の原因遺伝子であるGBA遺伝子などです。

ただし、リスク遺伝子は、それがあるからといってパーキンソン病を発症するというものではありません。1つのリスク遺伝子があることの発症リスクは1・1〜1・5倍程度とされています。

いくつかのリスク遺伝子があり、そこへ複数の環境因子や加齢が重なり、はじめてパーキンソン病を発症すると考えられています。

発症や抑制に関する環境因子については、飲酒や喫煙、乳製品摂取の嗜好、農薬や特定の化学物質への曝露、栄養素の偏り、ストレス、感染症などさまざまな因子が指摘されていますが、はっきり発症との関係が判明しているものはありません。

用語解説 ゴーシェ病　ある酵素の働きが弱くなることでグルコセレブロシドという成分が分解されず肝臓、脾臓、骨髄などの細胞に蓄積して、肝臓や脾臓の腫れ、骨症状等が出るもの。

孤発性パーキンソン病って？

パーキンソン病患者さんの約9割は、孤発性パーキンソン病

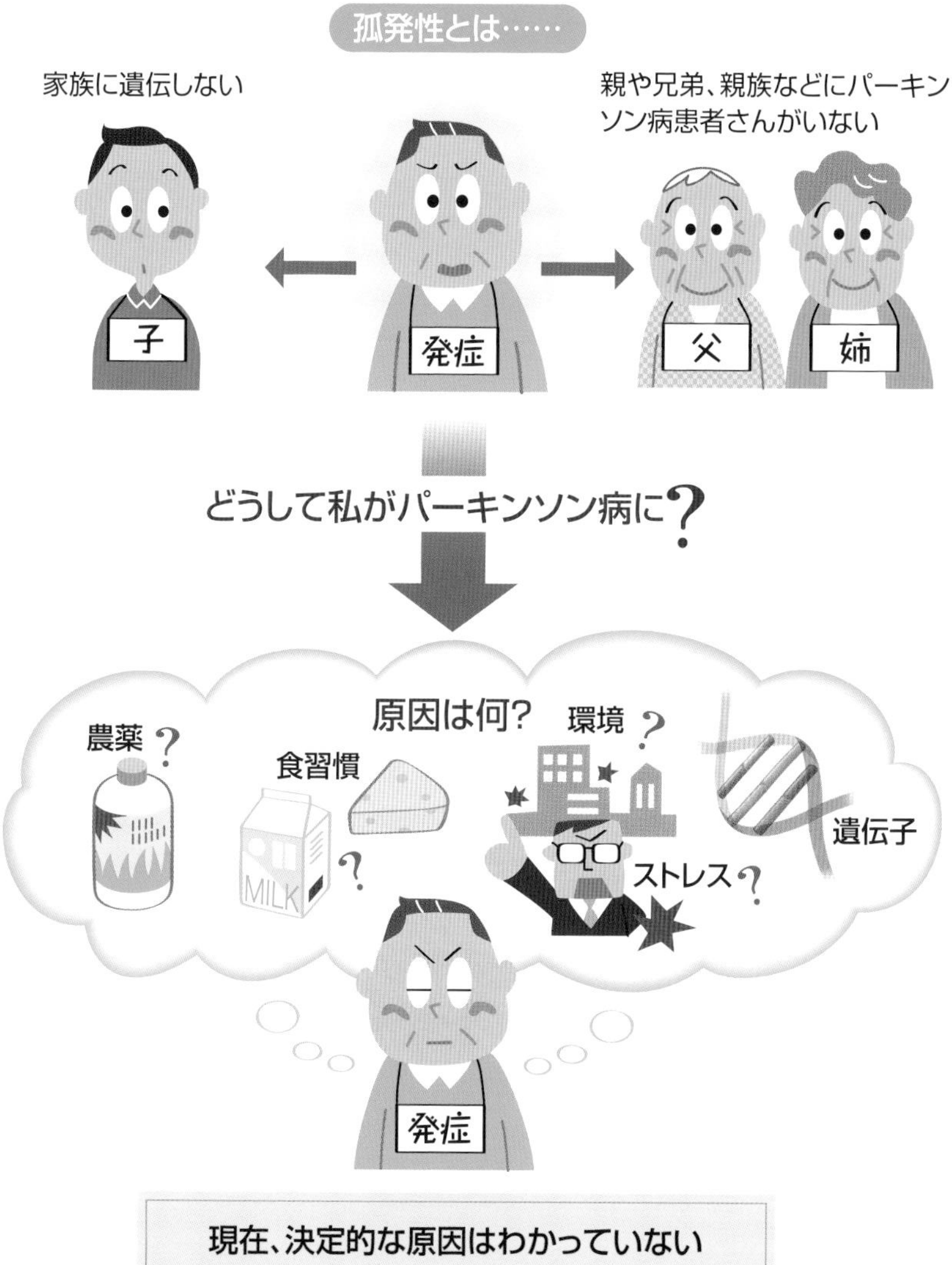
孤発性とは……
家族に遺伝しない
親や兄弟、親族などにパーキンソン病患者さんがいない
子
発症
父
姉
どうして私がパーキンソン病に？
原因は何？
農薬
食習慣
環境
遺伝子
ストレス
MILK
発症
現在、決定的な原因はわかっていない

家族性パーキンソン病

パーキンソン病患者さんのうち、5〜10％程度は家族性パーキンソン病だとされています。

家族性パーキンソン病とは、血縁関係のある家族で同じパーキンソン病を発症するものです。

家族性パーキンソン病は、20〜40歳代の若い人で発症する若年性パーキンソン病に、比較的多くみられます。近年は、50歳以上のパーキンソン病にも遺伝の関わりがあると考えられるようになっています。現在、家族性パーキンソン病では、原因となる遺伝子が20種近くわかっています。

特に、その1つのパーキン遺伝子は、日本のパーキンソン病患者さんに多いのですが、世界的にも例が多いことがわかっています。パーキン遺伝子に変異が見られる家系で、パーキンソン病を発症しやすいのです。

ただ、血縁の家族にパーキンソン病を患う人がいるからといって、自分が発症することを不安に思ったり、子どもについて考えるのは行き過ぎです。原因遺伝子を持っていても、必ずしも家族性パーキンソン病を発症するものではないからです。

血縁の家族や親族にパーキンソン病の人がいれば、パーキンソン病になる確率は、いない人と比べ高いことが推測されます。しかし、その確率や、どの程度の親族まで影響があるのかなどは、まだわかっていないのです。

家族にパーキンソン病患者の人がいる場合、病気になることを不安に思うよりも、より早期に発見できる利点を考えましょう。特に、近年はパーキンソン病の治療が、症状が進んでから治療を開始するのではなく、早期から積極的に関与する方向に変わっています。自身の体の状態について、注意深くなるのは悪いことではありません。

それでは、どのようなときにパーキンソン病は発症するのでしょうか。次項で詳しく取り上げます。

家族性パーキンソン病って？

パーキンソン病患者さんの5〜10％程度は家族性パーキンソン病。若年性パーキンソン病に比較的多いが、50歳以上でも関わりがあると考えられている

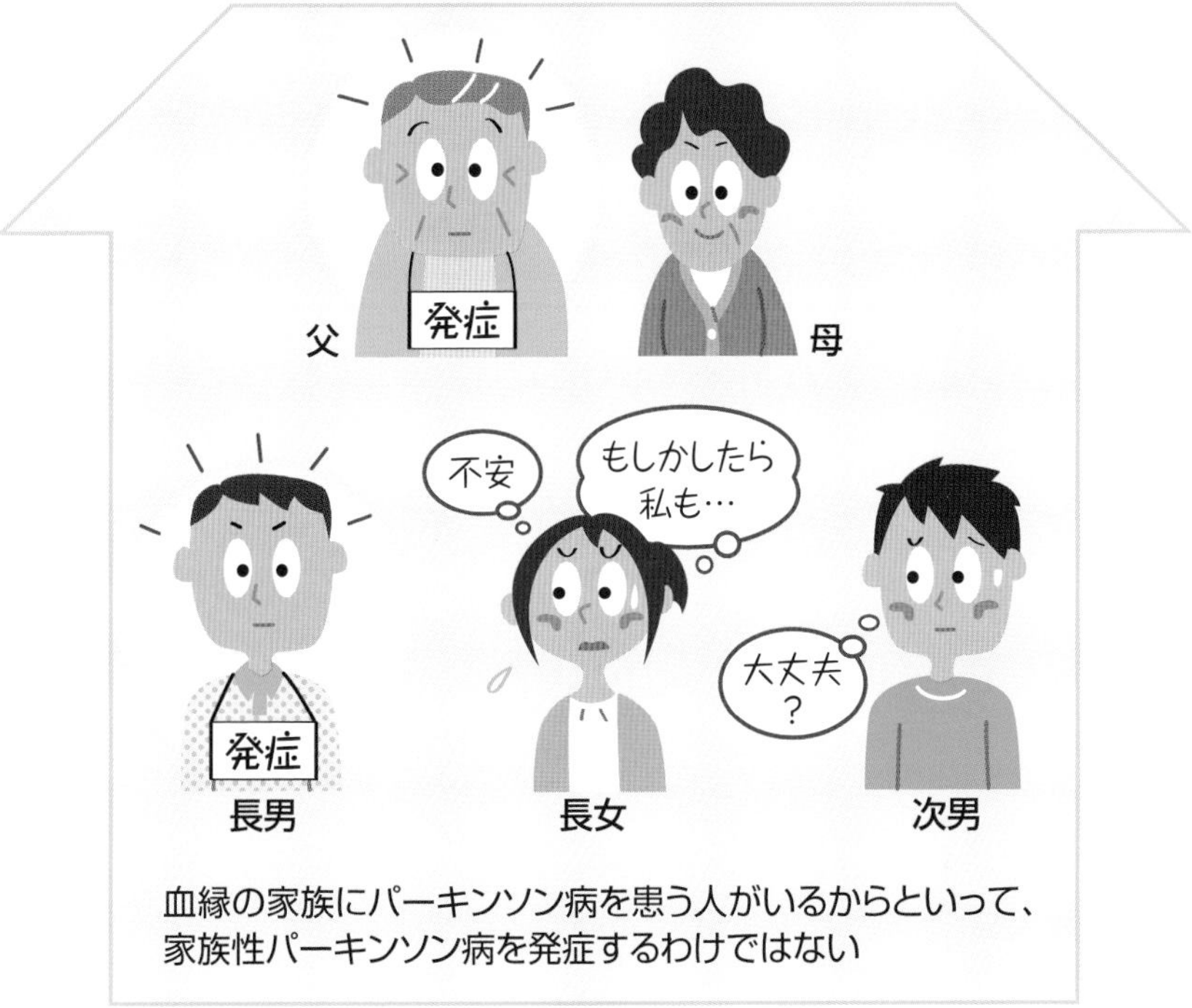

発症
父
母
不安
もしかしたら私も…
大丈夫？
発症
長男
長女
次男
血縁の家族にパーキンソン病を患う人がいるからといって、家族性パーキンソン病を発症するわけではない

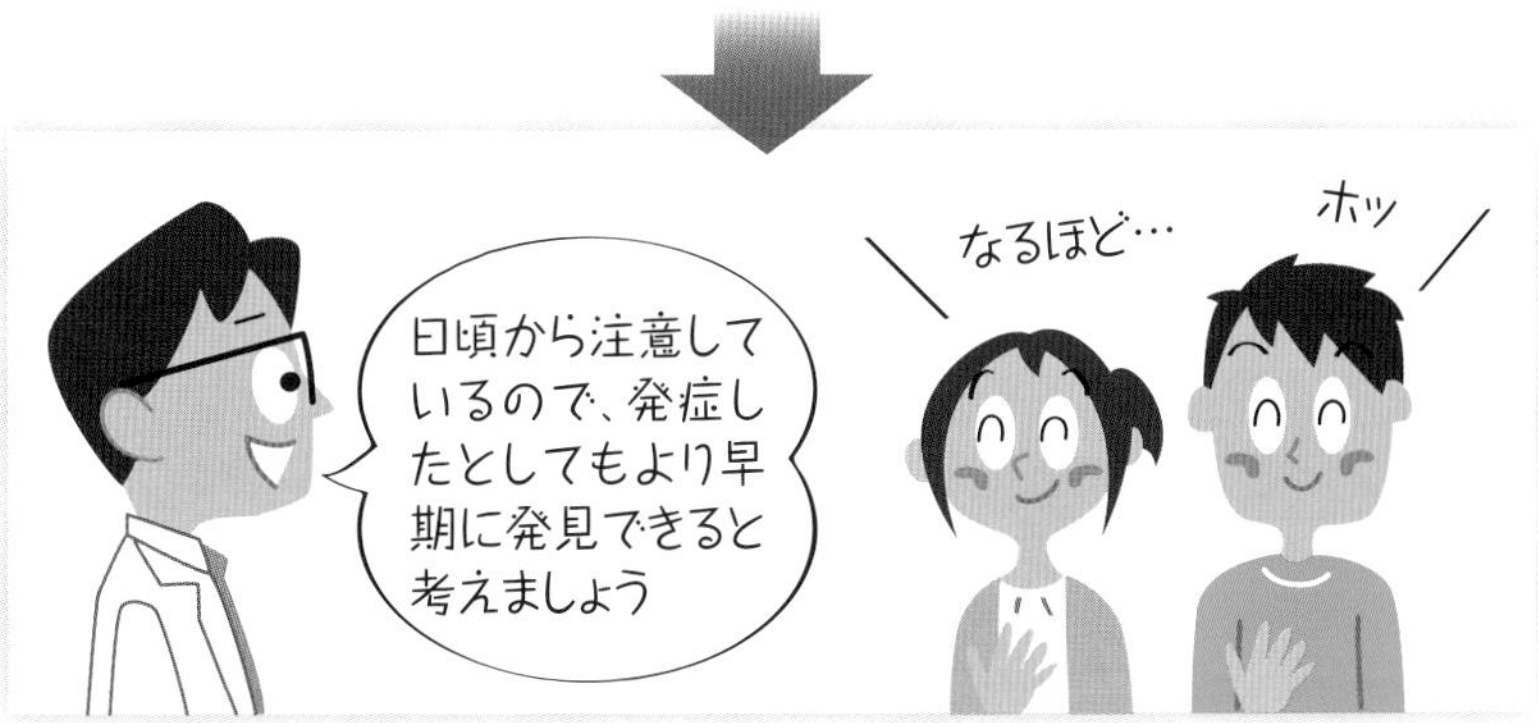

発症はさまざまな要因が重なったときに

孤発性パーキンソン病と家族性パーキンソン病について取り上げましたが、どちらも決定的な原因があるわけではありません。

パーキンソン病について、どのような人が発症しているのか調べた疫学調査は、世界中で行われてきました。

これまでに、除草剤や殺虫剤などの農薬に暴露すること、低脂肪乳製品の摂取が発症を促進する研究結果などが報告されています。

逆に、喫煙の習慣、アルコール飲料やカフェインの摂取、抗酸化作用のある食品*やサプリメントの摂取、運動の習慣により、発症が抑制されることが示唆される調査報告もあります。

ただ、これらは決定的なものだとは考えられていません。影響がないとする報告もあるからです。

ほかに、パーキンソン病患者さんの生活や行動などについて調べ、患者にはそうでない人に比べ、喫煙や飲酒の習慣がなく、物静かで内向的な人が多いとする調査報告もあります。

しかし、こういった特徴を持つ人がパーキンソン病を発症しやすいというわけではなく、患者さんの全員がこの性格なわけでもありません。

現在、パーキンソン病には、ある一定のラインがあり、それを超えたときに発症するのではないかと考えられています。これまでに挙げてきた遺伝因子や環境因子は、ひとつずつでは問題ありませんが、複数積み重なること、また特定の因子の組み合わせでは相乗効果が生まれ、ラインを超えたときに発症するということです。

そして、年齢の影響が比較的大きいため、加齢とともにパーキンソン病を発症する人が増えるのです。

では、パーキンソン病の症状が疑われるときどうしたらよいのか、次項で取り上げます。

用語解説　抗酸化作用のある食品　細胞や血管などが酸化により傷つくことを防ぐ作用が期待できる食品。ポリフェノールの多い赤ワインや緑茶、ビタミンEの多いアーモンドなど。

何が発症のきっかけとなるかはわからない

現在では遺伝因子や環境因子、年齢などが、複数積み重なったり、特定の因子が影響し合い、ラインを超えたときに発症すると考えられている

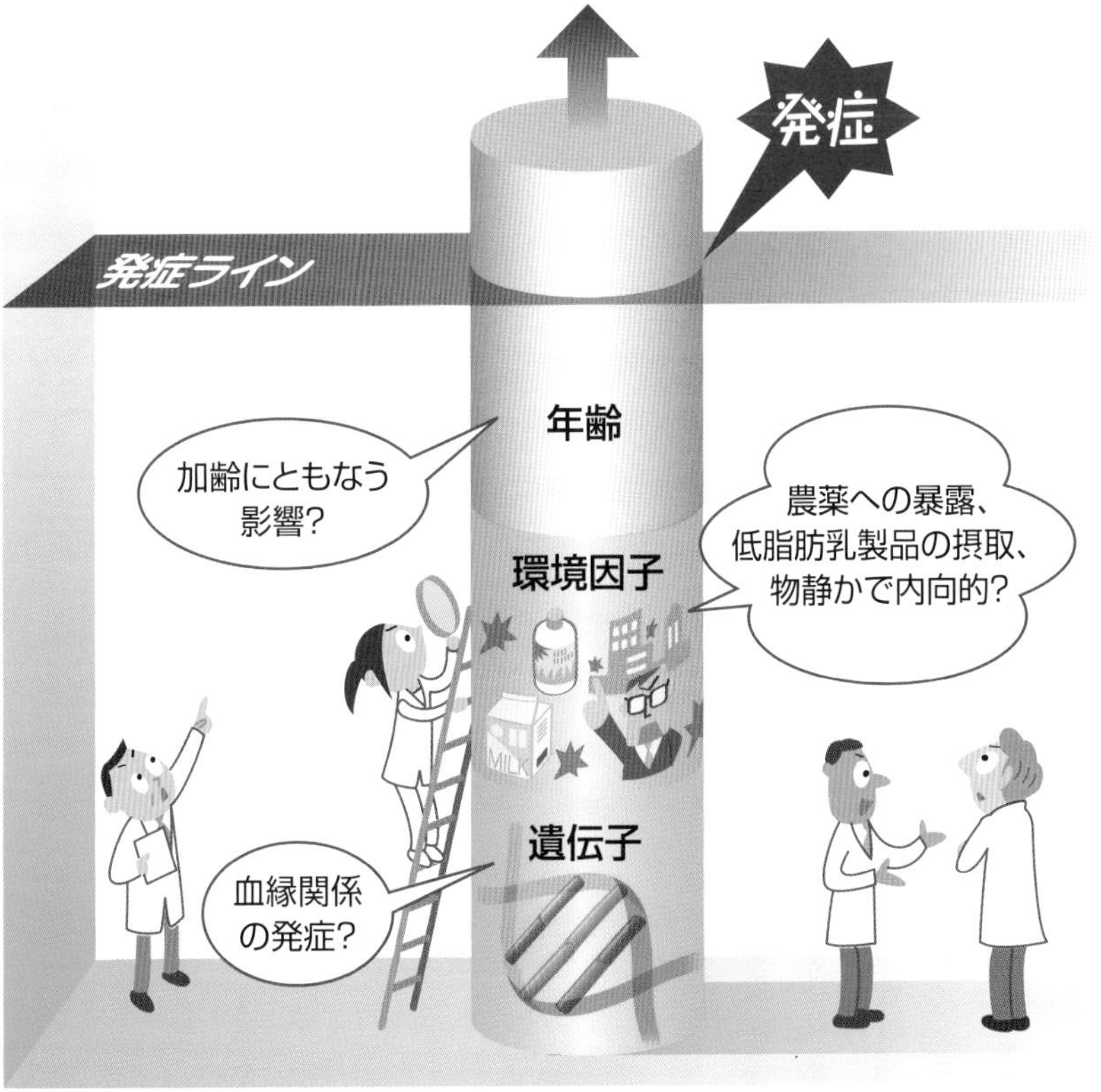

ただし

パーキンソン病発症の原因は、現在はっきりとわかっていない

発病か否かは専門医に判断を仰ぐ

疑わしかったり、気づいたときには受診を

パーキンソン病の治療には、なるべく早くスタートさせることが大切です。しかし、パーキンソン病には気づくのが難しい側面もあります。

パーキンソン病は、手足のふるえや体の動きがぎこちなくなったり表情が乏しくなる、転びやすくなるなどの運動症状から気づくことが多いのです。しかし、パーキンソン病患者さんは高齢の方が多いので、これらの症状を単なる老化現象として見逃してしまったり、ほかの持病からくるものと無視してしまうことがあるのです。

運動症状以外の、便秘や夜間の頻尿、失禁、立ちくらみ、冷え、むくみ、睡眠障害、記憶障害、うつなども、加齢の影響などと結びつけて見逃されやすいものです。

体の不調を個別に捉えて、鍼灸《しんきゅう》やマッサージに通ったり、自己判断で市販薬を服用してしまうケースもあります。

疑わしいことがあるときには、病院を受診して医師の判断を仰ぎましょう。パーキンソン病は、診断の難しい病気です。医師は、患者さんの自覚症状や診察時の様子をもとに、さまざまな検査を行って総合的に診断しますが、初診時にパーキンソン病の診断がつかないこともあります。

ときには、まず治療薬を服用して、その効果の出方から診断がつくこともあるのです。

ですから、パーキンソン病を不安に思う兆候が何かあるときは、「脳神経内科」の専門医を受診しましょう。

次章からは、パーキンソン病の症状について、詳しく説明します。

心配なら、なるべく早めに受診を！

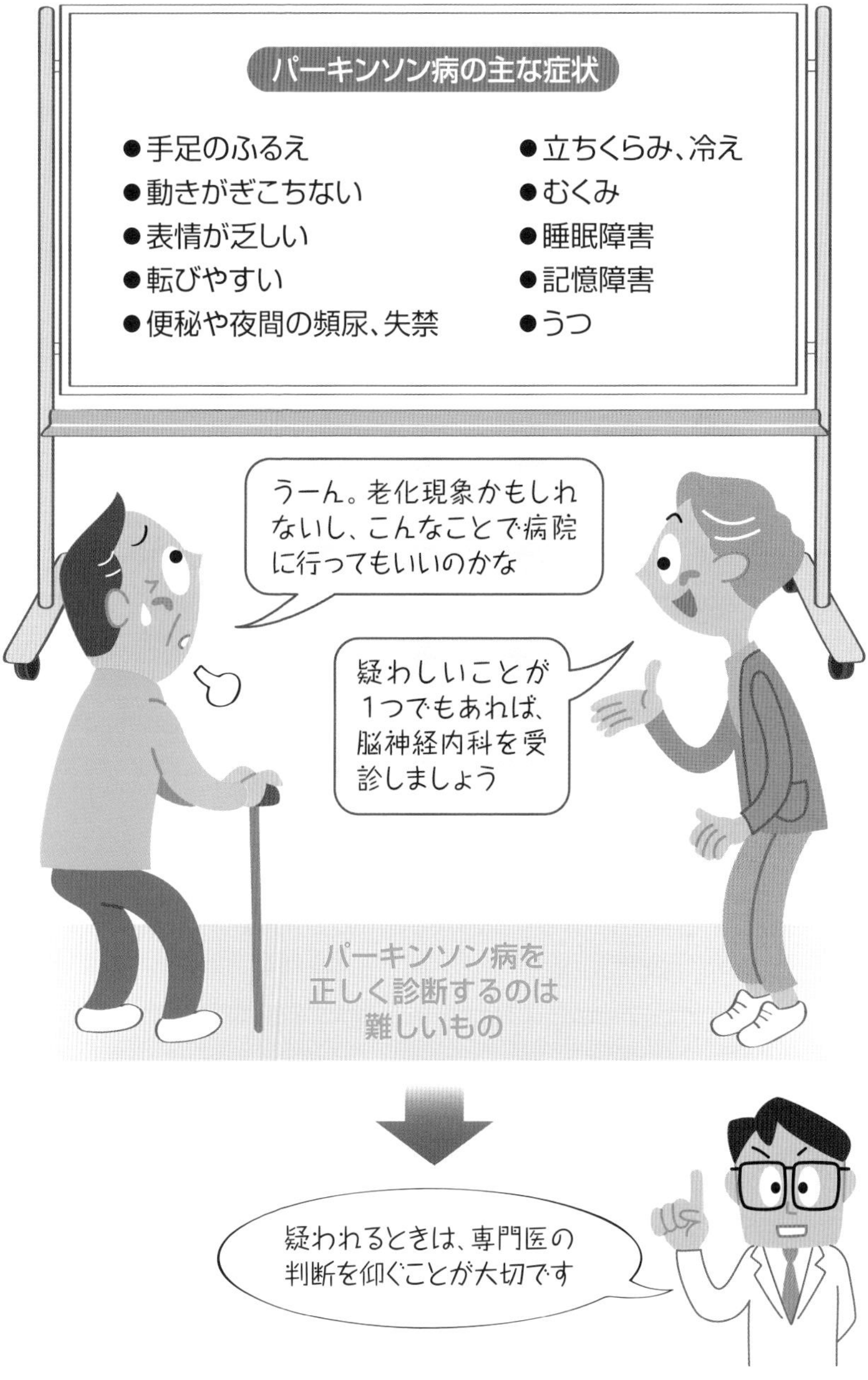
パーキンソン病の主な症状
●手足のふるえ
●動きがぎこちない
●表情が乏しい
●転びやすい
●便秘や夜間の頻尿、失禁
●立ちくらみ、冷え
●むくみ
●睡眠障害
●記憶障害
●うつ
うーん。老化現象かもしれないし、こんなことで病院に行ってもいいのかな
疑わしいことが1つでもあれば、脳神経内科を受診しましょう
パーキンソン病を正しく診断するのは難しいもの
疑われるときは、専門医の判断を仰ぐことが大切です

column

パーキンソン病の歴史

パーキンソン病は、古代インドからの伝承医学アーユルヴェーダにも登場するほど、古くから人々を悩ませてきた病気でした。

病気としての研究は、19世紀のイギリスの外科医ジェームス・パーキンソンが、「振戦麻痺」という名で著書に取り上げたことから始まります。後に、フランスの脳神経内科医師のジャン・マルタン・シャルコーが提唱して、現在の病名となりました。

長い間、パーキンソン病は原因不明で治療が難しく、やがて寝たきりや認知症になる、つらい病気でした。患者さんの多くは、発症から7年ほどで亡くなりました。

しかし、1910年代には、脳の黒質が変化することがパーキンソン病の原因であることがわかります。この頃、パーキンソン病の治療を大きく変えるL-ドパという薬が開発されています。

1960年代には、パーキンソン病の発症にドパミン不足が関わっていることが発見され、L-ドパを単剤で使って効果を上げるようになります。

1990年代以降は、新しい治療薬が次々に開発されました。患者さんの状態に合わせ、適切な薬の服用とリハビリテーションを行うことで、長期にわたって症状をコントロールできるようになったのです。

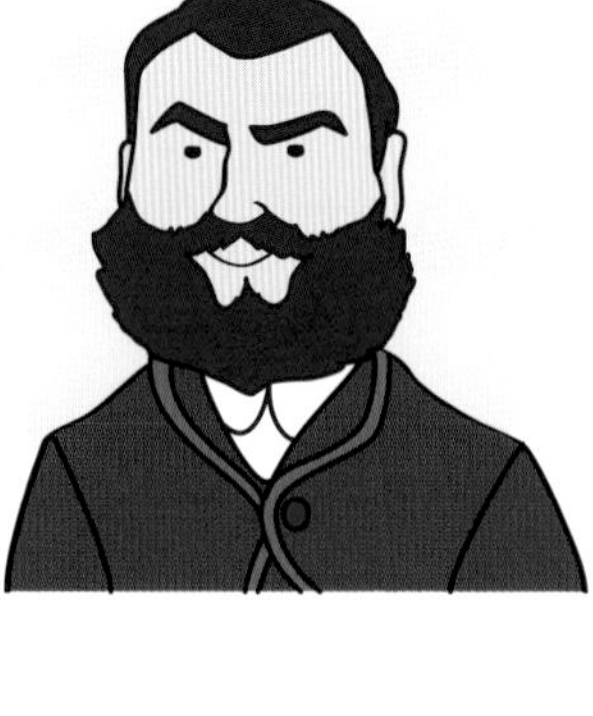

現在では、iPS細胞など再生医療による研究が進められ、治療法が再び大きく変わることが期待されています。

第２章

パーキンソン病の症状から診断まで

パーキンソン病の疑いがあるとき、治療の前にまず、ほかの病気であることの可能性を調べることが大切です。ここではパーキンソン病の症状と診断について説明します。

パーキンソン病はさまざまな症状が現れる

症状の現れ方はそれぞれに異なる

パーキンソン病は、脳のなかでドパミンが不足するために起きる病気です。

しかし、パーキンソン病は脳という1つの部位の変化として考えてよい病気ではありません。それは脳が、意識しているもの意識していないものを含め、体のあらゆるところに影響するからです。

パーキンソン病は、神経伝達物質のドパミンが不足するために、脳からの信号の伝達に障害の現れる病気で、体のさまざまな場所にさまざまな症状が現れます。手足がふるえたり、動きがぎこちなくなったりすることがよく知られていますが、症状の現れ方はそれぞれに異なるのです。

そのため、パーキンソン病には、これという決定的な症状がありません。実は、専門医でも正しく見つけるのは、とても難しいとされています。

そして、パーキンソン病の疑いをもったら、できる限りはやく専門医の診断を受けることが大切です。パーキンソン病という病名がつくことを恐れ、なかなか受診に踏み切れない人もいるかもしれません。しかし、パーキンソン病は進行性の病気なので、受診に時間がかかって治療が遅れれば、それだけ症状が進むと考えられるのです。

次項から、パーキンソン病患者さんによく現れる運動症状、非運動症状をまとめて紹介します。

しかし、これらがパーキンソン病の症状のすべてではなく、またパーキンソン病に挙げられている症状があるからといってパーキンソン病と判断してはいけません。繰り返しになりますが、疑わしいときは、脳神経内科などでパーキンソン病の専門医を受診することが大切です。

パーキンソン病の症状はそれぞれ

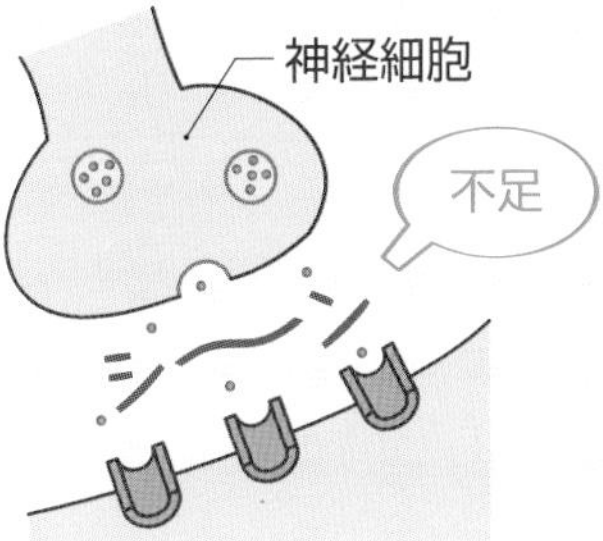
神経細胞
不足

パーキンソン病は体の司令塔「脳」の中で、ドパミンが不足するために起きる病気

症状の現れ方は患者さんにより、さまざまに異なる

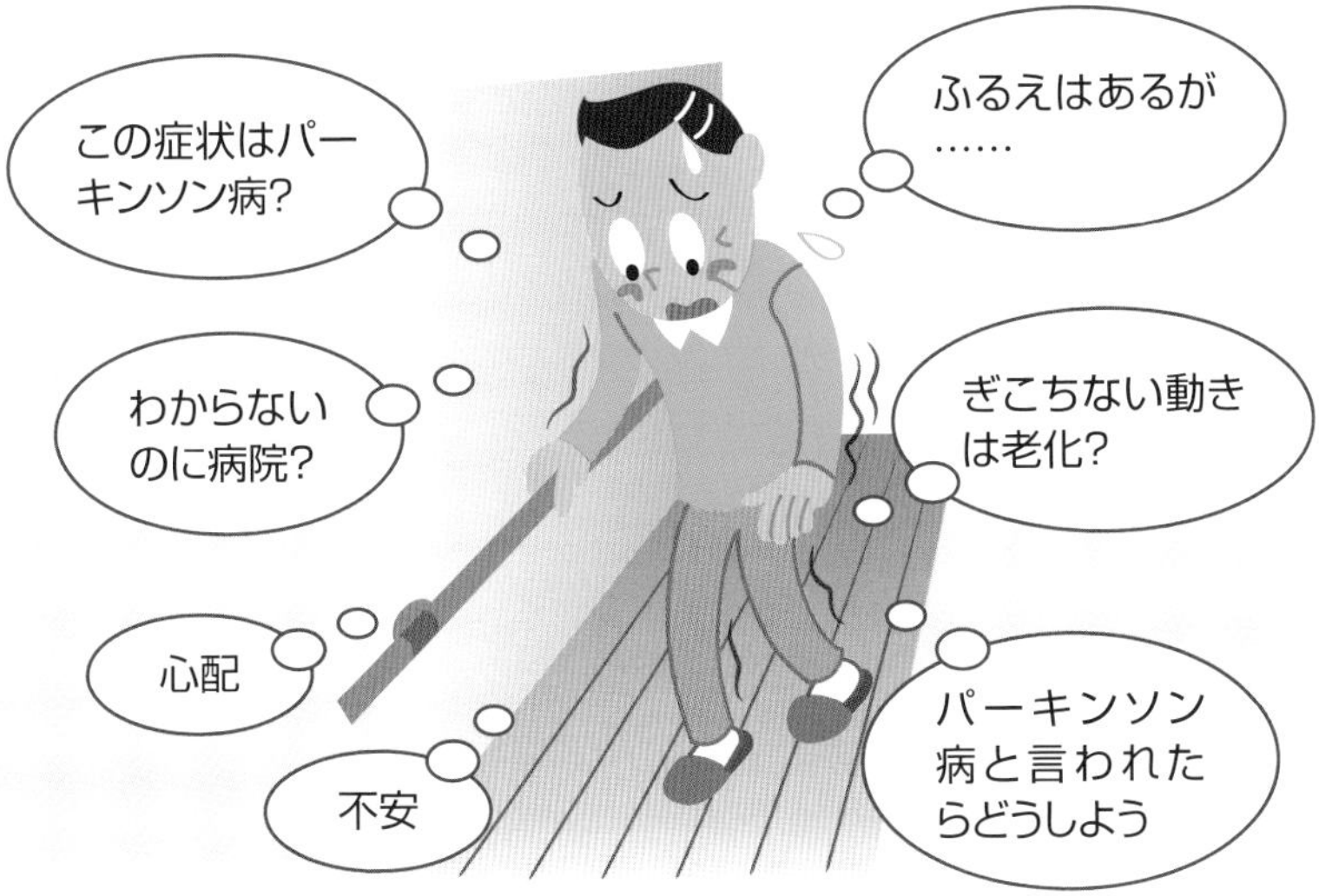
この症状はパーキンソン病?
ふるえはあるが……
わからないのに病院?
ぎこちない動きは老化?
心配
不安
パーキンソン病と言われたらどうしよう

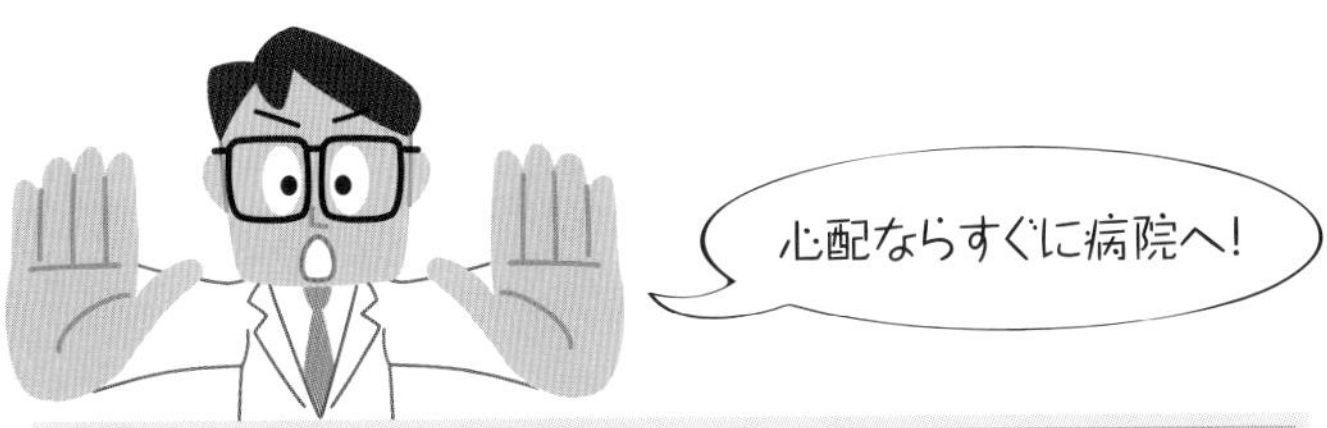
心配ならすぐに病院へ!

疑わしいときは、脳神経内科などでパーキンソン病の専門医を受診することが大切

運動機能にトラブルが起きる―運動症状

動作が遅くなったり、小さくなる―寡動・無動

　パーキンソン病では大きく分けて、4つの運動症状が現れます。そのなかでも診断基準でもっとも重視されているのが、「寡動・無動」の症状の有無です。

　何か動作を始めようというときに、動きがゆっくりになったり、動き始めるまでに時間がかかることを「寡動《かどう》」、動きがなくなることを「無動《むどう》」といいます。

　たとえば、字を書いているときに、意図せずだんだん文字が小さくなったり、右下がりになることがあります。顔の表情筋に現れた場合、まばたきが極端に少なくなります。話していても、表情が乏しくなります。話すときにも、声が小さくなったり、話し方の抑揚がなくなったりもします。ふつう無意識に行う、発話に伴う身振り手振りも少なくなっていきます。歩くときには、十分足を動かせないため速く歩けなくなったり、小刻みに歩いたり、すり足になったりもします。

　寡動・無動は動作のすべてに現れるため、寝返りや服の着替えなど、日常生活で困ることが多いです。症状が進むと、声が出しにくくなったり、飲み込みにくくなる「嚥下《えんげ》障害」が現れるようにもなります。

　歩くときに足が出にくくなる「すくみ足」も特徴的な症状です。歩行時に、足がピタッと動かなくなってしまうのです。特に、歩き始めや狭い場所を歩くとき、歩く方向を変えようというときに現れることが多いです。また、横断歩道やエレベーターの乗り降りなど、時間的なプレッシャーがあると現れやすいことも多いです。

　歩行時に前のめりになって、どんどん早足になってしまう「加速歩行」が現れる人もいます。本人の意思とは関係なく、歩くリズムが崩れてしまいます。

パーキンソン病の４大運動症状① ―寡動・無動

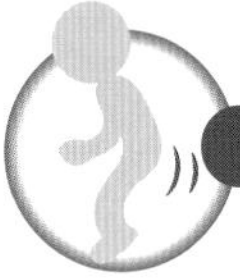

動作が遅くなったり、小さくなる

動きがゆっくりになったり、動き始めるまでに時間がかかる、動きがなくなる

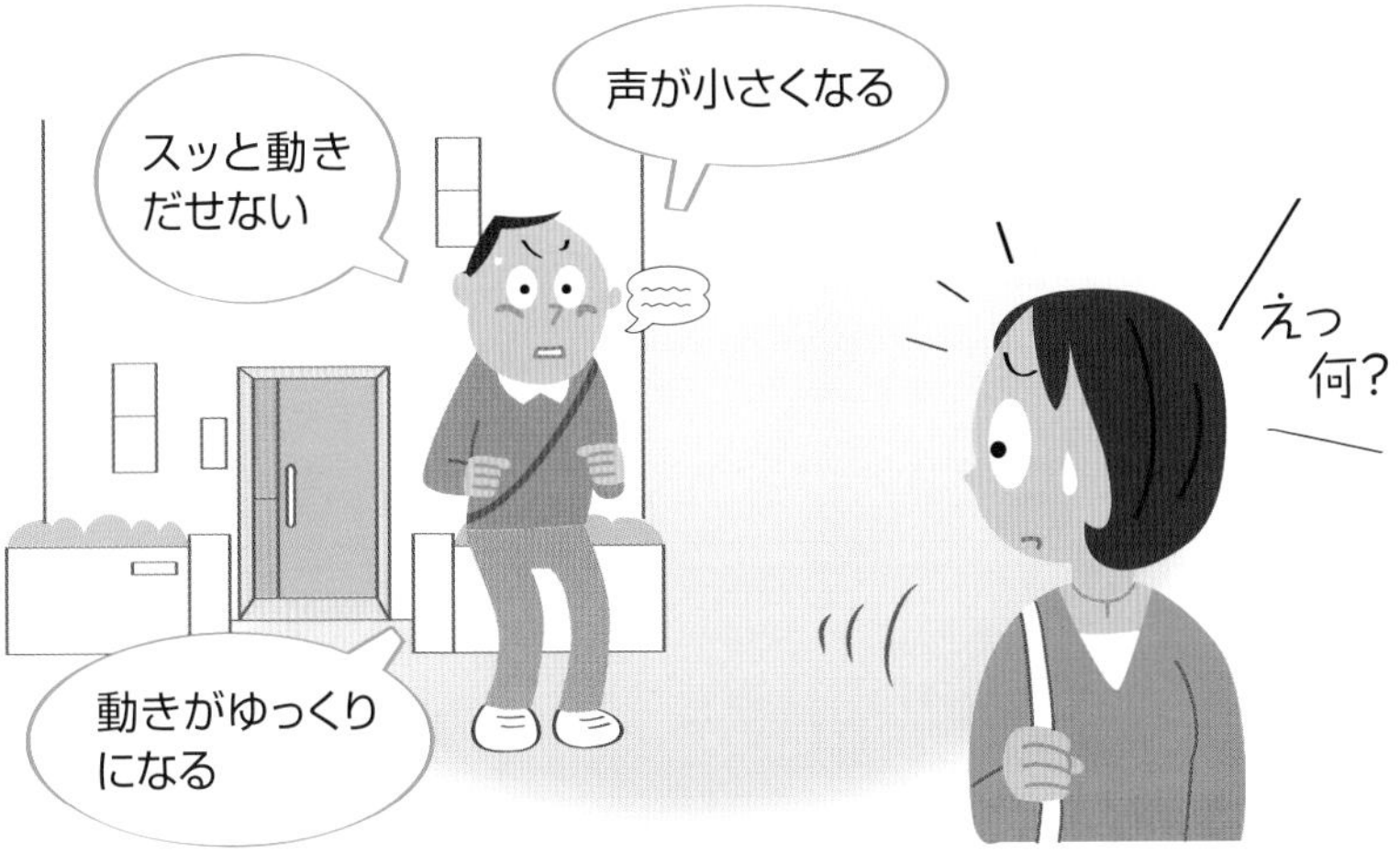
声が小さくなる
スッと動きだせない
えっ何？
動きがゆっくりになる

字が上手く書けない

字が小さくなる
右下がりになることも

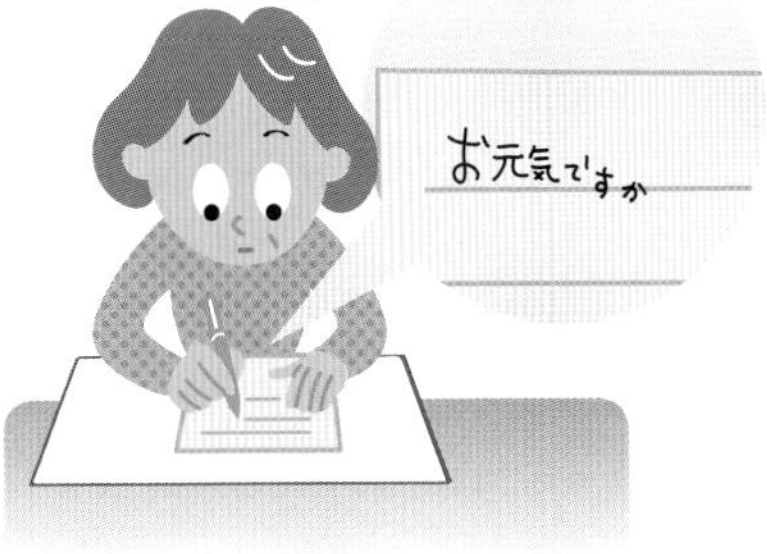
お元気ですか

足がすくむ

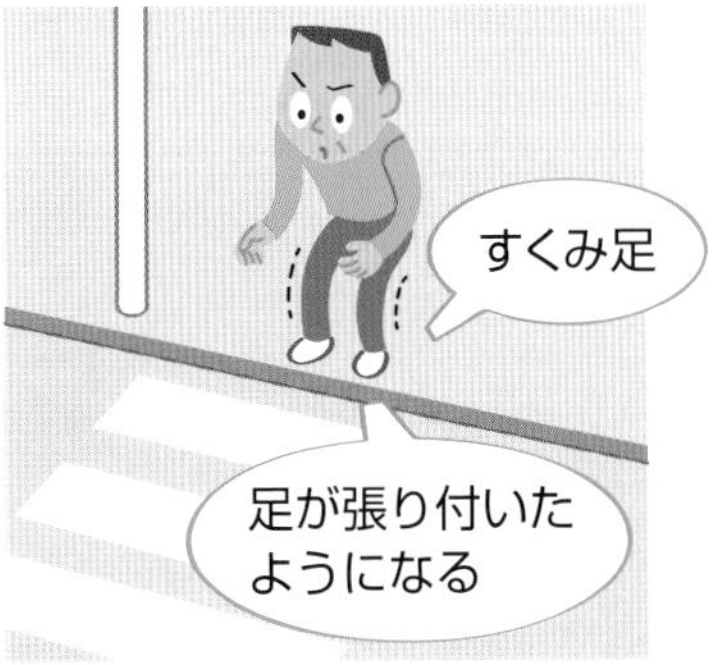
すくみ足
足が張り付いたようになる

ふるえる―静止時振戦・動作時振戦ほか

パーキンソン病の2つめの特徴として、4大症状のうち、はやくから出ることが多く、自覚されやすいのが「ふるえ」です。

何もしないでいるときや、体の力を抜いているときに、手指などがふるえるものです。1秒間に4～6回ぐらい、規則的にふるえるのが特徴です。

静かにしているときにふるえが出ますが、たとえば文字を書こうとしたり箸を使おうとするなど、動き始めるとたいていふるえは止まります。このため、パーキンソン病のふるえの症状は「静止時振戦《しんせん》」と呼ばれています。

静止時振戦は、病気の初期に体の片側に現れ、やがて反対側にも起きるようになることが通常多く見られます。また、何か動作しているときに、ふるえの出る患者さんもいます。こちらは、「動作時振戦」と呼ばれています。

親指と人差し指や中指をすり合わせるようなふるえ方をすることもあります。ちょうど丸薬《がんやく》を丸める動作に見えることから、「丸薬丸め振戦」と呼ばれます。

緊張しているときに、ふるえが現れやすいこともあります。また睡眠時には症状は消えています。

ふるえは、異変として気づきやすい症状です。実際に、パーキンソン病患者さんの半数以上が、ふるえをきっかけとして病気に気づくとされています。手指だけでなく、手腕、足、首、顔などに現れることもあります。

しかし、ふるえがあること自体が、体にとって悪いわけではありません。注意したいのは、症状としてふるえの出る病気は、パーキンソン病以外にもたくさんあることです。ふるえがあるだけで、パーキンソン病と判断はできません。パーキンソン病でもふるえの出ない患者さんもいます。

パーキンソン病の４大運動症状② ―ふるえる

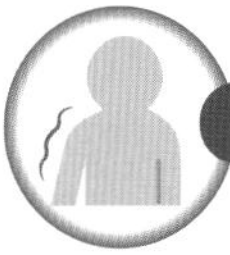

ふるえる 体の力を抜いているときに1秒間に4〜6回ぐらい、規則的にふるえる

静止時振戦

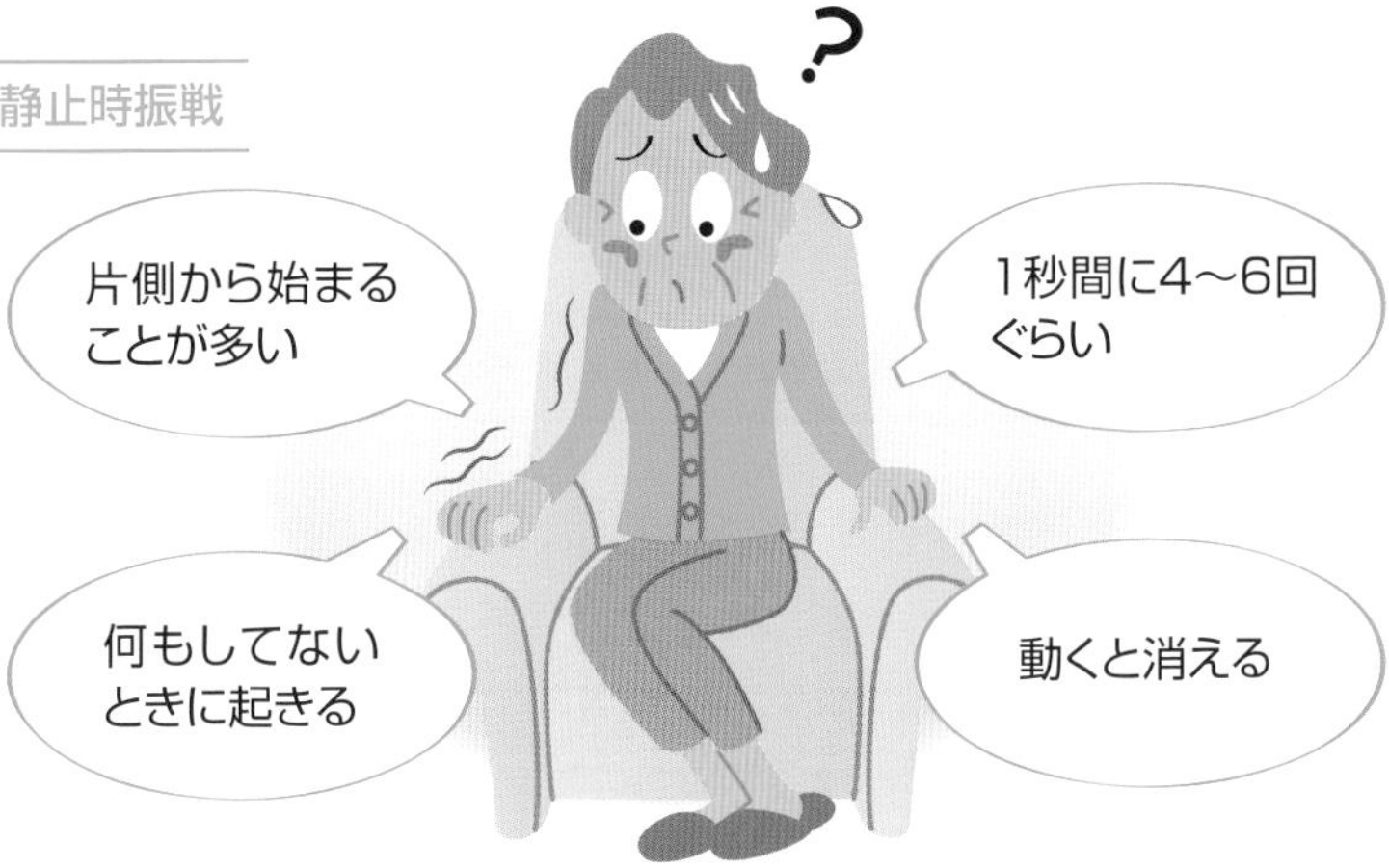
片側から始まることが多い
1秒間に4〜6回ぐらい
何もしてないときに起きる
動くと消える

動作時振戦

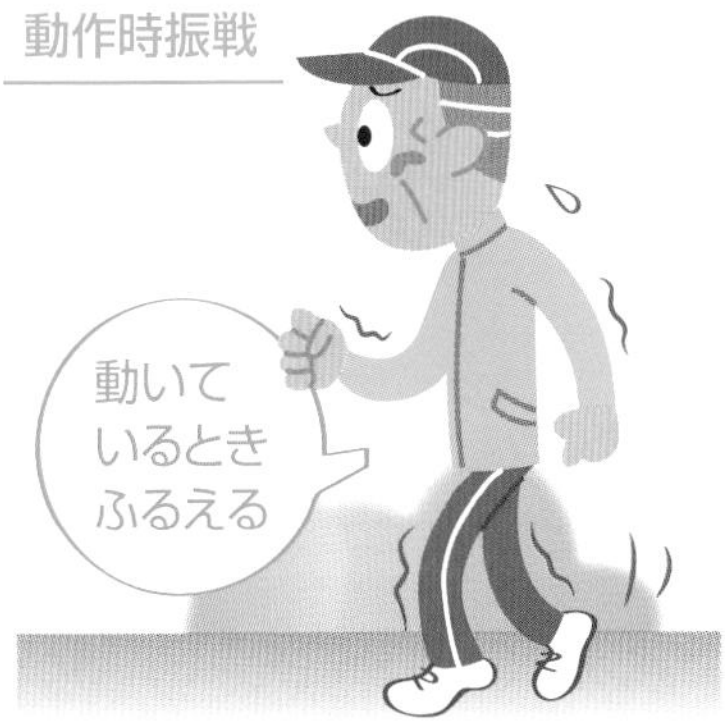
動いているときふるえる

丸薬丸め振戦

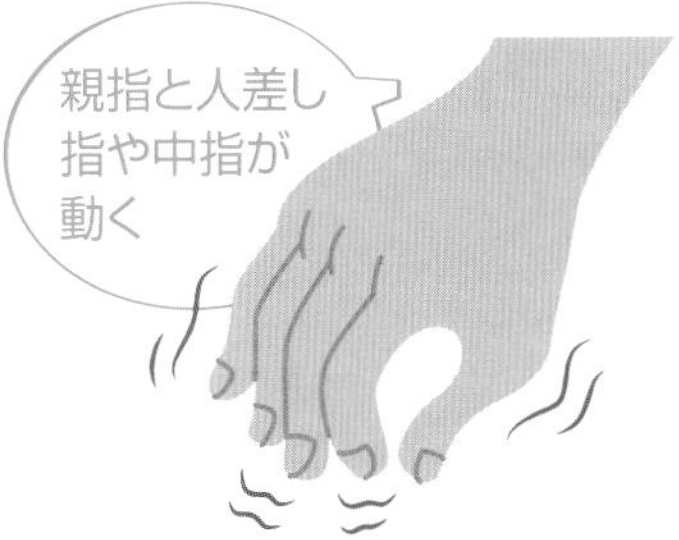
親指と人差し指や中指が動く

パーキンソン病以外にも、ふるえの症状のある病気はたくさんあるので、これだけでパーキンソン病だと判断はできない

筋肉がこわばり、かたくなる—筋固縮

静止時振戦以外で、パーキンソン病の初期から現れやすい症状は、筋肉がこわばりかたくなるため手足の動きがぎこちなくなることです。強剛《きょうごう》、筋固縮《きんこしゅく》などと呼ばれています。

筋肉のこわばりは、静止時振戦と同様に、はじめ体の片側から症状が現れ、病気が進行すると反対側にも現れるようになることが多く見られます。これらは、ほとんどのパーキンソン病患者さんで現れますが、筋肉のこわばりを、患者さん自身が自覚していないことも多くあります。

医師などほかの人が手や足など持って動かしたときに、カクカクとした不自然な動きになります。

本人は筋肉に力を入れているわけではないのに、動きに規則的な抵抗が現れます。ちょうど歯車で動いているようになるのです。

パーキンソン病の症状としての筋肉のこわばりは、筋肉や関節自体に異常があるわけではありません。実際に、患者さんの筋力を調べても問題はありません。

パーキンソン病の人は、脳からの指令が適切ではないため、患者さんの意思で筋肉の力を抜くことができない状態なのです。

筋肉のこわばりは、静止時振戦のない患者さんでも現れることのある症状です。そのため、この症状をパーキンソン病ではなく、ほかの病気から来る症状と考えてしまうこともあります。

筋肉がかたいため、本人が動くときに違和感を覚えたり、痛みとして感じることもあります。肩の痛みや腰痛、関節リウマチなどと勘違いする患者さんもいます。

本人の自覚がないままに、顔の筋肉に現れることもあります。この場合、周囲の人から「表情がなくなった」「愛想が悪くなった」などと言われる患者さんもいます。

パーキンソン病の４大運動症状③ ―筋固縮

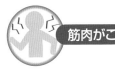

筋肉がこわばる

筋肉がこわばり、かたくなるため、
手足の動きがぎこちなくなる

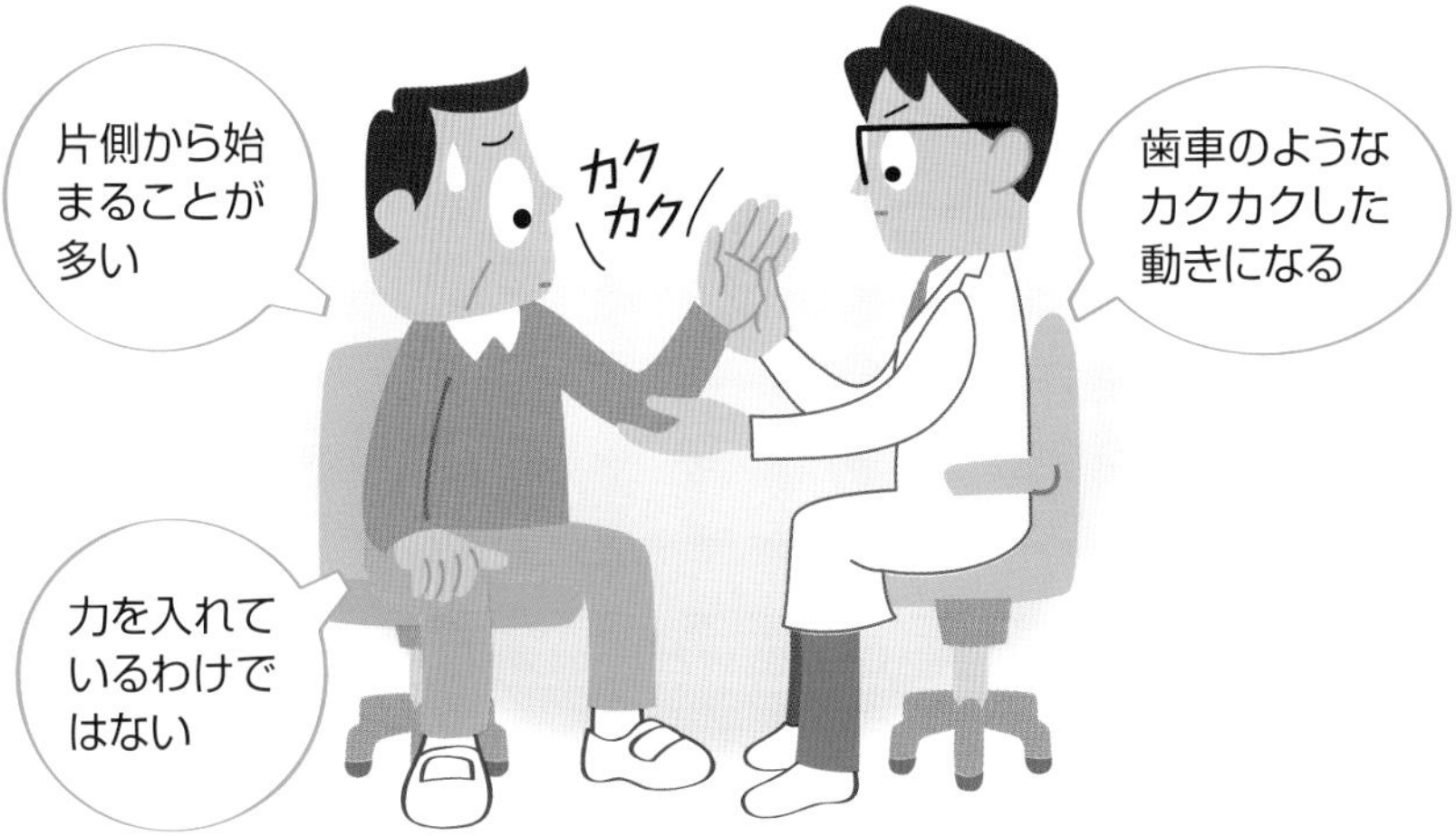
片側から始まることが多い
カクカク
歯車のようなカクカクした動きになる
力を入れているわけではない

肩こり

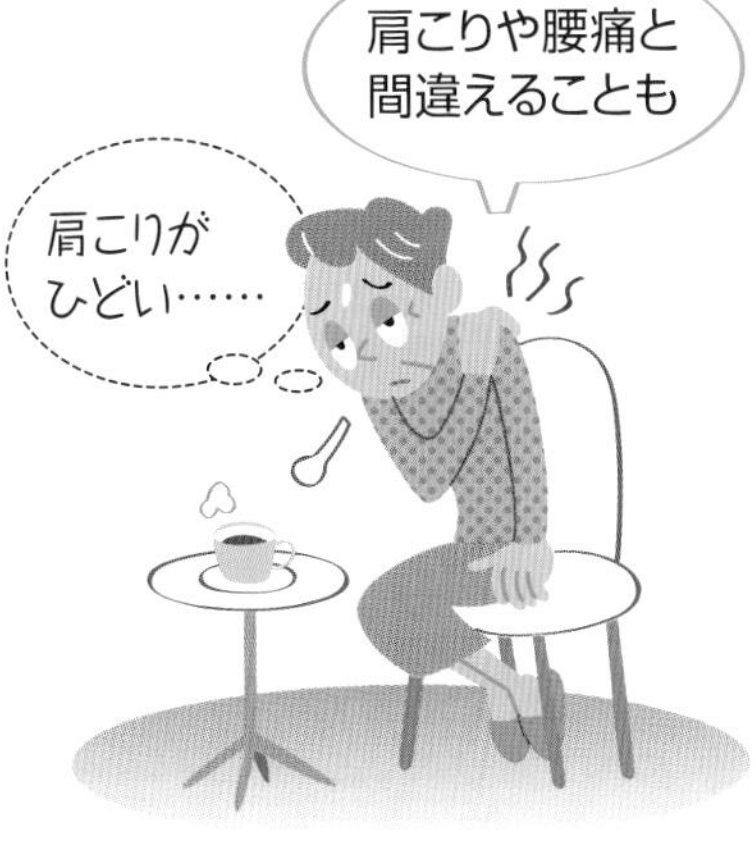
肩こりや腰痛と間違えることも
肩こりがひどい……

表情が乏しくなる

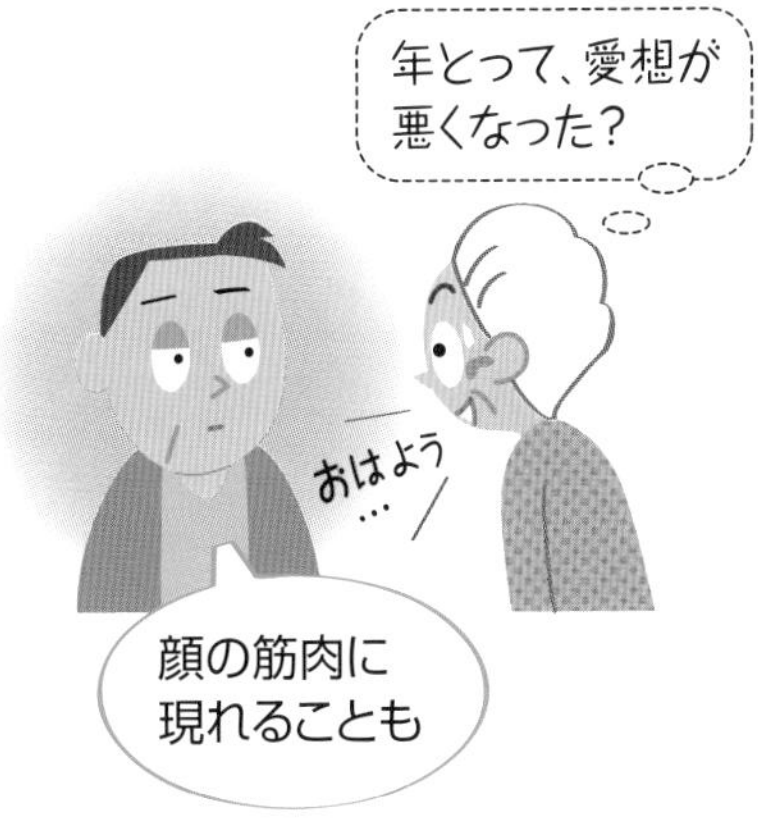
年とって、愛想が悪くなった？
おはよう…
顔の筋肉に現れることも

体のバランスを保持できないー姿勢反射障害

パーキンソン病の4大症状の最後の1つは、体のバランスが保持できなくなることです。「姿勢反射障害」と呼ばれていますが、病気の初期にはあまり現れず、進行期になるとともに出てきます。

人は普段から何か動作をするたびに、その動きの影響で全身がフラフラしないよう体のバランスを保っています。この調節の動きは、無意識のうちに行われています。ところが、パーキンソン病では、脳からの指令がうまく伝わらないために、筋肉がコントロールできず、バランスもうまくとれなくなってしまいます。

また、パーキンソン病の患者さんは、症状が進むと筋固縮が首や体幹、足などの筋肉に現れることで、少し前かがみでひざが曲がり、顎を前に突き出したような独特の姿勢になってきます。この姿勢により、つまずいたり転んだりしやすくなります。

さらに、姿勢反射障害が現れていると体が傾いたときに反射的に戻すことができず、転倒につながってしまいます。何かの拍子に後ろに押されると、支えるための足が出ずにそのまま倒れてしまったり、歩いているときでも方向転換するのが難しく、ふらついて転んでしまうケースもあります。

病気が進行すると、体が斜めに傾くようになります。壁など利用すれば体勢を整えることはできるのですが、歩行時などでは保持が難しくなり、やがて座っているときにも姿勢をまっすぐ保持できなくなってきます。

重度になると、バランスを崩したときに手をつくなどの防御姿勢を取ることができず、そのままバタンと倒れてしまうこともあります。

姿勢反射障害は、パーキンソン病が比較的進行してから現れることが多い症状です。そのため、初診時にはないことも珍しくなく、診断基準とはされていません（66頁参照）。

パーキンソン病の４大運動症状④ ―姿勢反射障害

体のバランスを保持できない

体が傾いたときなど、反射的に
戻すことができなくなってしまう

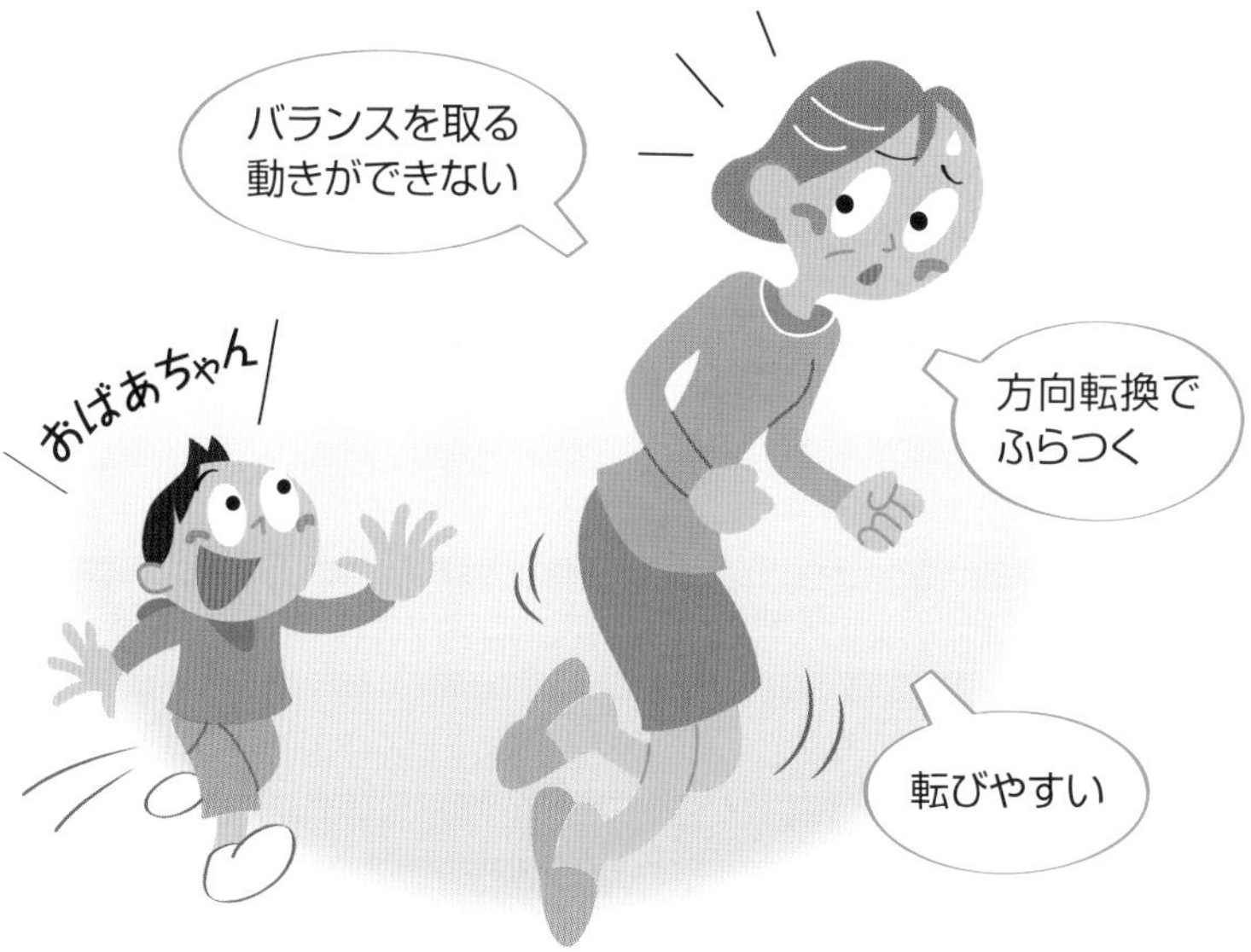

バランスを取る
動きができない
おばあちゃん
方向転換で
ふらつく
転びやすい

まっすぐに座れない

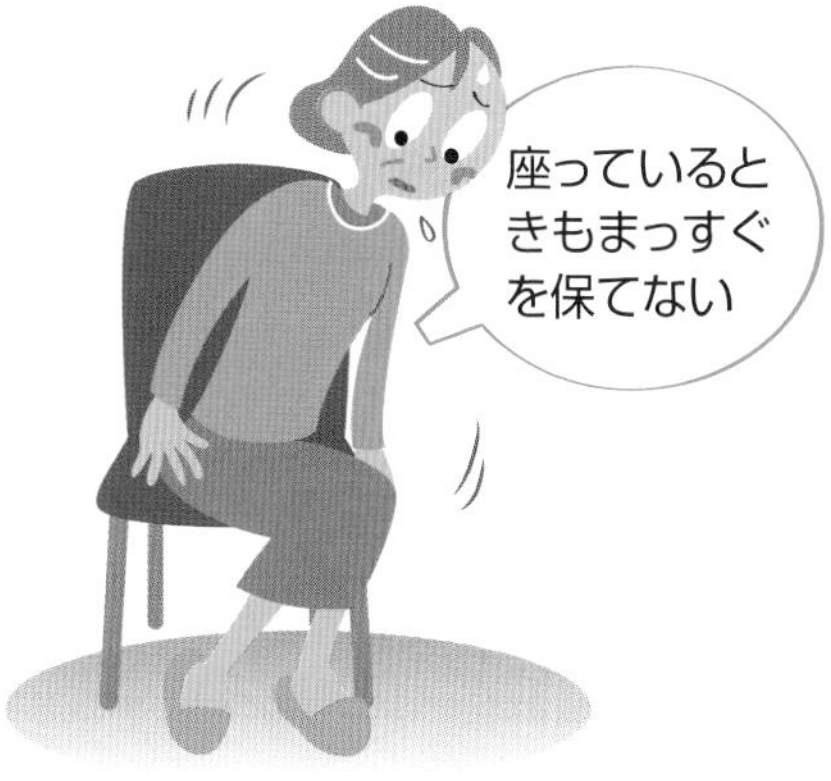

座っていると
きもまっすぐ
を保てない

バランスを崩したとき
防御姿勢をとれない

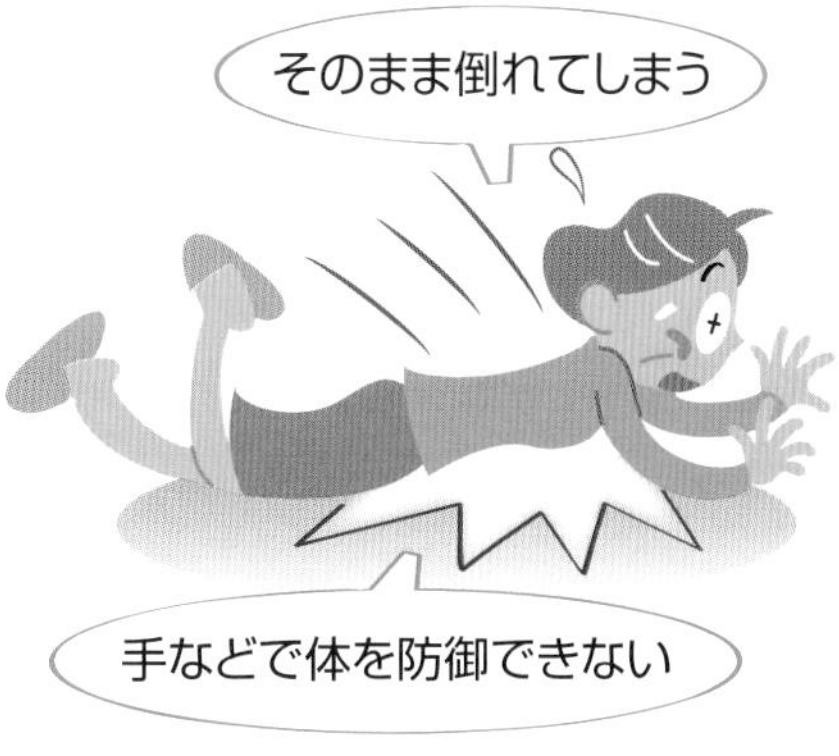

そのまま倒れてしまう
手などで体を防御できない

運動機能以外でもトラブルが起きる―非運動症状

自律神経の障害で起きる症状

パーキンソン病の症状には、これまで紹介してきた運動機能の障害で起きる4大症状以外にもさまざまなトラブルがあります。パーキンソン病の非運動症状といい、体のさまざまな器官の働きを調節している自律神経でも障害を起こします。

まず、消化管の動きが悪くなることから、便秘や頻尿などを起こしやすくなります。特に便秘は、腸の蠕動《ぜんどう》運動が弱くなるために起きるのですが、パーキンソン病の初期から多くの患者さんに現れる症状です。便秘以外に、お腹が張る「膨満感《ぼうまんかん》」や、胃酸が逆流して食道などの粘膜を荒らしてしまう「逆流性食道炎」や、「誤嚥性肺炎」が引き起こされることもあります。

また、頻尿は膀胱が十分に広がらなくなり、トイレが近くなったり、夜中に何度もトイレに起きるようになります。さらに血圧のコントロールがうまくいかない場合、立ちくらみ（起立性低血圧*）やめまいなどが現れることもあります。食後や入浴後に起こしやすく、重症になると意識を失うこともあります。

多量の汗が出るようになることもあります。発汗に問題があり、胸の上部から顔を中心に汗をかきやすくなり、下半身では逆に発汗が減ったりもします。ほかに、血流が悪くなることから手足の冷えや、むくみが現れたり、よだれに悩まされる人もいます。

これらの症状は、自律神経でコントロールしているという意識がなく自覚しづらいところがあります。特に、パーキンソン病の患者さんは高齢の人が多いため、老化による体調の変化と見なしてしまいがちです。

用語解説 起立性低血圧　立ち上がったり、起き上がったときに血圧が低下してしまい、立ちくらみを起こすもの。めまいや吐き気、ひどいときは意識を失うこともある。

パーキンソン病の非運動症状①

自律神経の障害で起きるもの

自律神経の障害で調節がうまくできず、さまざまな不調が起きる

便秘

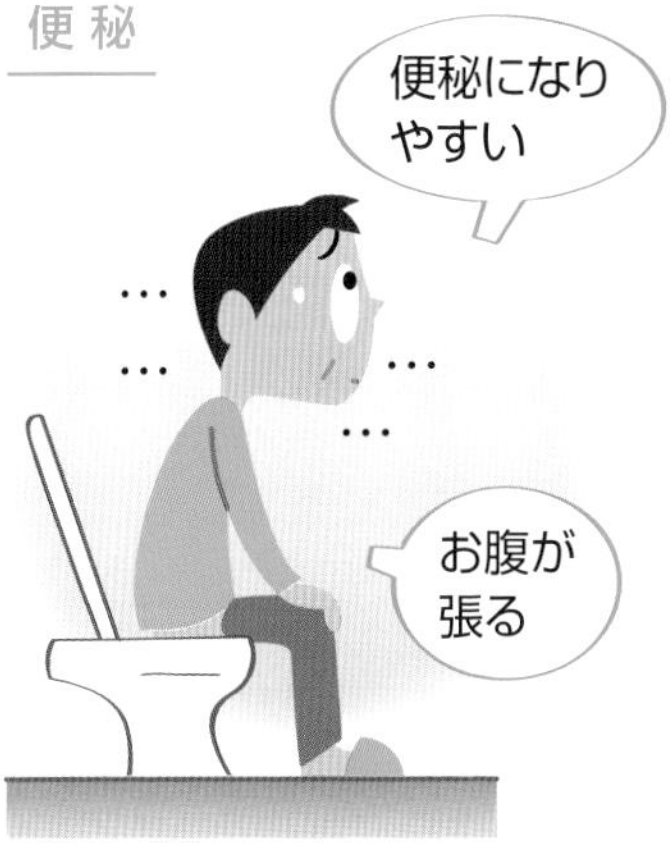
便秘になりやすい
お腹が張る

頻尿

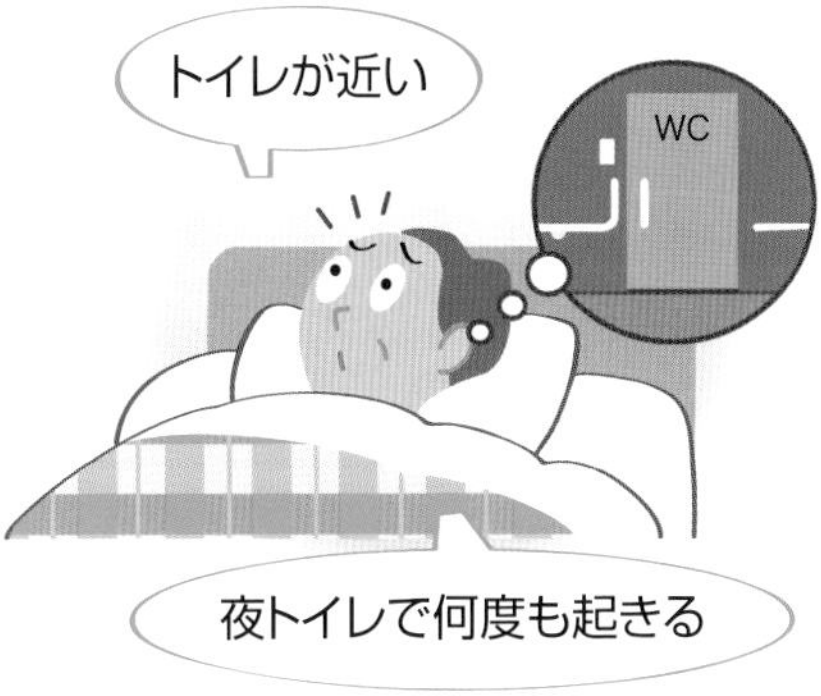
トイレが近い
WC
夜トイレで何度も起きる

めまい

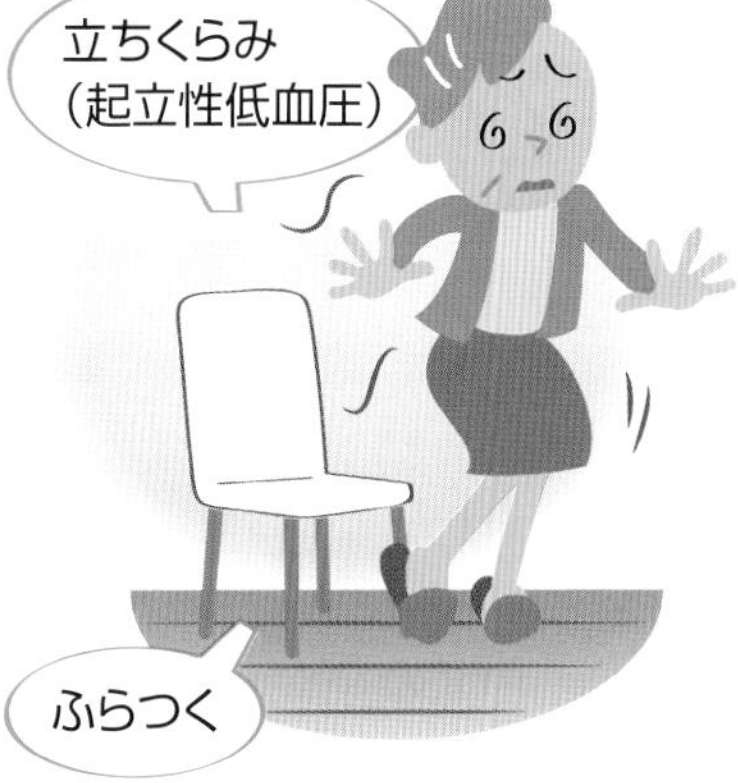
立ちくらみ（起立性低血圧）
ふらつく

多汗

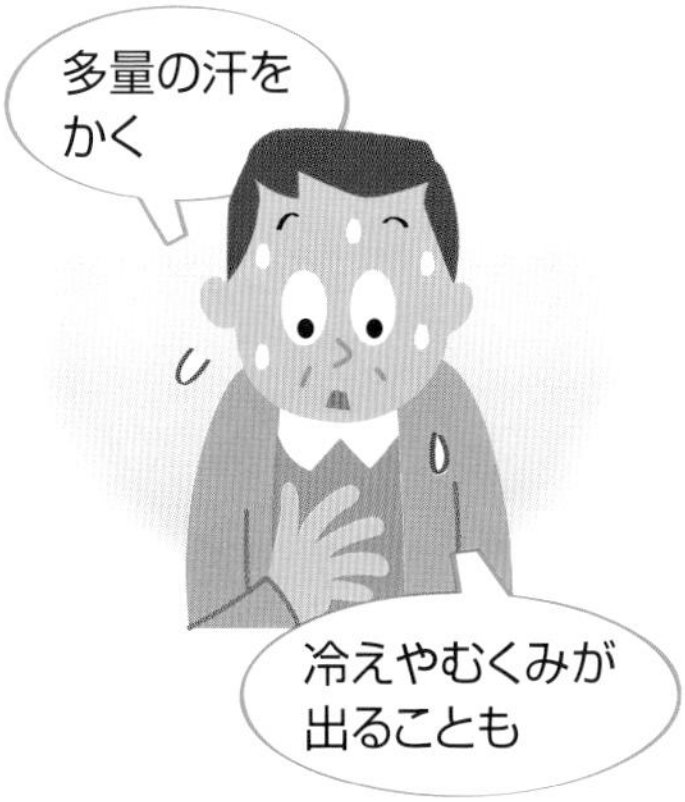
多量の汗をかく
冷えやむくみが出ることも

脳の働きの障害

パーキンソン病では、脳の働きが障害されることから、さまざまな精神症状や認知機能障害なども現れます。

パーキンソン病の初期の段階からうつ症状や不安に悩まされる人が少なくありません。病気への不安や加齢、治療薬の影響なども重なるからです。何事にも意欲がわかなくなったり、喜びを感じることができなくなるのが特徴です。暗い気持ちになって日常生活への関心が薄れてしまうこともよくあります。また、不安を強く感じるようになり、疲れやすくなったりもします。

睡眠にトラブルを抱えることも増えます。寝つきが悪くなったり、睡眠が浅くなり夜中に何度も目覚めてしまうなどです。このため、逆に日中に眠気を感じることもあります。病気が進行すると、寝ているときに寝言を叫んだり、手足を激しく動かしたりする場合もあります。「*レム睡眠行動異常症」といいます。

パーキンソン病患者の家族の人を悩ませるのが、認知機能の低下です。パーキンソン病から認知機能障害を起こし、判断力や理解力、記憶力などが低下してしまうのです。

幻覚や妄想が現れることもあります。存在していないはずのものを見たり、聞いたりするのです。

また、匂いがわかりにくくなる「嗅覚《きゅうかく》障害」が現れることもあります。嗅覚障害が現れると、食事でも匂いがわからなくなるため、食べものの味の好みが変わったりします。

ほかに、我慢がきかなくなる人もいます。性欲が強くなったり、食欲が止まらない、極端な買い物、ギャンブルにはまるなど、行動が変わることがあります。ただし、これらは治療薬（特にドパミン作動薬）の影響で現れていると考えられており、現れることのない患者さんも多いのです。

用語解説 レム睡眠行動異常症　浅い眠りの状態（レム睡眠）で、寝言を叫んだり手足を動かすなど、夢の中の行動を現実でも起こすもの。パーキンソン病やレビー小体型認知症で現れる。

パーキンソン病の非運動症状②

脳の働きの障害で起きるもの

さまざまな精神症状や
認知機能障害が現れる

精神症状

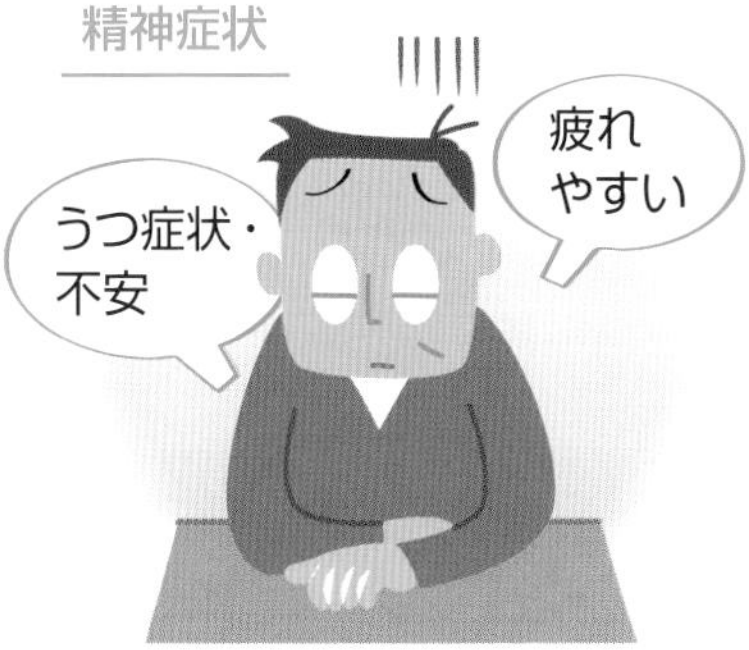
うつ症状・不安
疲れやすい

睡眠障害

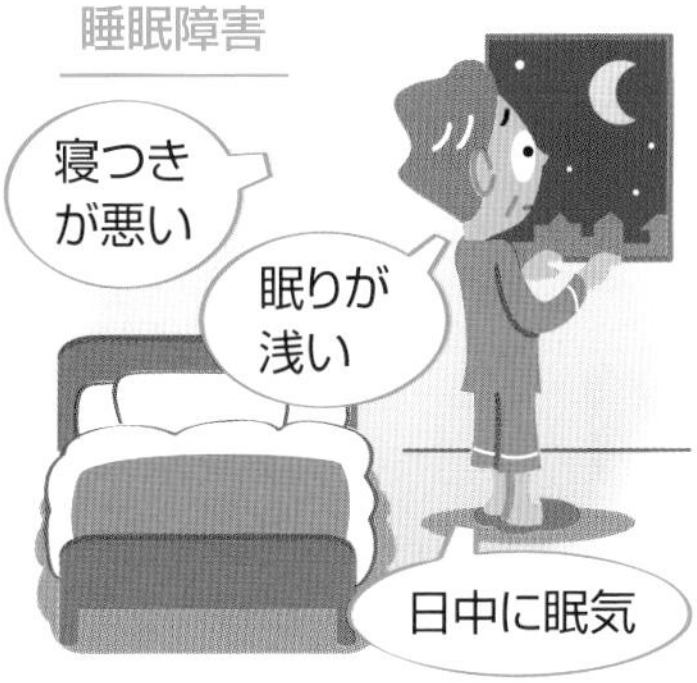
寝つきが悪い
眠りが浅い
日中に眠気

レム睡眠行動異常症

睡眠障害が進行すると……

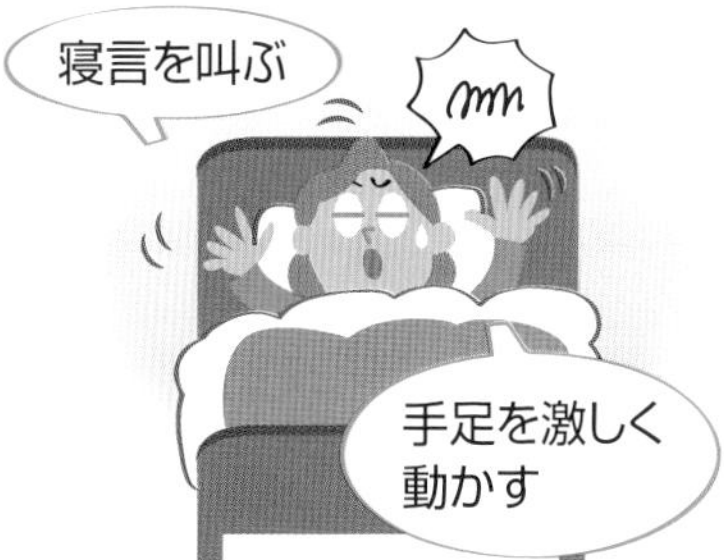
寝言を叫ぶ
手足を激しく動かす

※Rem睡眠＝Rapid eye movement sleep
（急速眼球運動）

認知機能の低下

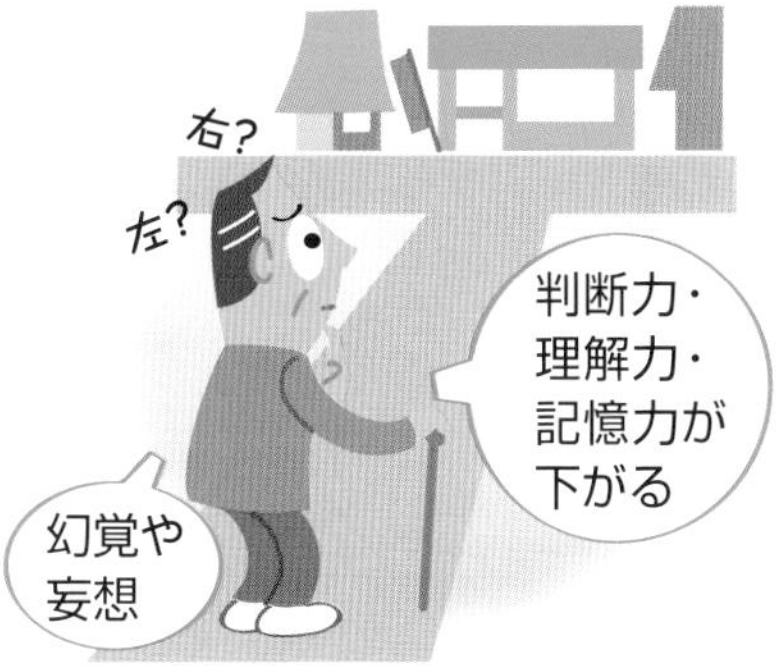
右？
左？
判断力・理解力・記憶力が下がる
幻覚や妄想

その他

- 嗅覚障害　● 匂いがわかりにくい
- 食べ物の好みが変わる　など

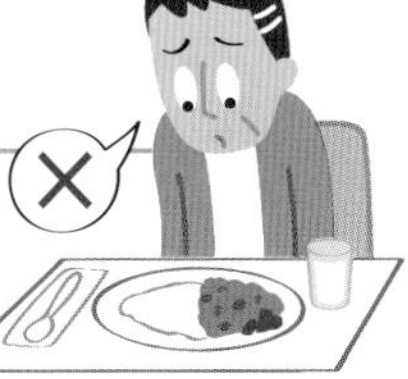

パーキンソン病と似ている病気

パーキンソン症候群

ふるえや筋肉のこわばりなどの特徴的な身体症状は、「パーキンソニズム*」と呼ばれています。パーキンソニズムが現れる病気は、パーキンソン病のほかにもあり、治療法や対応法が異なります。

「パーキンソン症候群」は、パーキンソン病ではありませんが、パーキンソニズムが2つ以上現れる病気や状態です。

「薬剤性パーキンソン症候群」は、薬の副作用により症状が現れます。抗精神病薬や抗うつ剤、降圧剤、抗がん剤、制吐薬などで、脳内のドパミン受容体を阻害されたり、ドパミンを減らす作用により起きるものです。パーキンソン病では左右どちらかの手足から症状が現れることが多いのですが、薬剤性パーキンソン症候群では左右同時に現れます。

「脳血管性パーキンソン症候群（血管障害性パーキンソン症候群）」は、脳内の血流が悪くなることで起きるものです。脳の動脈硬化が進んで小さな脳梗塞《こうそく》が多発することが原因です。

パーキンソン病では前かがみで小刻みに歩きますが、脳血管性パーキンソン症候群では足先を外側に向けてがに股で歩くようになるのが特徴です。

ほかに、脳神経が変性して起きる「神経変性疾《しんけいへんせいしっ》患《かん》」があります。変性する部位によって「皮質基底《ひしつきてい》核変性症《かくへんせいしょう》（皮質基底核症候群）」「進行性核上性麻《しんこうせいかくじょうせいま》痺《ひ》」「多系統萎縮症《たけいとういしゅくしょう》」などがあります。

「正常圧水頭症《せいじょうあつすいとうしょう》」は、頭蓋のなかの髄液《ずいえき》の流れが悪くなり、脳室に溜まって圧迫し起きるものです。くも膜下出血や髄膜炎、頭の外傷などが原因です。まれに脳腫瘍や脳炎、インフルエンザ脳症や一酸化炭素中毒の後遺症などで起きることもあります。

用語解説 パーキンソニズム　手足がふるえる、筋肉の動きが固くなる、動作が遅くなったりするなど、パーキンソン病に特徴的な症状のことで、ほかの病気や原因で現れるものも含む。

パーキンソニズムはあるけれど違う病気

「パーキンソニズム」とは、ふるえや筋肉のこわばりなどの特徴的な症状

↓

パーキンソン病でないのにパーキンソニズムが2つ以上あれば「パーキンソン症候群」と呼びます

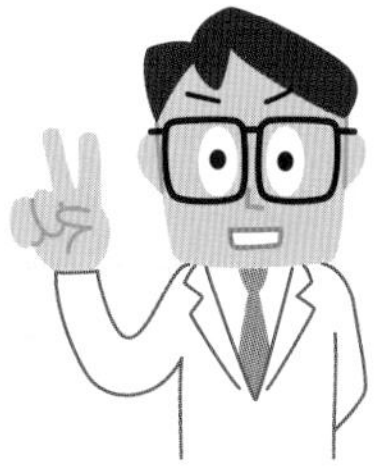

薬剤性パーキンソン症候群

抗精神病薬や抗うつ剤、降圧剤、抗がん剤、制吐薬などの薬の副作用で症状が現れる

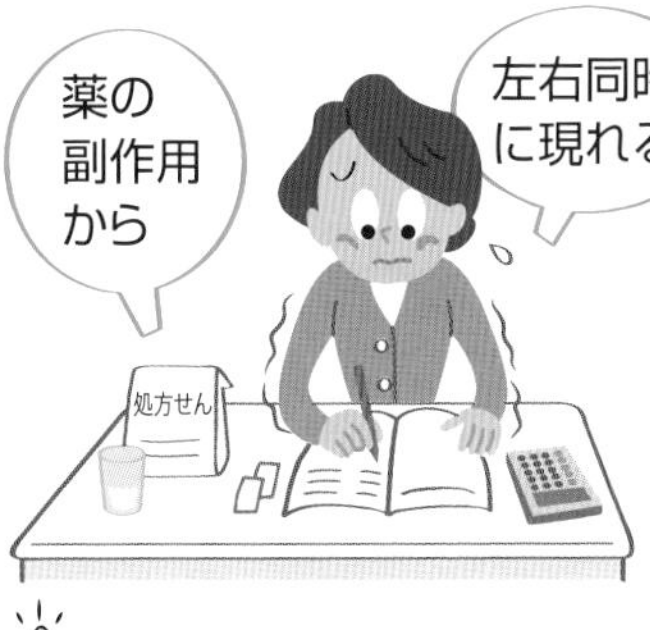
薬の副作用から
左右同時に現れる
処方せん

パーキンソン病では片側から現れることが多い

脳血管性パーキンソン症候群（血管障害性パーキンソン症候群）

小さな脳梗塞が多発し、脳内の血流が悪くなることで起きる

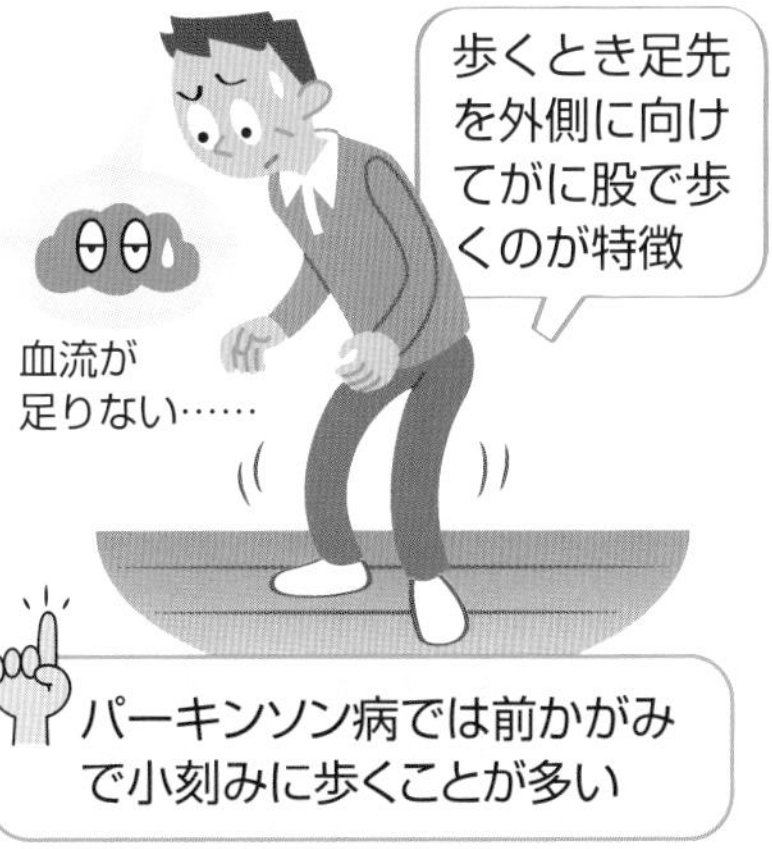
歩くとき足先を外側に向けてがに股で歩くのが特徴
血流が足りない……

パーキンソン病では前かがみで小刻みに歩くことが多い

ほかに、神経変性疾患（皮質基底核変性症・進行性核上性麻痺・多系統萎縮症）、正常圧水頭症、脳腫瘍、脳炎、インフルエンザ脳症などで起きることもある

レビー小体型認知症

パーキンソン病とは違う病名がついていますが、実は同種の病気なのが「レビー小体型認知症」です。

レビー小体型認知症は、脳内に異常なたんぱく質が蓄積して発症する病気です。発症のしくみが、パーキンソン病とほぼ同じものなのです（28頁参照）。ただ、レビー小体が、パーキンソン病では脳幹の黒質に限って現れるのに対して、レビー小体型認知症では、大脳皮質など広い範囲にまで及びます。

レビー小体型認知症の特徴は、幻覚や妄想を伴った認知機能の障害です。

はじめに物忘れなどがあり、「ねずみが部屋のなかを走っている」「赤い服を着た子どもがいる」など、具体的で臨場感のある幻視が繰り返し現れます。壁の模様やしみを、生き物など別のものとしてみる錯《さく》視《し》や、幻聴《げんちょう》が現れることもあります。

これらの認知機能障害の程度が、数分あるいは数日で変化することも多く見られます。

睡眠障害や転びやすいといった、パーキンソン病と同じ運動障害も現れます。ただ、運動障害が起きない場合も多く、運動症状があってもふるえが少ないのが特徴です。

パーキンソン病では認知機能障害が現れるとは限りません。しかし、診断が下った後に認知機能障害が現れることもあります。

また、レビー小体型認知症の患者さんでは、認知機能障害や幻覚が現れる何年も前から、匂いがわからなくなるなどの嗅覚障害やうつ、便秘やめまい（起立性低血圧）（50頁参照）などの症状があることが知られています。

現在では、パーキンソン病とレビー小体型認知症は、症状の現れる順番が違うが、同じ仲間の病気であると考えられるようになってきています。

次項では、パーキンソン病とほかの病気をどう見分けるかなど、診断について説明します。

病名は違うが、発症のしくみはほぼ同じ

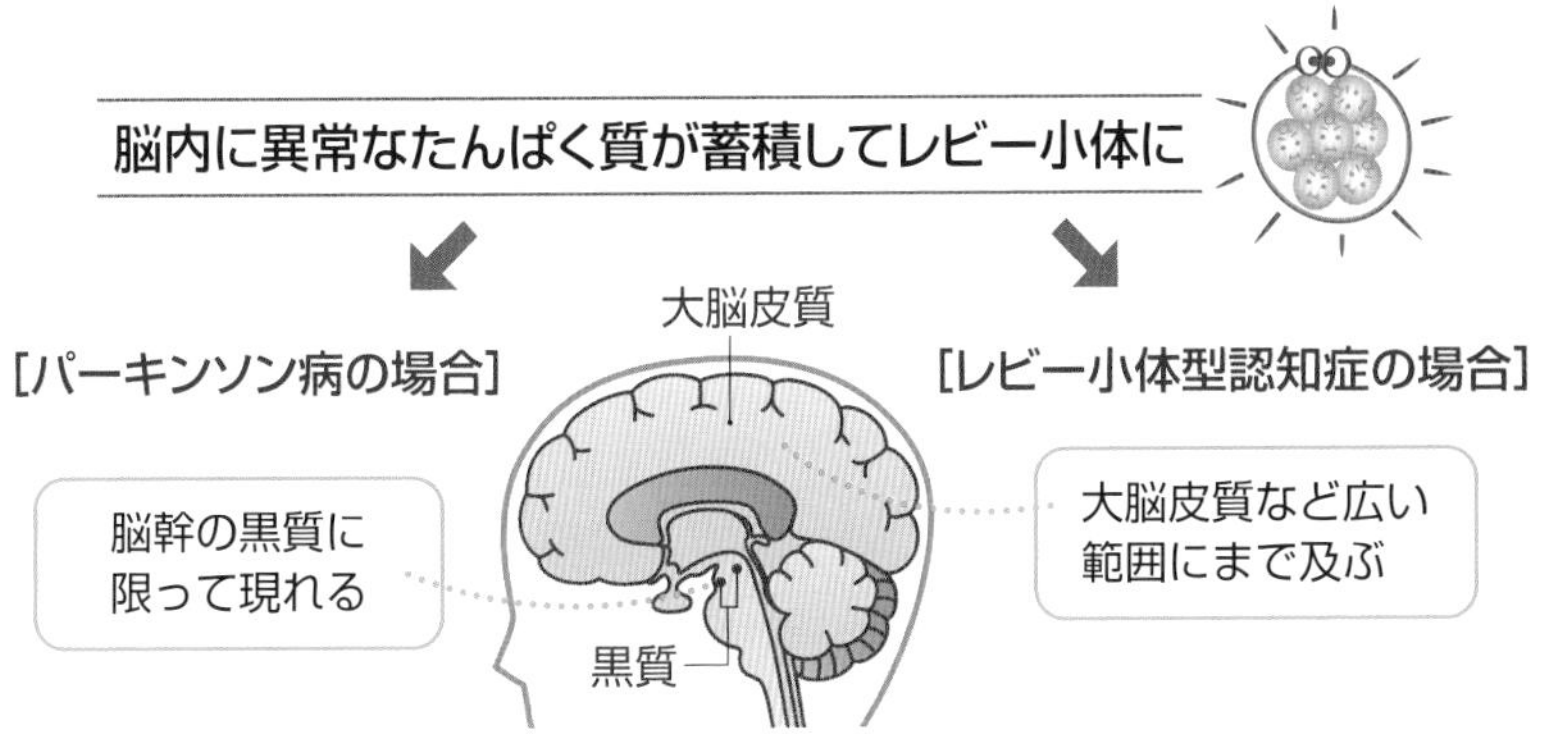

脳内に異常なたんぱく質が蓄積してレビー小体に
[パーキンソン病の場合]
[レビー小体型認知症の場合]
大脳皮質
脳幹の黒質に
限って現れる
黒質
大脳皮質など広い
範囲にまで及ぶ

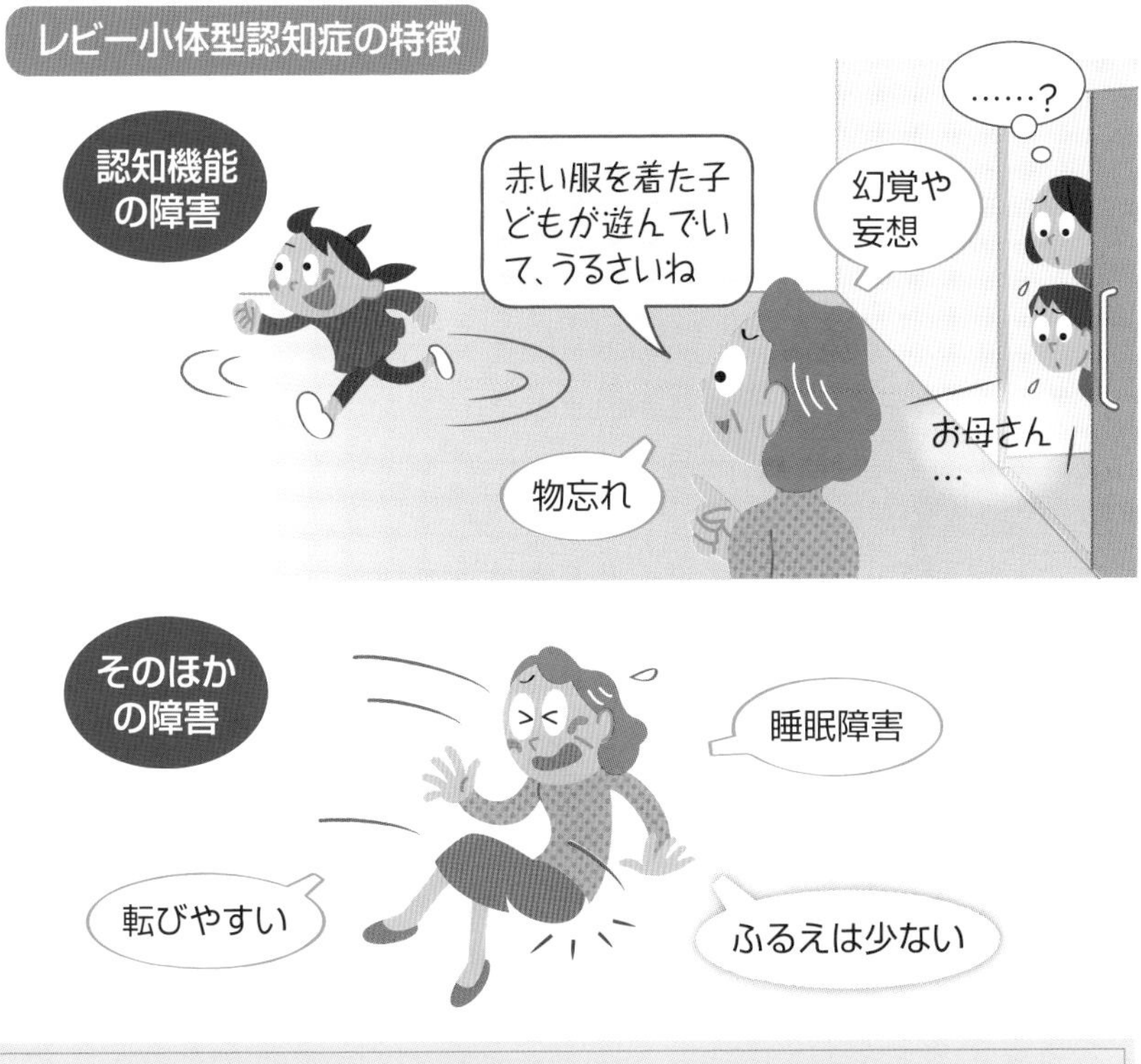

レビー小体型認知症の特徴
認知機能
の障害
赤い服を着た子
どもが遊んでい
て、うるさいね
幻覚や
妄想
……？
お母さん
…
物忘れ
そのほか
の障害
睡眠障害
転びやすい
ふるえは少ない

そのほか、嗅覚障害やうつ、便秘やめまい（起立性低血圧）などの症状は、認知機能の障害などが現れる何年も前から出ていることが多い

診断は時間をかけて慎重に進められる

問診と診察

パーキンソン病の診断では、専門の脳神経内科医にかかることが大切です。パーキンソン病では、手足のふるえや歩き方の変化、よく転ぶようになったなどの症状をきっかけに、受診する方が多いです。

これらの特有の症状は、診断するに当たって確かに重要な手がかりです。しかし、これまでに紹介してきたようにほかの病気によって起きている可能性もあるため、診断には専門的な知識が必要なのです。脳神経内科のある病院が遠かったり、内科で様子を見たいという考えの方もいるかもしれません。いったん治療方針が決まった後は、近くの病院に通って経過を見るなども可能なので（74頁参照）、まずは「脳神経内科」を受診するようにしましょう。

また、状態によっては専門医でも初診で診断がつけられないこともあります。1～2年治療しながら経過を見たのち、診断がつくことも珍しくないのです。

受診時に大切なのは、医師に自分の体の状態をなるべく詳しく伝えることです。

ただ、診察の時間はどうしても限られてしまいます。より正確な診断を受けるためにも、あらかじめ自分の症状のメモを作っておくと、伝え忘れの心配がなくなります。

まず、日常生活でどんなことに不自由を感じているのかを考えましょう。そして、それがどんなふうに不自由なのか、どんなタイミングで辛いのか、と書き出していきます。何か服用している薬があれば、お薬手帳を持参したり、服用を始めた時期も調べておきます。

初診で医師に伝えたいこと

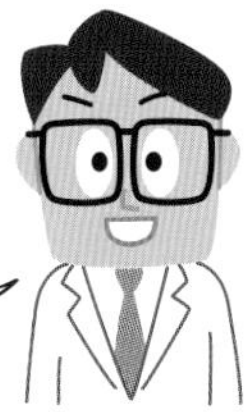

受診する前に、メモなどにまとめておきましょう

1.何に不自由を感じているか

例

- 何か持つときふるえる
- 緊張するとふるえる
- 肩の痛みや腰痛がある
- 足が動かしにくく、歩きにくい
- ゆっくりしか歩けない
- 無愛想だと言われる
- 話をあまり聞いてもらえない
- 字を書くとき小さくなってしまう

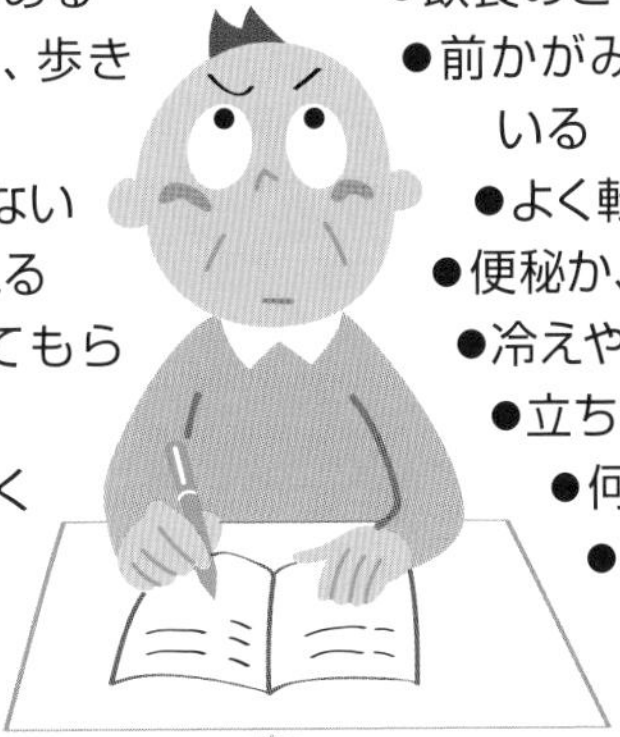

- 着替えに時間がかかる
- 寝返りが難しい
- 飲食のときにむせやすい
- 前かがみの姿勢になっている
- よく転んだり、つまづく
- 便秘か、トイレが近い
- 冷えやむくみが辛い
- 立ちくらみする
- 何もやる気がしない
- 忘れっぽくなった

それは「いつから」始まり、「どんなとき」に、体の「どこ」に現れるか。症状のなかでも特に困っているのは何か

2.現在服用している薬について。いつから服用しているか

※受診時に、必ずお薬手帳を持参しましょう

3.近親者に同じような症状の人はいるか

4.ほかに医師に聞いておきたいこと

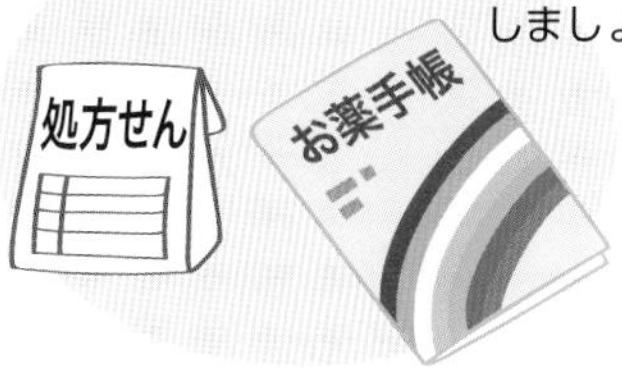

パーキンソン病か似ている病気かを判断する

パーキンソン病の診断が難しいのは、同じような症状が出る病気がほかにもあるからです。医師は、さまざまな情報をもとにほかの病気と区別して、確定診断する必要があります。

まず、はじめに行うのは問診です。患者さんにどのような自覚症状があるのか聞いた後、服薬状況や病歴などから、それが薬の影響ではないか、脳炎や頭部のケガが原因ではないかなど確認します。

服薬している場合は、薬剤性パーキンソン症候群、脳炎などを起こしたことがあればその後遺症であることも考えられます。

脳神経内科では、てんかん、頭痛、脳卒中、アルツハイマー病、運動失調症、髄膜炎、脳炎など、脳や脊髄に関わるさまざまな病気を専門としているので、これらの可能性も検討したうえで、違うと判断されればほかの診療科を紹介してもらえます。

パーキンソン病は進行性の病気で、症状の変化も診断のポイントとなり、患者さん本人からの話だけでなく、家族や周囲の人からの情報も役立ちます。

次に診察で、4大症状である運動症状がないかを調べます。問診の間、医師は同時に患者さんの表情や体の動きなどを観察していますが、加えて運動症状の確認をするのです。手足のふるえなど1秒間に4～6回であるか、患者さんの手足を医師が動かしてみて、カクカクとした歯車のような動きになるかなど、一つひとつ診ていきます。体の動きが遅くなること（寡動・無動）に加え、ふるえ（静止時振戦）、筋肉のこわばり（筋固縮）の運動症状がある場合、パーキンソン病の疑いが強くなります。

さらに詳しく調べるために、血液検査などの一般的な検査に加え、頭部MRI（64頁参照）などの画像検査も行います。必要があれば、髄液検査（80頁参照）も行います。この段階でパーキンソン病と判断できるあきらかな症状があれば診断がつきます。

パーキンソン病の診断とは

問診

●患者さんの状態について聞く
●同時に、体の動きや表情を観察

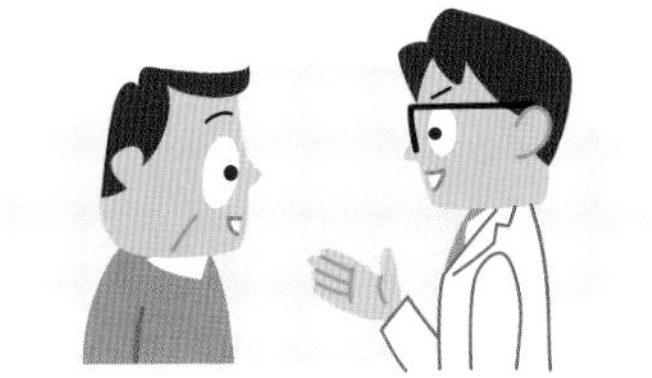

↓

運動症状など確認

●血液検査　ほかの病気を除外
●画像検査 (62～65頁参照)

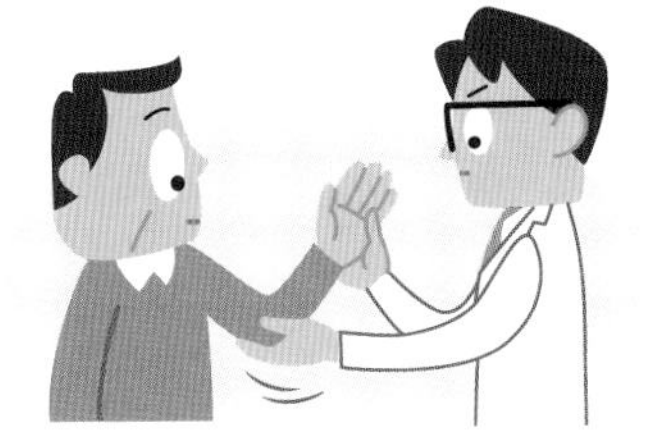

↓

診断がつく

診断がつかない場合

↓

●診断的治療
パーキンソン病の治療薬を服用してみる

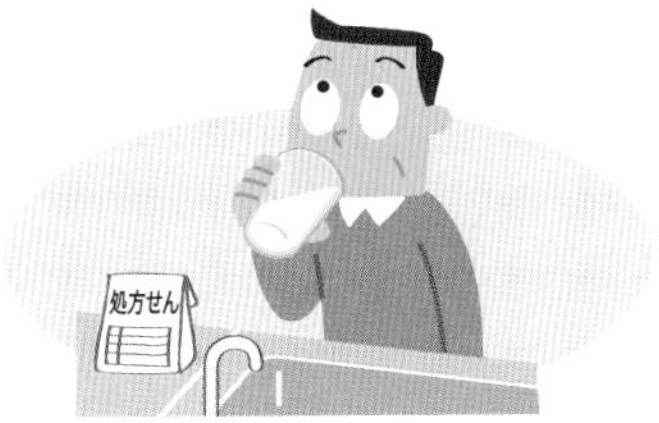

↓

効果がある

↓

パーキンソン病と診断

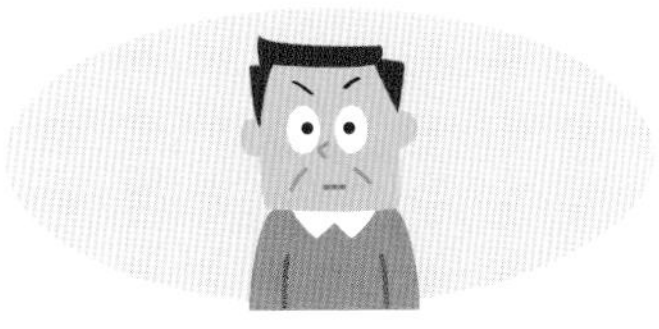

画像検査①

診察でパーキンソン病の疑いが強い場合も、パーキンソン病に似たほかの病気の可能性があります。そこで、各種の画像検査によって、脳内のドパミンの働きや、末梢交感神経の働きを調べます。

なかでも、パーキンソン病特有の症状を見つけることができるとして、近年診断で役立てられているのが「MIBG心筋シンチグラフィ」と「ドパミントランスポーターシンチグラフィ（ダットスキャン®）」です。

MIBG心筋シンチグラフィは、MIBG*という放射性医薬品を注射して心臓を撮影します。心臓に問題がない場合、MIBGは心筋に取り込まれるため影が映ります。ところが、パーキンソン病では心筋の交感神経が変性するために、MIBGが取り込まれにくく、心臓の影が映らなくなるのです。パーキンソン病の初期では、MIBGはある程度取り込まれるため、正常ならば差があまりありませんが、病気が進むにしたがって、取り込みも低下して影が映らなくなります。

なお、パーキンソン病と似た症状のある、進行性核上性麻痺や多系統萎縮症（54頁参照）では、MIBGは取り込まれ、レビー小体型認知症では取り込まれなくなります。

ドパミントランスポーターシンチグラフィは、イオフルパン（^{123}I）という放射性医薬品を注射して、SPECT《スペクト》（単一光子放射型コンピューター断層撮影）で脳を撮影します。これは、ドパミントランスポーター（Dat）というたんぱく質について調べる検査です。Datは、ドパミンを回収・再利用する役割を担っており、正常ならば薬剤が三日月のように映ります。Datの働きが低下していると、薬剤が点のようになったり、左右非対称になります。これはレビー小体型認知症などの初期の発見にも役立てられています。

用語解説 MIBG　メタヨードベンジルグアニジン（metaiodobenzylguanidine）の略。神経伝達物質のノルアドレナリンに似た物質で、心筋に取り込まれる性質があることから、心臓を撮影する検査に使われる。

脳内のドパミンや、末梢交感神経の働きを調べる画像検査

MIBG心筋シンチグラフィ

MIBGという放射性医薬品を注射して、心臓を撮影する

正常な場合

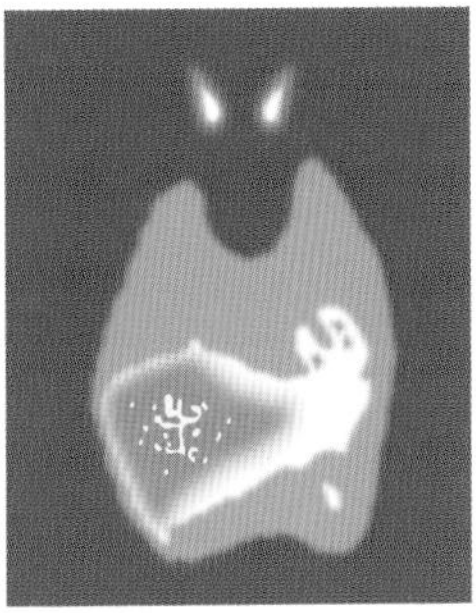

MIBGは心筋に取り込まれ、心臓の影が映る

パーキンソン病

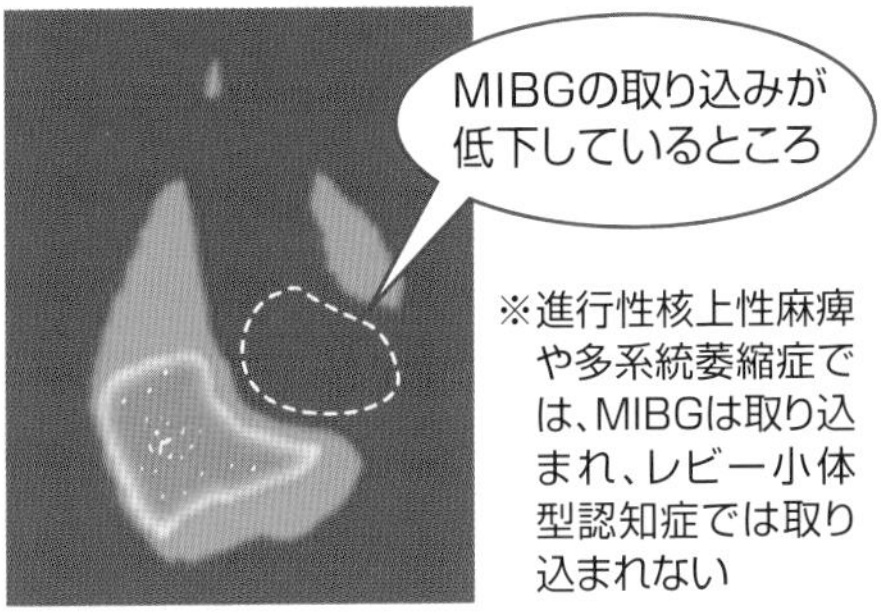

MIBGが取り込まれにくくなり、心臓の影が映らなくなる

※進行性核上性麻痺や多系統萎縮症では、MIBGは取り込まれ、レビー小体型認知症では取り込まれない

ドパミントランスポーターシンチグラフィ（Datスキャン）

イオフルパン（^{123}I）という放射性医薬品を注射して、SPECTで脳を撮影する

正常な場合

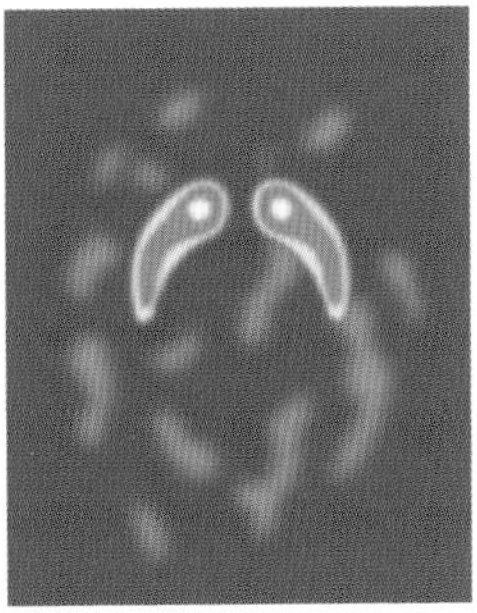

薬剤が三日月のように映る

パーキンソン病

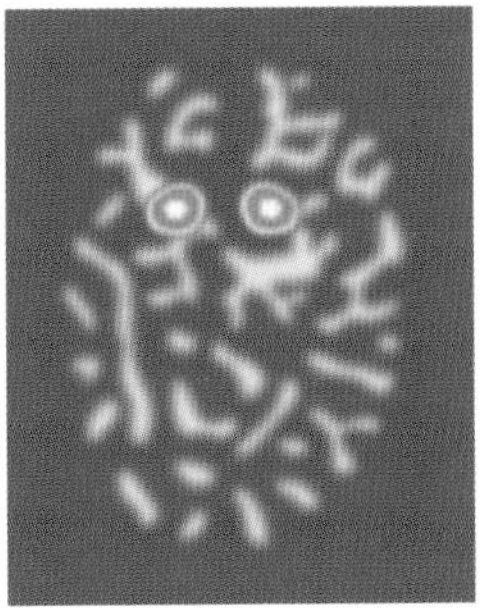

薬剤が点のようになったり、左右非対称に

※レビー小体型認知症などを含めた変性疾患の初期の発見に役立つ

画像検査②

パーキンソン病での診断に使われる画像検査には、ほかに「脳血流スペクト」「MRI（磁気共鳴画像診断）」「CT（コンピュータ断層撮影法）」があります。

脳血流スペクトとは、脳の血流量を調べる画像検査で、「脳血流シンチグラフィ」とも呼ばれています。放射性医薬品を注射して、ガンマカメラという専用のカメラで脳を撮影します。脳では十分な血流があることによって、酸素や栄養分などが運ばれ、活動しています。脳血流スペクトで撮影した画像には、健康ならば薬剤を含んだ血液が巡り、脳全体に取り込まれて映ります。

ところが、血流が滞っている部分があれば、取り込みが少なく、低く映るのです。つまり、脳血流が少ない、脳機能が低下している部分がわかります。パーキンソン病の初期では、血流量は落ちません。

MRIは、筒状の機器の中で電磁波を発生させて内臓などを撮影するものです。

パーキンソン病の診断では、頭部を撮影し、脳内の様子を観察しますが、パーキンソン病では、特に異常は見られません。

CTは、X線を使って体の内部を撮影する画像検査です。パーキンソン病の場合、ふつう異常はありません。

このように、脳血流スペクト、MRI、CTでは、パーキンソン病の兆候がわかることはほとんどありません。認知症を合併している場合など変化が出ますが、パーキンソン病の初期では、多くは健康な人とほとんど変化がありません。これらの画像検査では、似た症状のほかの病気の可能性を調べます。

画像検査ではありませんが、血液検査や尿検査も行い、ほかの病気の可能性がないかを調べます。必要に応じて髄液検査（80頁参照）や嗅覚検査を行うこともあります。

ほかの病気の可能性を調べる画像検査

脳血流スペクト（脳血流シンチグラフィ）

脳機能が低下している部分がわかる

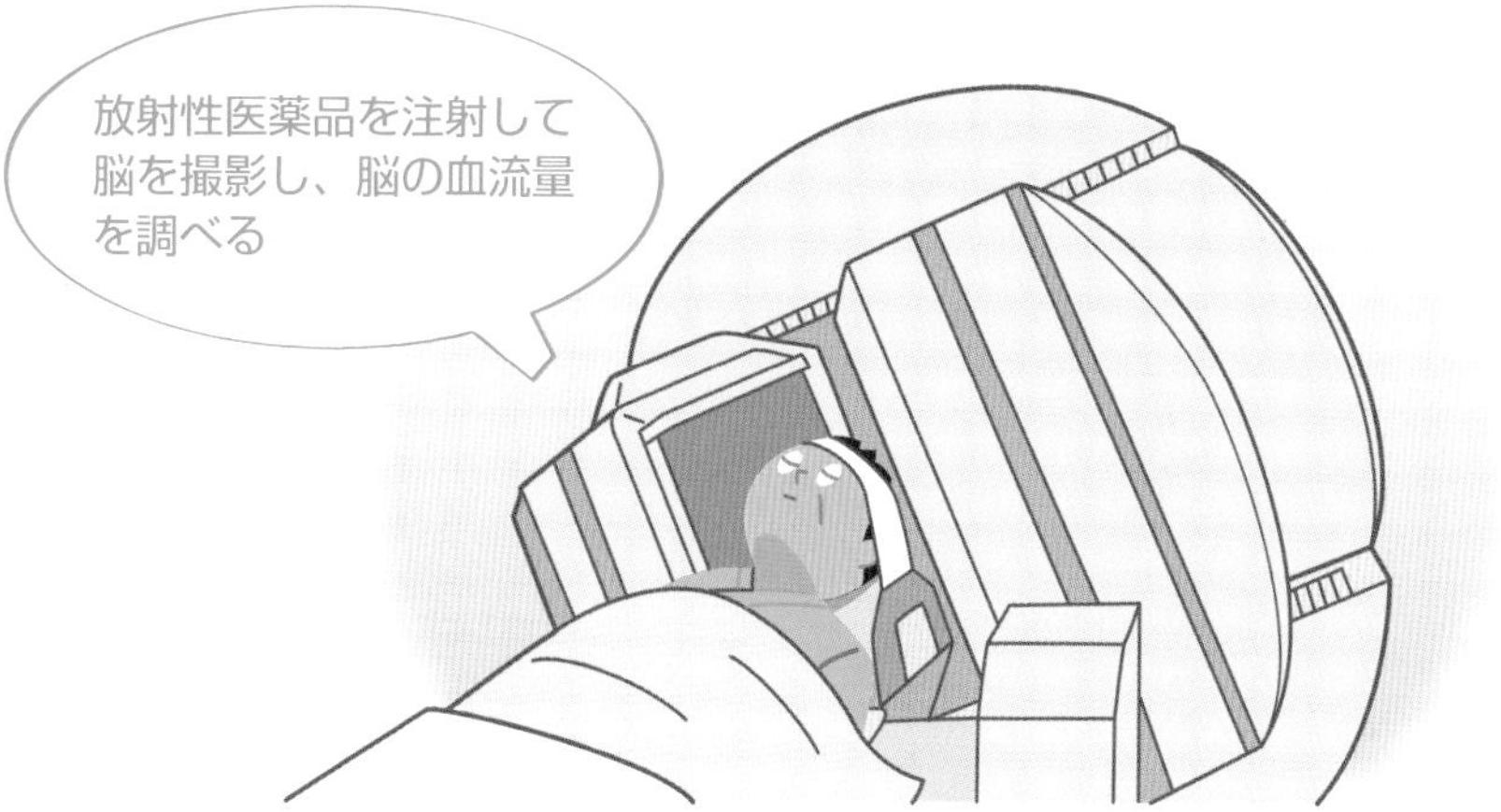
放射性医薬品を注射して
脳を撮影し、脳の血流量
を調べる

MRI（磁気共鳴画像診断）

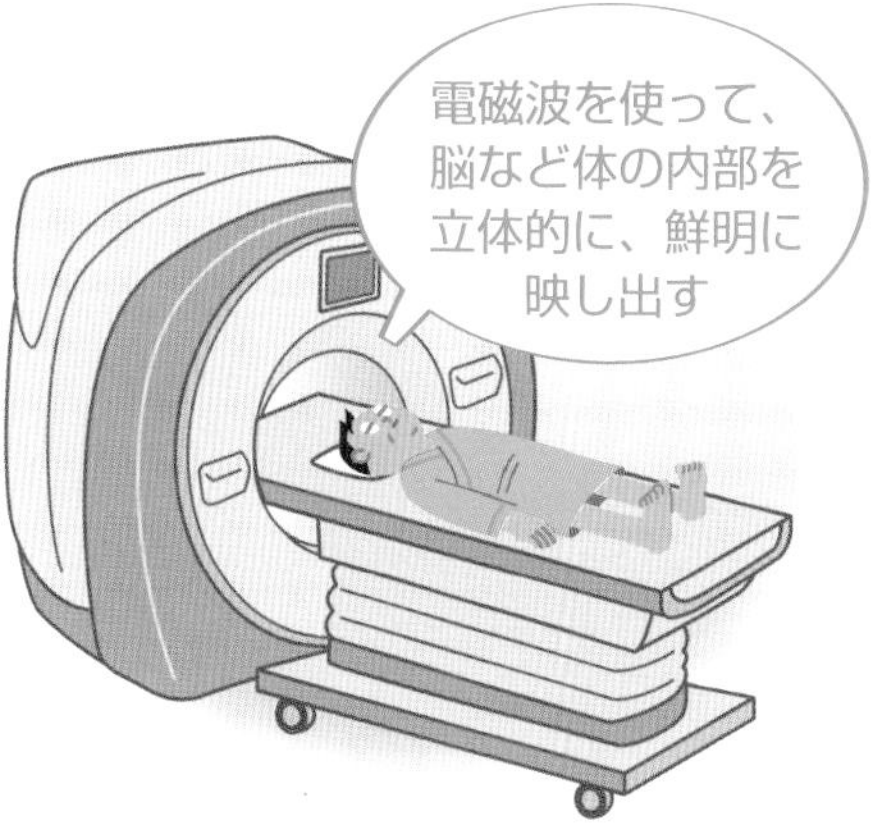
電磁波を使って、
脳など体の内部を
立体的に、鮮明に
映し出す

CT（コンピュータ断層撮影法）

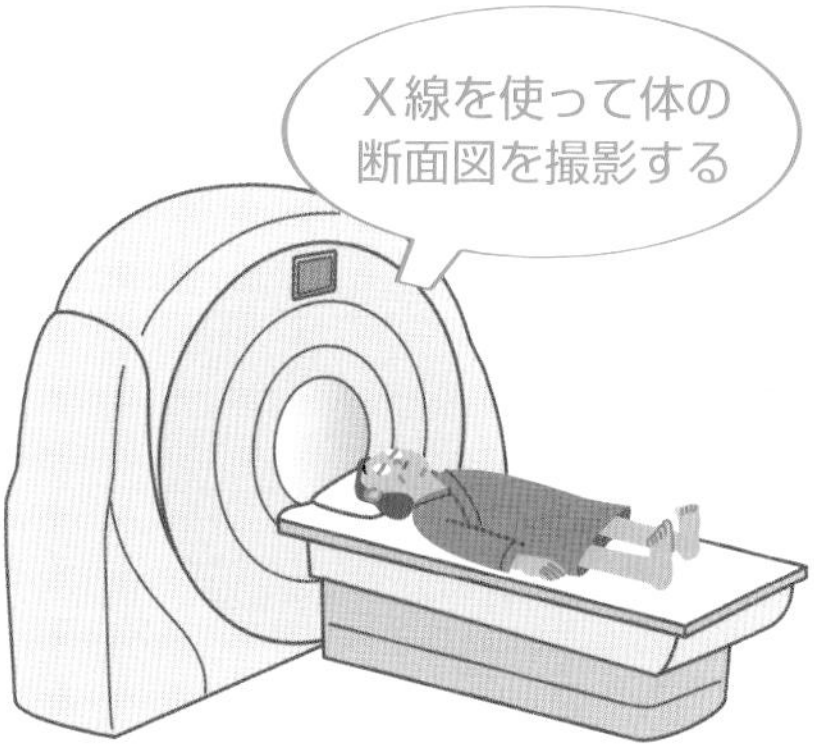
X線を使って体の
断面図を撮影する

パーキンソン病の診断基準

パーキンソン病には、決定的な病気の証《あかし》となるものがありません。これまでに紹介してきた画像検査は、パーキンソン病についての重要な情報ではありますが、1つの検査結果で診断がつくものはありません。

診断をつけるときは、診断基準により総合的に判断されます。パーキンソン病の診断基準は、現在世界に複数あり、それぞれに使われています。

左頁に日本で広く使われている診断基準の例を挙げます。1つの特徴としては、パーキンソン病の運動症状を重要視していることがあります。

4大症状のうち、動きが遅くなったり小さくなる〝寡動・無動〟を必須の条件として、静止時振戦か筋固縮のどちらかがあることをパーキンソニズム（54頁参照）としています。

姿勢反射障害については、病気がある程度進行してから現れるため、早期から現れる場合はほかの病気の可能性が考えられることから、診断基準からは外されています。

まず、パーキンソニズムがあることがパーキンソン病として診断する第1の条件となります。

逆に、当てはまる場合はパーキンソン病ではないと言える「絶対的除外基準」もあります。

また、パーキンソン病であることの「支持的基準」と、「相対的除外基準」もあります。

まとめると、パーキンソン病はパーキンソニズムがあることに加え、①絶対的除外基準に抵触しない、②少なくとも2つの支持的基準に合致する、③相対的除外基準に抵触しない、ことを満たしている場合となります。これに当てはまらない場合は、パーキンソン病の診断はすぐにはつきません。この場合、パーキンソン病の薬を試しに服用して、症状が改善されるか確かめる「診断的治療」を行います。これで、ほぼ診断がつくようになります。

パーキンソン病の診断基準

パーキンソン病の診断基準は多数ある。下記は日本で広く使われている例

診断基準例

パーキンソニズムがある

寡動・無動(必須):動きが遅くなったり、小さくなる

＋

静止時振戦:手足などがふるえる
筋固縮:筋肉がこわばり、かたくなる
} どちらか

＋

①絶対的除外基準に抵触しない、②少なくとも2つの支持的基準に合致する、③相対的基準に抵触しない、ことを満たしている場合

支持的基準 このような特徴が少なくとも2つある

- ドパミン補充療法で症状が明らかによくなる
- L-ドパ誘発性のジスキネジアが現れる
- 診察時に手足がふるえている(静止時振戦)
- 嗅覚がなくなっているか異常に低い、あるいはMIBG心筋シンチグラフィで異常がある

絶対的除外基準 ほかの病気の可能性があるので除外する

- 中等度より重症だが、高用量のL-ドパで症状がよくならない
- 画像検査でドパミン系の働きに異常がない
- パーキンソニズムのあるほかの病気の可能性がある

相対的除外基準 このような特徴がない

- 吸気性の呼吸器障害がある
- 5年以上運動症状が悪化していない
- 発病3年以内に年に1回以上転んでいる
- 罹患期間5年で、「睡眠障害」「自律神経障害」「嗅覚低下」「精神障害」がない

※日本神経学会「パーキンソン病診療ガイドライン 2018」を参考に改変

病気の進行程度を見極める

重症度と生活機能障害度

パーキンソン病の診断がついた後は、病気の進行度を調べます。

パーキンソン病は症状が少しずつ進んでいく病気です。進行度は運動の機能の程度によって決まるもので、５段階に分けられています。「ホーン・ヤール*の重症度分類」といいます。

少し動作が遅くなったり、体の片側にふるえが現れるなどの軽症のⅠ《いち》度から、ベッドで寝ていることが多くなり、移動は車いすが必要なⅤ《ご》度までとなります。

重症度は、経過ではなく、評価を行う時点での状態で判断します。

重症度分類は、治療法の選択だけでなく、医療費の助成を申請する際などにも使われるものです。

また、パーキンソン病では、生活機能障害度という分類法も使われます。これは厚生労働省の作成したもので、日常生活での困難さに焦点を当てており、３つに分類されます。日常生活や通院に介助の必要のないⅠ度、介助が必要なⅡ度、歩行や起立が不可能で全面的な介助が必要なⅢ度です。

大まかに、ホーン・ヤールの重症度分類のⅠ度〜Ⅱ度が生活機能障害度のⅠ度、Ⅲ度〜Ⅳ度がⅡ度、Ⅴ度がⅢ度に当たります。

パーキンソン病は症状が進んでいくとはいえ、治療やリハビリにより症状が改善することもあります。重症度は評価を行う時点での分類なので、治療で症状が抑えられ、レベルが下がることもあります。

進行度がわかったら、重症化を防ぐために行いたいことがあります。次項から取り上げます。

用語解説　ホーン・ヤール　Hoehn & Yahr。進行性の病気であるパーキンソン病で、運動症状から重症度を評価する指標。この重症度が治療や公的支援を受ける際の基準となる。

ホーン・ヤールの重症度分類と生活機能障害度

ホーン・ヤールの重症度分類		生活機能障害度	
Ⅰ度	少し動作が遅くなったり、体の片側にふるえが現れる	Ⅰ度	日常生活や通院に介助の必要がない
Ⅱ度	運動症状が体の両側に現れる。介助の必要はない		
Ⅲ度	歩くのが難しく転びやすい。介助なしでも何とかなる	Ⅱ度	日常生活や通院に介助が必要
Ⅳ度	日常生活のさまざまな動作が難しく、介助が必要		
Ⅴ度	ベッドで寝ていることが多く、移動は車いすが必要	Ⅲ度	歩行や起立が不可能で全面的な介助が必要

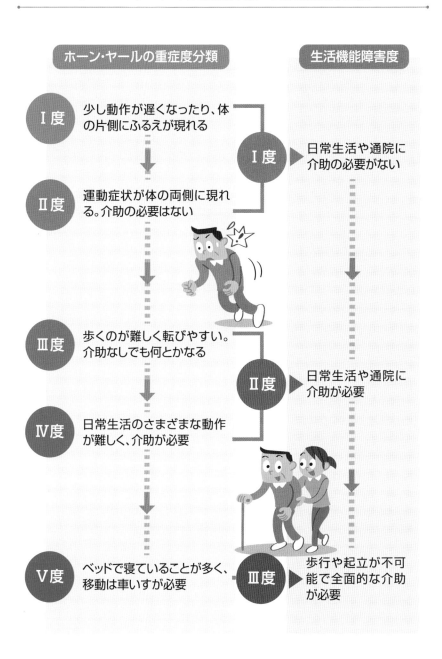

パーキンソン病と診断されたら

重症化を防ぐためには

パーキンソン病の診断がついたら、治療を開始します。パーキンソン病は、これまでに説明してきたように、まだその原因や発症のしくみなど解明されていないことも多く、完全に治すことはできません。ただ、できることはたくさんあります。

治療で目指すのは、病気をコントロールして、進行をできるだけ遅らせることです。運動機能をなるべく保ち、低下しないようにしていくことで、自律した生活を可能な限り長く送れるようにするのです。

治療の柱となるのは、薬物療法とリハビリテーションヨン、環境整備です。

薬物療法では、運動症状などの症状を改善します。治療薬ではL-ドパという、脳のドパミンを補う働きのある薬を使います。L-ドパについては後で詳しく説明しますが（84頁参照）、一般的に効きめの強い薬です。L-ドパを中心に、ほかの治療薬も組み合わせ、うまく調整することで、運動症状を改善し、進行をできる限り遅らせるのです。

リハビリテーションは、初期から重症になるまで、どの段階でも重要なものです。パーキンソン病では、運動機能は徐々に落ちていきます。しかし、動きにくくなったからと動かないでいると、さらに症状が進んでしまいます。筋肉を使って運動することで、機能低下をできる限り防ぐことは有効なのです。

さらに、体が動かしにくくなってきたら、不便を解消するための環境整備も必要です。転倒や骨折などを防ぐためにも、家の中をつまずきにくくしたり、つかまれるようにしておくことなどが大切です。

では、治療はどのタイミングからスタートすればよいのでしょうか。次項で説明します。

治療の３本の柱

治療の柱となるのが、薬物療法とリハビリテーション、環境整備の３本柱

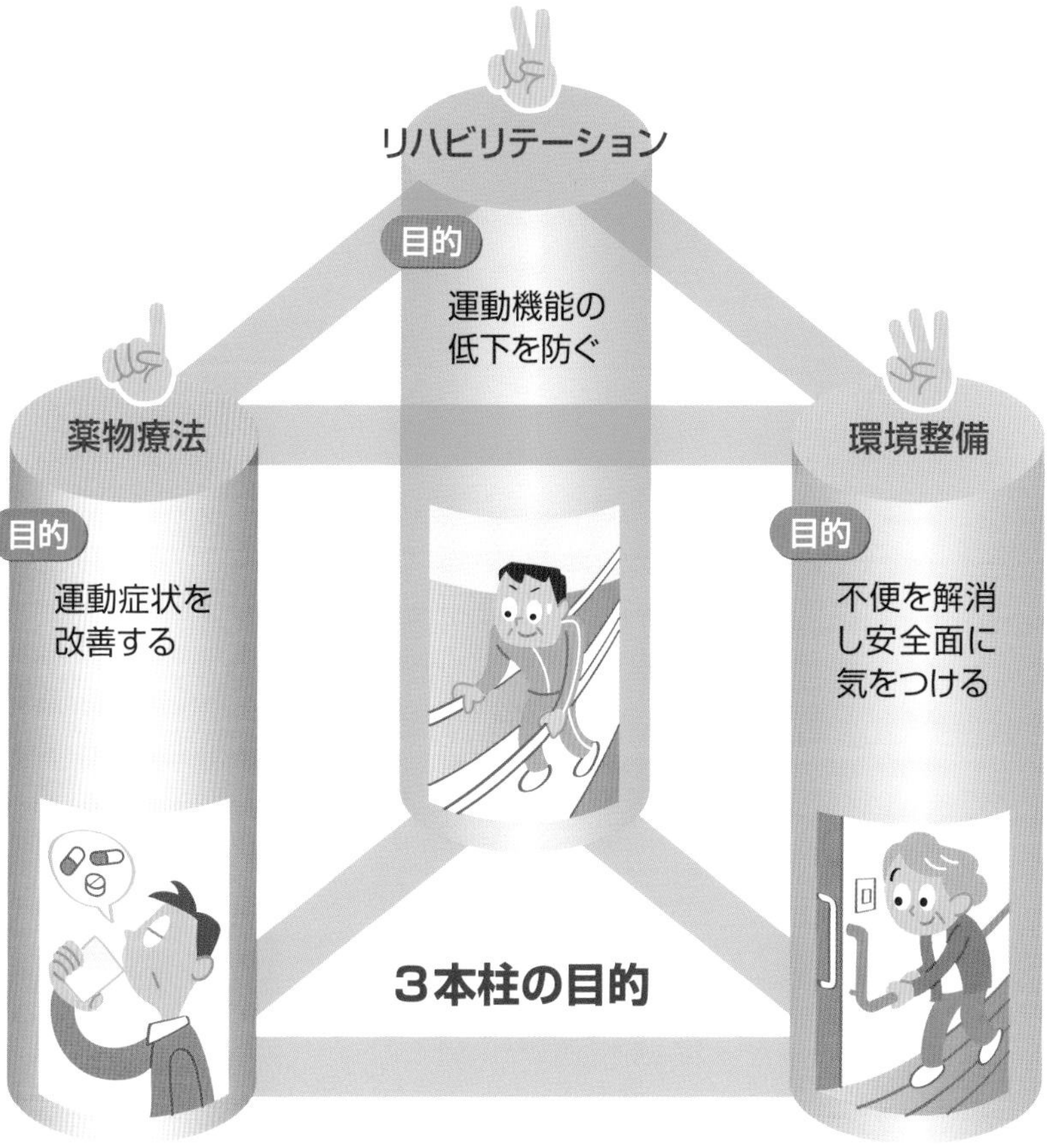
リハビリテーション
目的
運動機能の低下を防ぐ
薬物療法
目的
運動症状を改善する
環境整備
目的
不便を解消し安全面に気をつける
３本柱の目的

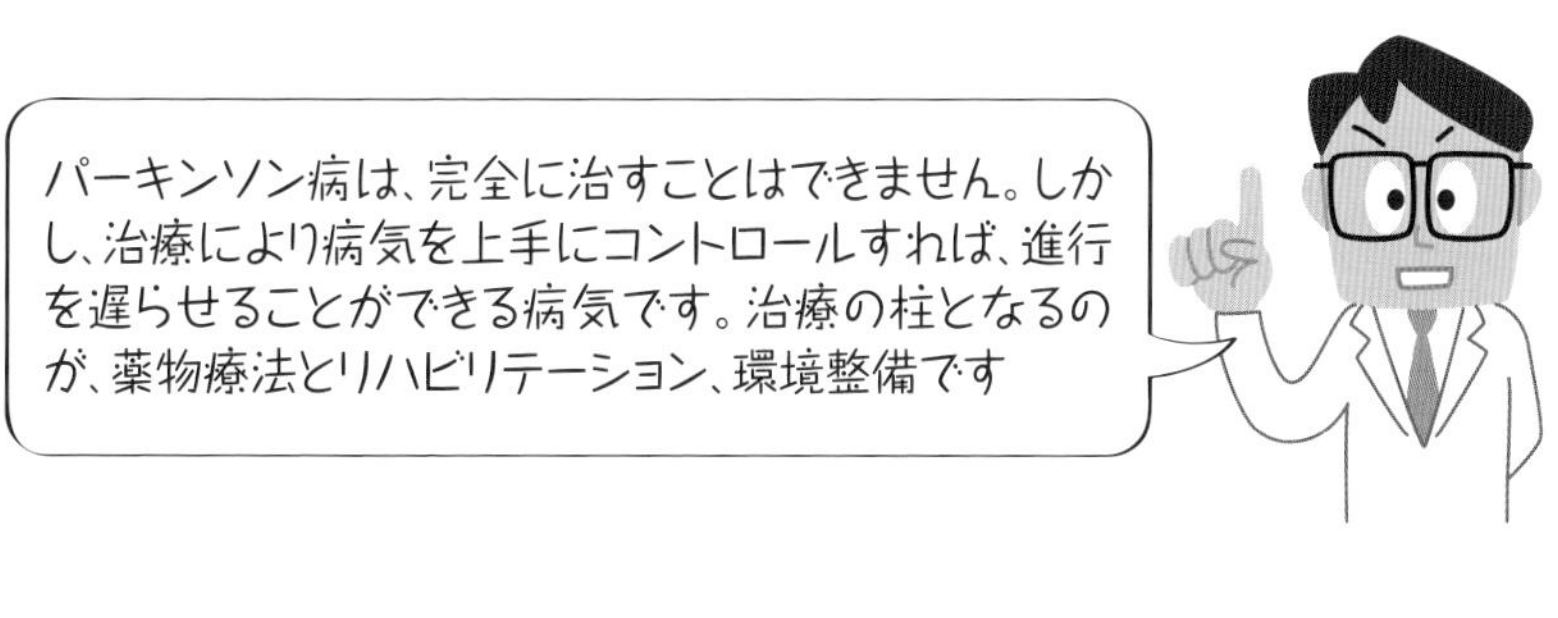
パーキンソン病は、完全に治すことはできません。しかし、治療により病気を上手にコントロールすれば、進行を遅らせることができる病気です。治療の柱となるのが、薬物療法とリハビリテーション、環境整備です

治療開始のタイミング

パーキンソン病と診断がついても、ほとんど生活に支障のない人もいれば、すでに生活に不自由を感じる場面が多くなっている人もいるなど、進行度はまちまちです。しかし生活にあまり支障がなければ、治療しなくてもよいというものではありません。

かつては、パーキンソン病の治療は、薬の副作用を恐れたり、長期間の服用で効きが弱くなるのではという心配から、症状がある程度進んでから薬を処方する方針をとっていました。

しかし、治療法の研究が進み、早くからL-ドパなどで症状を改善させることが、病気の進行を遅らせることにつながるとわかってきました。現在では、パーキンソン病の治療は、できるだけ早くスタートした方がよいと考えられているのです。

パーキンソン病は、発症すれば治癒させたり進行を止めることはできません。しかし、L-ドパなどの治療薬を上手に組み合わせ、適切にコントロールしていくことで、15〜20年も元気に過ごせるようになっています。また、副作用や薬効が弱まるという心配も、可能な限り抑えられるようになってきました。個人の状態や薬の効き方を注意深く観察し、きめ細かく用量や薬の組み合わせ、回数などを調節します。いわば〝オーダーメイド治療〟を行うことで、治療薬のマイナス面を最小限に抑えることができるのです。

オーダーメイド治療がうまく働くためには、患者さん自身が薬の効き方や体調の変化を、医師に細かく伝えることが大切です。そのためには、自分の状態についてしっかり観察する積極的な姿勢が望まれます。不安なこと、ちょっとした変化などを我慢するのではなく、伝えることが役立つのです。大変ではありますが、治療に熱心なことがよい状態を長持ちさせることにつながると考え、取り組んでいきましょう。

いつから治療する？

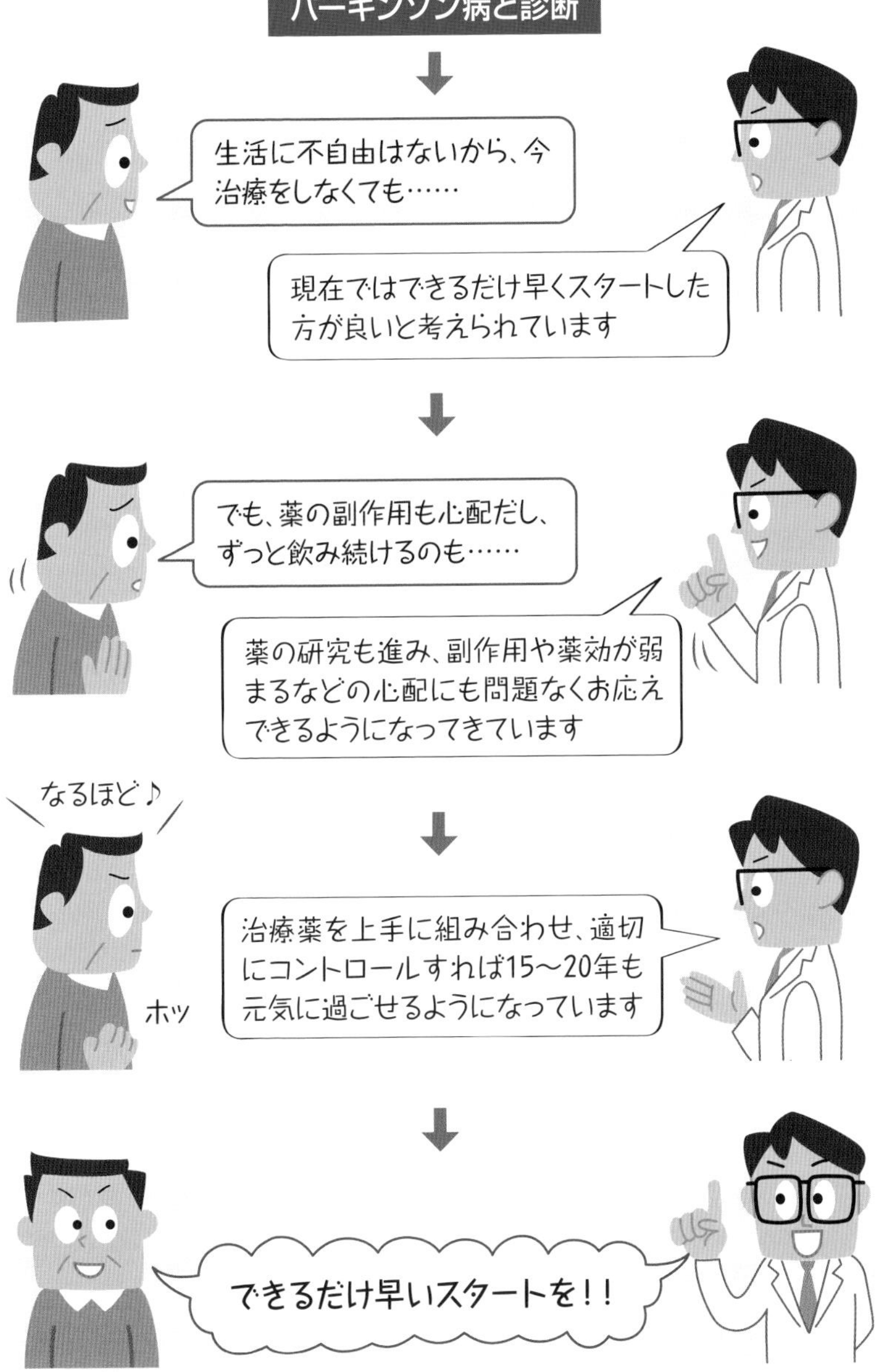
パーキンソン病と診断
生活に不自由はないから、今治療をしなくても……
現在ではできるだけ早くスタートした方が良いと考えられています
でも、薬の副作用も心配だし、ずっと飲み続けるのも……
薬の研究も進み、副作用や薬効が弱まるなどの心配にも問題なくお応えできるようになってきています
なるほど♪
治療薬を上手に組み合わせ、適切にコントロールすれば15～20年も元気に過ごせるようになっています
ホッ
できるだけ早いスタートを！！

専門医とかかりつけ医のかかわり方

パーキンソン病の治療のためには、パーキンソン病を専門とする担当医（専門医）がつきます。

しかし、患者さんにはほかにも、日常的な健康管理のために、近くにかかりつけ医がいた方がよいのです。それには、いくつかの理由があります。

まず、パーキンソン病の専門医は、パーキンソン病の専門的な知識と経験がありますが、もう1つ大切なのが、患者さん本人との相性です。パーキンソン病は、1度発症したら完治することはないので治療も長期にわたり、その後の人生を通して病気とつきあうことになります。

また、適切な治療をするためにも、医師が患者さんの状態を正確に把握する必要があります。これは、患者さんは医師に自分の変化をしっかり、こと細かに伝える必要があるということです。ですから、信頼できてよいコミュニケーションを取れる医師を見つけ、治療に取り組む必要があるのです。

しかし、地域によっては脳神経内科がなく、数カ月に1度遠くへ通うこともあります。

また、パーキンソン病の患者さんは、高齢の人が多いために、ほかの病気の治療中であったり、治療が必要となることも珍しくありません。パーキンソン病の影響で、骨折などのケガをする可能性もあります。そのときには、それぞれの診療科の専門医にかかることになります。そこで、地域のかかりつけ医には、パーキンソン病の治療を受けることを伝え、パーキンソン病の専門医と連携をとってもらいます。また、必要に応じてそれぞれの専門科の医師へ紹介状を書いてもらい、治療してもらうのです。

さらに、病気の進行によって不自由なことが増えると、介護の専門家に相談する必要も出てきます。

こちらも、主治医やかかりつけ医と連携をとってもらうことで、生活の質を保ち、よい状態を長く保つために役立ちます。

かかりつけ医にも連携してもらう

地域のかかりつけ医には、パーキンソン病の専門医やそれぞれの専門科の医師・専門家と連携をとってもらうことが大切

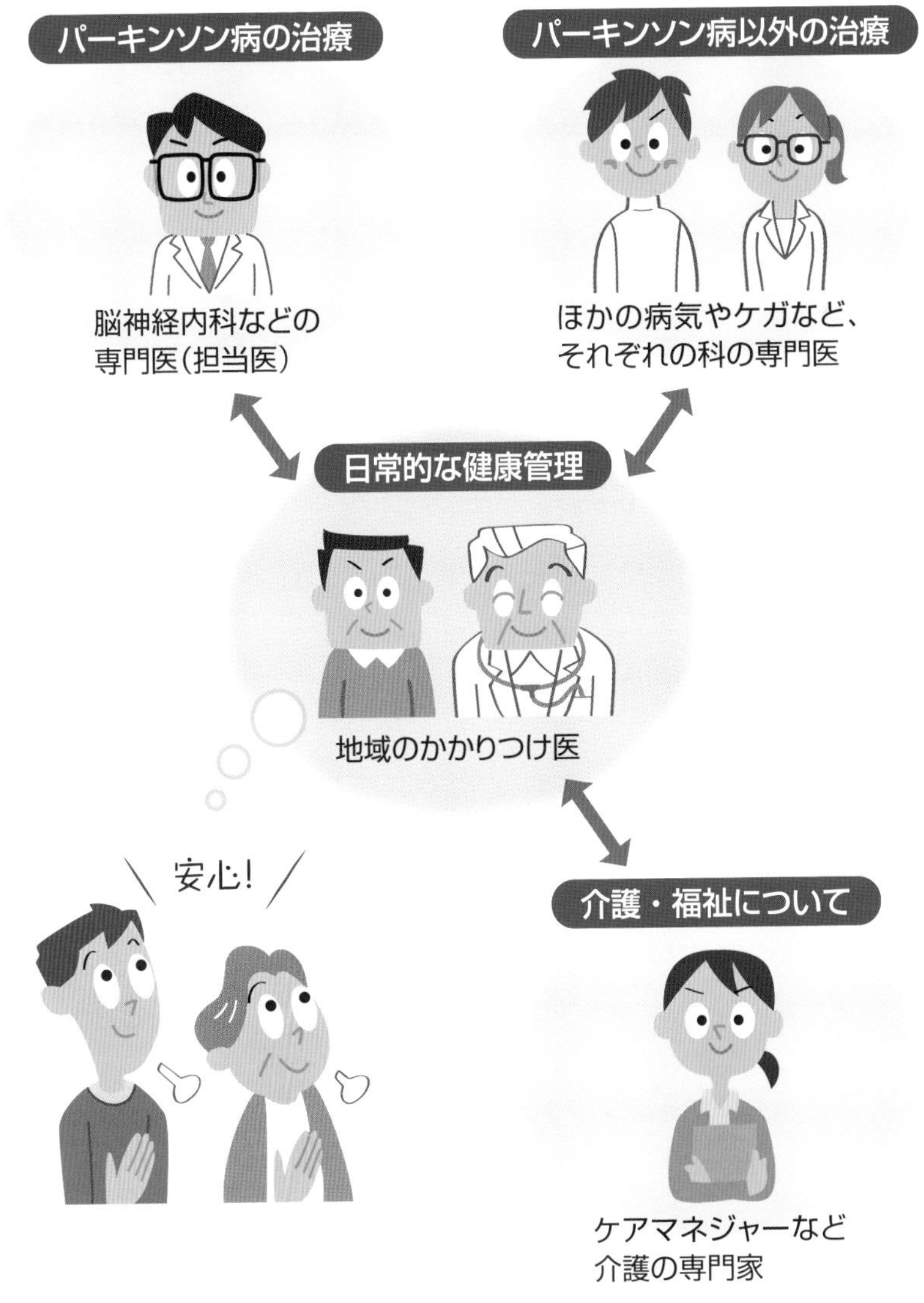

パーキンソン病の治療
脳神経内科などの専門医（担当医）
パーキンソン病以外の治療
ほかの病気やケガなど、それぞれの科の専門医
日常的な健康管理
地域のかかりつけ医
安心!
介護・福祉について
ケアマネジャーなど介護の専門家

公的な制度の活用で、負担を軽減する

パーキンソン病の治療をスタートするに当たって、もう一つ考えておきたいことは、経済的なことを含め、治療を続けるための環境を整えることです。

パーキンソン病の進行によっては、仕事への支障が出てくることが考えられます。また、治療は長期にわたります。そのため治療費などの経済的な負担が、どうしても大きくなりがちです。病気が進行すると体が少しずつ不自由になったり、認知症の症状が出ることもあります。介助が必要となることもあるのです。安心して治療に専念するためにも、公的な支援制度を使うための準備をしておくことです。

パーキンソン病の公的支援制度には、難病医療費助成、介護保険、身体障害者福祉法、障害者総合支援法などがあり、患者さんの状態によって使いやすい制度が異なります。どの支援制度が当てはまるか基準となるのは、治療の際にも使われるホーン・ヤール重症度と生活機能障害度（68頁参照）です。

ホーン・ヤール重症度Ⅲ度以上で、生活機能障害度Ⅱ度以上の方が難病医療費助成制度の対象となります。医療保険に分類されます。また、体に不自由がある場合は、身体障害者手帳の交付を受けると、経済的支援のほか交通や住居などさまざまな支援を受けることができます。

40歳以上でホーン・ヤール重症度がⅠ度～Ⅱ度の場合は、難病助成が受けられなくても要介護認定を申請することで、介護が必要な状態であると判断されれば、介護保険を利用することができます。

それぞれの制度の特徴や手続きについては、別に詳しく紹介しますが、このようにパーキンソン病患者さんの困りごとを解消するサポートとして、さまざまな公的支援制度が準備されています（地域によって受けられる制度に多少の違いがあります）。まずは病院や住まいの市区町村の窓口などで相談してみましょう。

患者さんの状態・状況に合った公的制度を利用する

公的な支援制度は、患者さんの状態によって
使いやすい制度を選ぶ

難病法に基づく支援
ー難病医療費助成制度ー

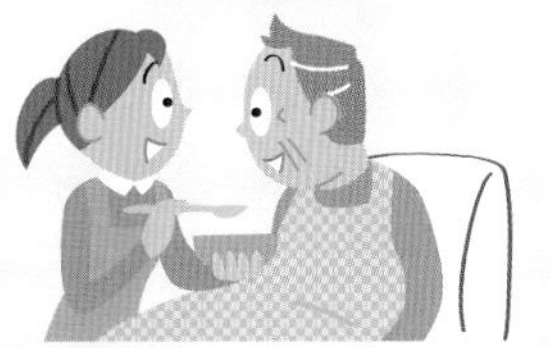

対象者 ホーン・ヤール
重症度Ⅲ度以上で、生活
機能障害度Ⅱ度以上

医療費の支援

身体障害への支援
ー身体障害者福祉法ー

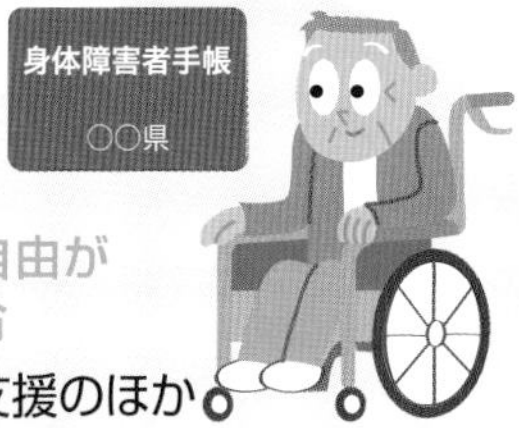
身体障害者手帳
○○県

対象者
体に不自由が
ある場合

経済的支援のほか
交通や住居など

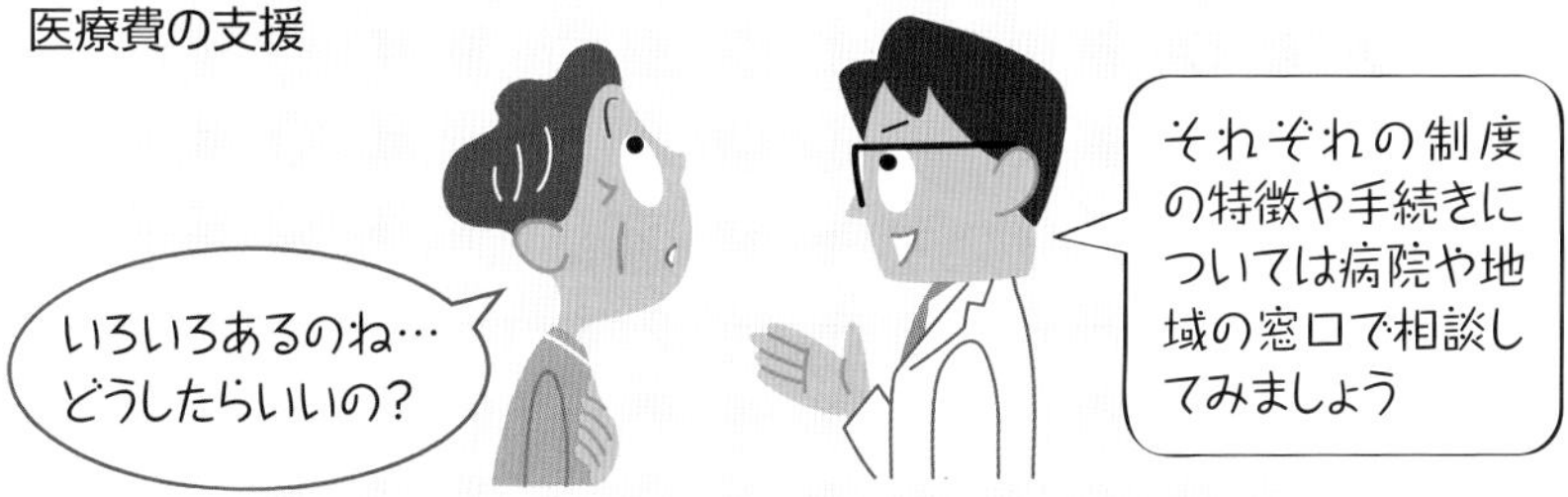
いろいろあるのね…
どうしたらいいの？
それぞれの制度の特徴や手続きについては病院や地域の窓口で相談してみましょう

介護保険制度による支援

対象者 40歳以上

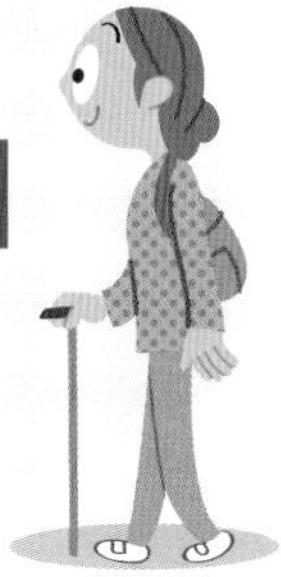

※地域によって受けられる制度に多少の違いがある

家族や周囲の人のサポート

パーキンソン病の治療では、家族や周囲の人のサポートが欠かせません。

もちろん、パーキンソン病の治療で大切なのは、病気に負けないという患者さん本人の気持ちです。ただ、パーキンソン病の治療は、薬物療法やリハビリテーションが中心となります。毎日の生活の中で行えるものですが、何年も持続させる難しさがあります。そんなときに支えとなるのが、家族や周囲の人の存在なのです。

また、医師が最善の治療を行い、本人が努力して薬物療法などがうまくいったとしても、病気が少しずつ進行するのを止められないときもあります。それに伴って、患者さん本人の意欲が減退したり、精神状態が悪くなるときがあるのは自然なことです。また、認知症の症状が出たり、運動症状の進行から介助が必要になる可能性もあります。

周囲の人は、パーキンソン病ではさまざまな事態が起きるということを理解して支え、患者さんの状態を把握して医師などの専門家に伝えていく必要があるのです。特に、パーキンソン病の治療で重要なのが、薬の管理です。長期間にわたるうちに治療薬が増えたり、患者さんが高齢になり自分自身で管理するのが難しくなることもあります。家族や周囲の人が、患者さんの変化を気にかけてサポートすることが、長期の治療には不可欠です。

また、年単位で見て病気の進行が止められないといっても、毎日のリハビリテーションや生活のなかでは、小さなよい変化が必ずあるものです。気づいたときに「姿勢がよくなった」「今日は楽しく歩けたね」などの声がけが、患者さんのモチベーションにもつながります。リハビリテーションの体操やウォーキングなどを一緒に行うのもよいでしょう。

パーキンソン病の治療は、患者さん、医師、家族が共同で行うという意識がとても大切なのです。

サポートがよい治療につながる

パーキンソン病の治療では、長期にわたるため、
家族や周囲の人のサポートが欠かせない

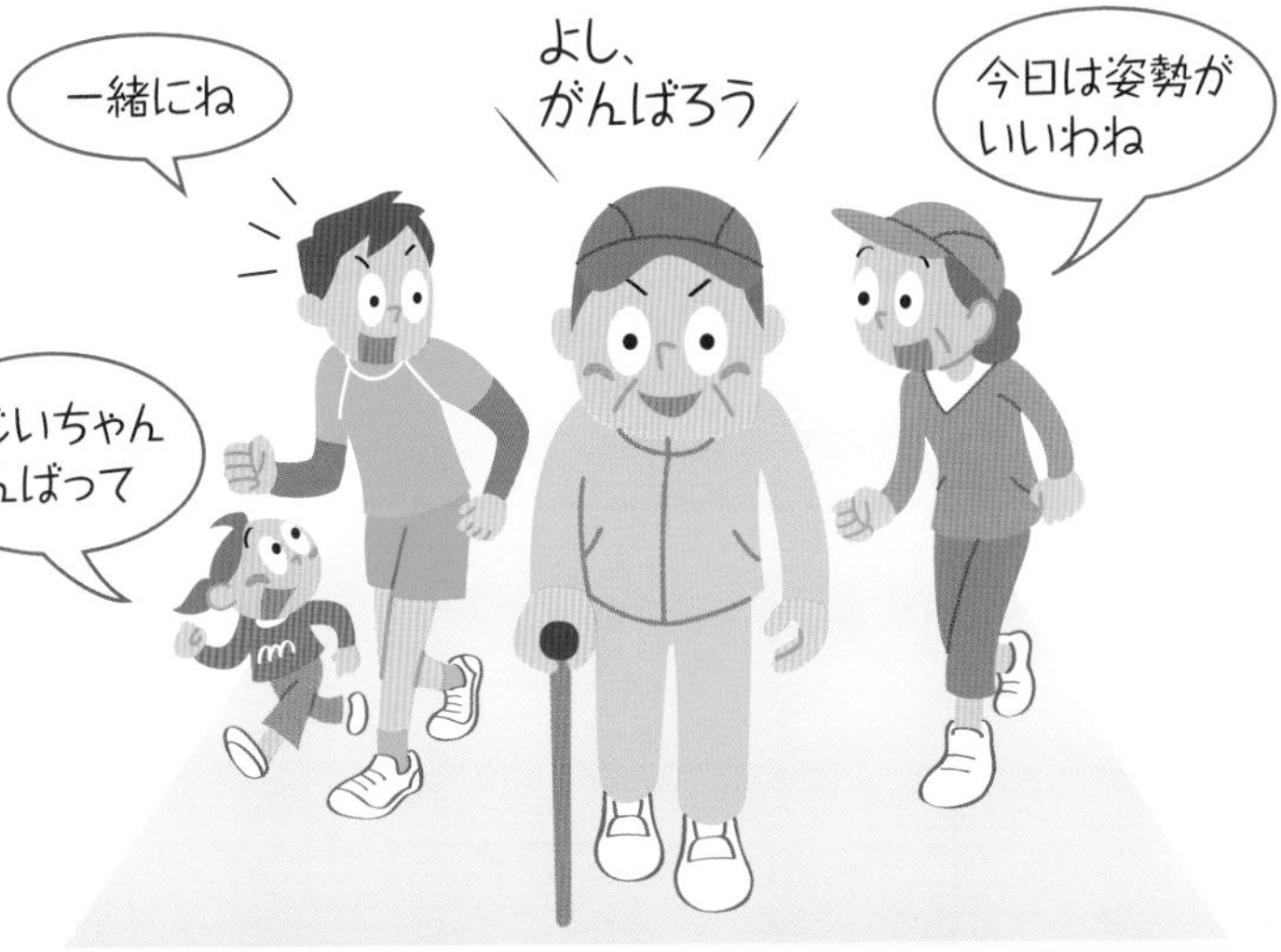
一緒にね
よし、がんばろう
今日は姿勢がいいわね
おじいちゃんがんばって

しっかりした本人の気持ちと家族のサポート

＋

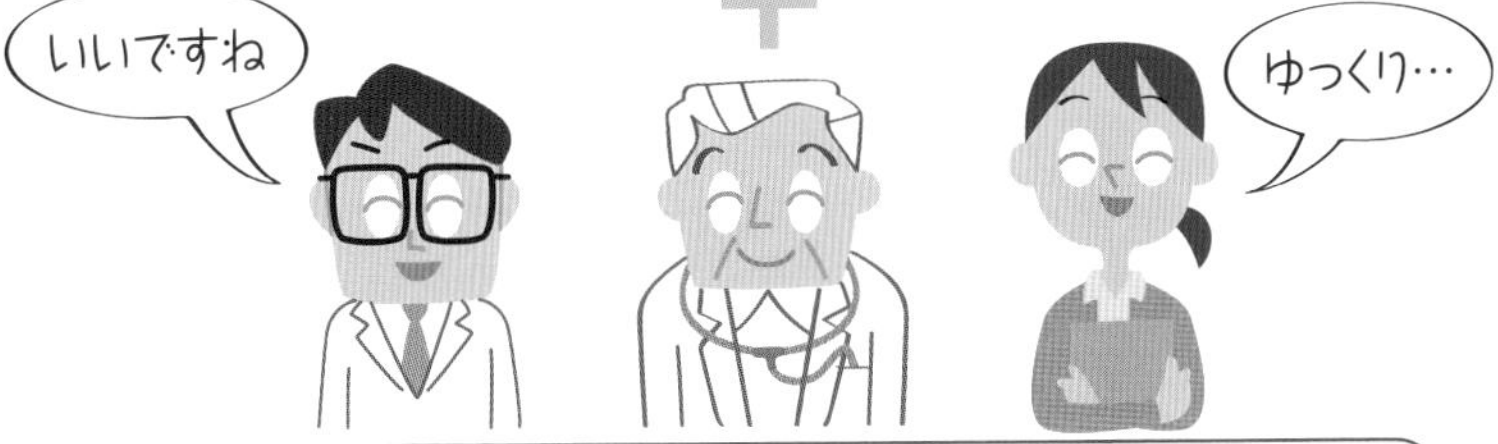
いいですね
ゆっくり…

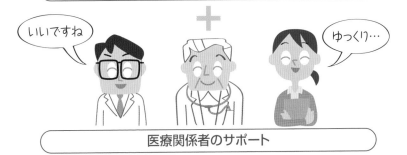

医療関係者のサポート

＝

生活の質を保ち、よい状態を長く保つことにつながる

家族も、パーキンソン病について理解して、患者さんの症状や薬などを把握し、また必要と思われることは、かかりつけ医や主治医に伝えることが、よい状態を保つ助けとなる

column

α-シヌクレインを調べる髄液検査

パーキンソン病の診断では、必要に応じて髄液《ずいえき》検査を行うことがあります。

髄液検査では、腰の背骨の間に針を刺して、脊髄から髄液を少量採取します。

一般的には、髄液に含まれる糖やたんぱく質の量、細胞の質などを調べます。パーキンソン病の検査で重要なのが、α-シヌクレイン（28頁参照）という異常なたんぱく質が増えていないかということです。

α-シヌクレインは、溜まって固まりとなることで、脳内で悪さをするものです。パーキンソン病の人の髄液では、α-シヌクレインが集まった固まりが通常より多く見つかることがわかっています。

α-シヌクレインが脳内に溜まるとパーキンソン病につながるとわかっていても、脳の組織を切り出して検査するわけにはいきません。

しかし、髄液ならば検査でα-シヌクレインの凝集体を見つけることができるので、パーキンソン病の診断にとても有用です。

現在、脳内のα-シヌクレインを画像化する検査法の研究も進められており、より正確な検査結果に結びつくと期待されています。

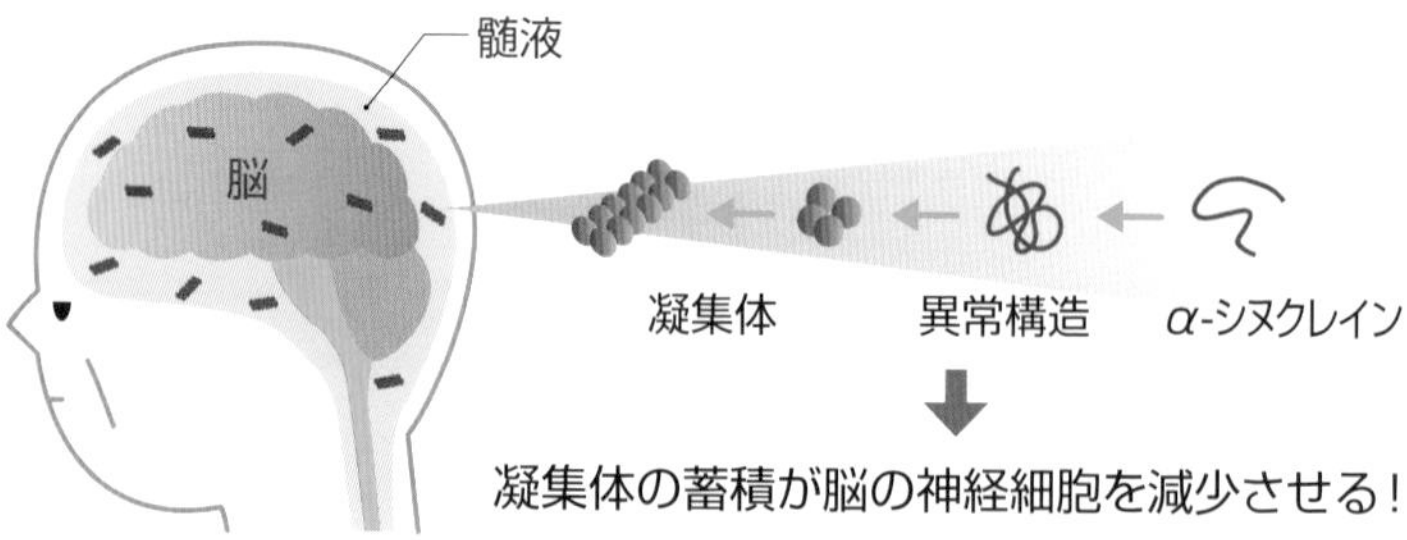
髄液
脳
凝集体
異常構造
α-シヌクレイン
凝集体の蓄積が脳の神経細胞を減少させる！

第3章

パーキンソン病の治療と予後

パーキンソン病の治療について説明します。柱となるのは、薬物療法です。パーキンソン病が進行するにつれて現れる困った症状への対処法についても取り上げます。

パーキンソン病の治療の目的

困った症状をコントロールして生活をスムーズにする

パーキンソン病の治療で目指すことは、生活のなかで困らないよう、症状をコントロールすることです。

パーキンソン病は、発症のメカニズムなど、まだ解明されていないことが多く、根治することはできません。しかし、適切な治療を行うことで、病気をコントロールして、健康な人とほぼ同じ状態を長く保つことができるようになります。

基本的に、この病気とは一生つき合うことになるので、患者さん自身が治療について理解し、積極的に参加する意識が大切です。

治療の柱となるのは、薬物療法です。不足するドパミンを治療薬により補い、運動症状を抑えていきます。

治療薬を飲み始めたばかりの頃は、吐き気やふらつき、尿の色が変わるなどの不快な副作用が出ることがあります。たいていは、一時的なもので次第に消失しますが、長く続いたり、症状が強い場合などは主治医に相談しましょう。

また、症状をしっかりコントロールするためには、薬が安定して効く必要があります。つまり、血液中で薬の成分濃度が一定に保たれることが重要です。

治療薬は医師の指示通りの回数と間隔で服用することを心がけましょう。ささいなことのようですが、パーキンソン病とのつき合いは長くなるため、何年もたつと次第に管理がゆるんでくることもありますす。注意しましょう。

また、薬物療法とともに早期からリハビリテーションを行うことも、動ける体を維持するために役立ちます（124頁参照）。

治療の目的は症状のコントロール

治療の目指すところは困った症状を取り除き、
生活をスムーズにすること

パーキンソン病に取り組む2つの心得

基本は患者さんが積極的に取り組む姿勢

患者さん自身が治療について
理解を深める

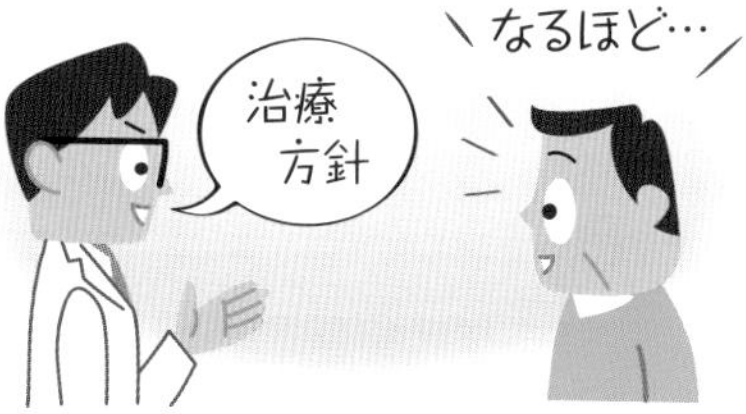
なるほど…
治療
方針

リハビリなど
積極的に参加し、
取り組む

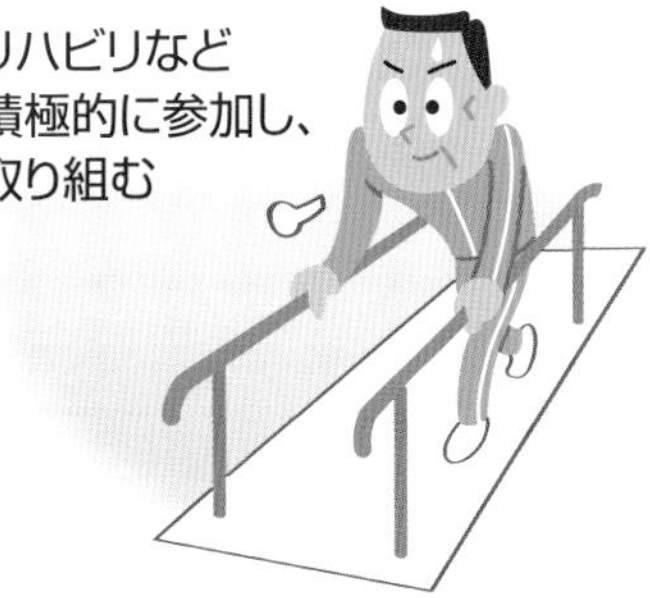

薬物療法は治療の柱

治療薬は医師の指示に従って
規則的に服用する

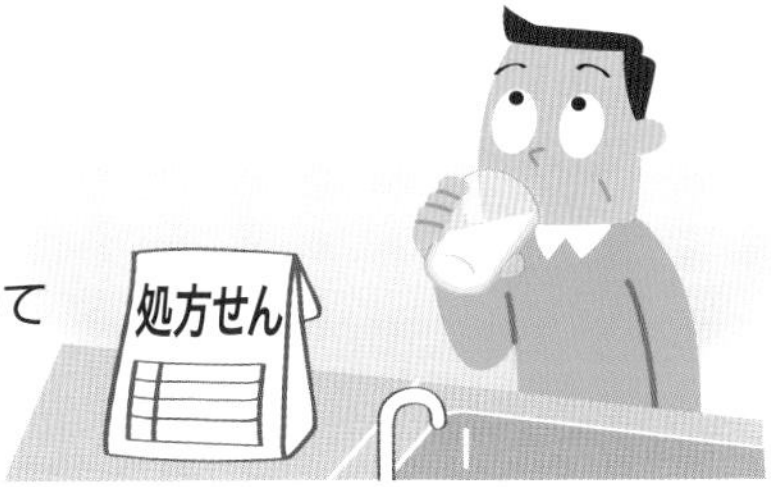
処方せん

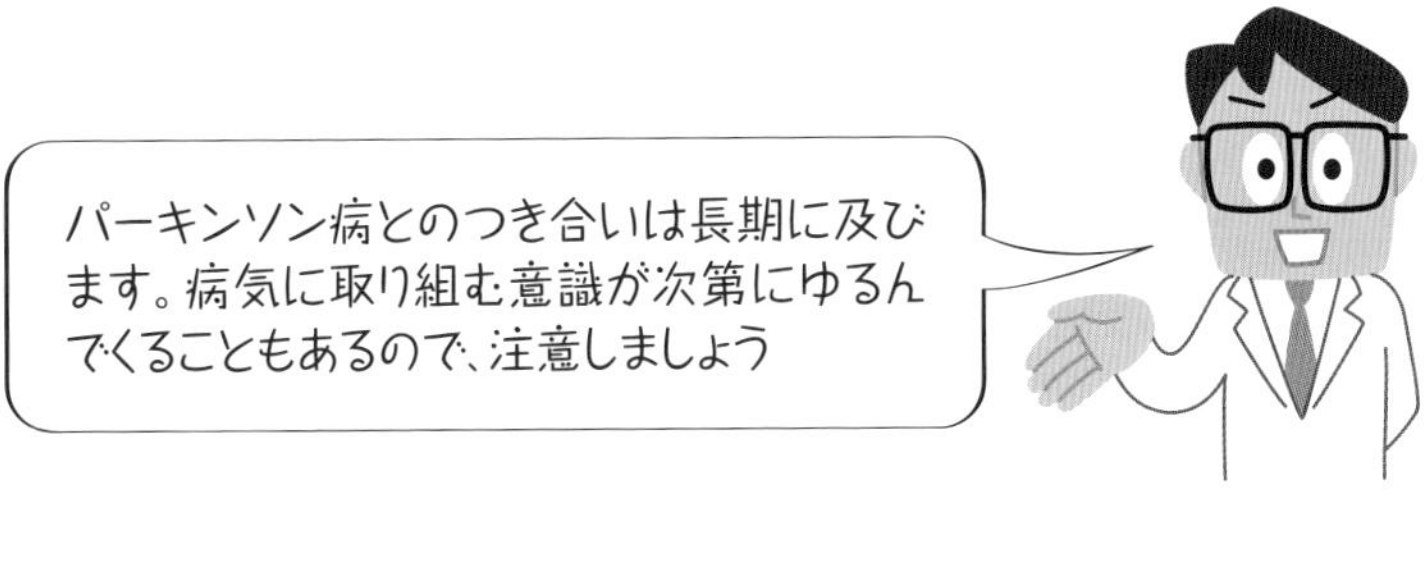
パーキンソン病とのつき合いは長期に及びます。病気に取り組む意識が次第にゆるんでくることもあるので、注意しましょう

パーキンソン病の治療で使われる薬

ドパミンの原料となる「L-ドパ（レボドパ）」

パーキンソン病の薬物療法は、ドパミン補充療法を柱として行います。

パーキンソン病は、脳で情報の伝達を行うために働く神経伝達物質の1つドパミンが不足することで、さまざまな症状が現れます。そこで、脳内のドパミンを薬によって補うのが、ドパミン補充療法です。現在、ドパミン補充療法で1番に選択されるのが、「L-ドパ（L-ドパ製剤またはL-ドパ配合剤）」です。ふつうレボドパと呼ばれます。

L-ドパは、脳内に到達すると酵素の働きでドパミンに変化して、神経伝達物質として使われます。脳には血液中の特定の物質を通さない血液脳関門という構造があります。繊細な脳の組織が、有害な物質の影響を受けないための仕組みで、ドパミンそのものを摂取しても、血液脳関門を通らないため、前*駆物質《ぜんくぶっしつ》のL-ドパが治療薬に使われるのです。

また、L-ドパが、脳以外の部位で酵素の働きでドパミンに変化することを防ぐためのドパ脱炭酸酵素阻害薬（DCI）を配合された配合剤も用いられます。

L-ドパは、運動症状の改善に効果が高く、すぐに効くという特徴をもっています。安全性も高く、パーキンソン病が進行しても、ある程度の効果を保ち続けます。

ただし、長年にわたり使っていると、体が自分の意思とは関係なく動いてしまう「ジスキネジア」や、効きめのある時間が短くなる「ウェアリング・オフ現象」が現れるようになります（92頁参照）。そのため、L-ドパを含めた薬の選択や服用時間などを細かく調節する必要があります。

用語解説 前駆物質　特定の物質が化学反応などで作られる１つ前の段階にある物質のこと。L-ドパは、人の体の中でドパミンに変わるので、ドパミンの前駆物質。

L－ドパは、脳内で不足したドパミンを補充する

L-ドパはドパミンに変化する1つ前の物質。
補充されるドパミンの原料となる

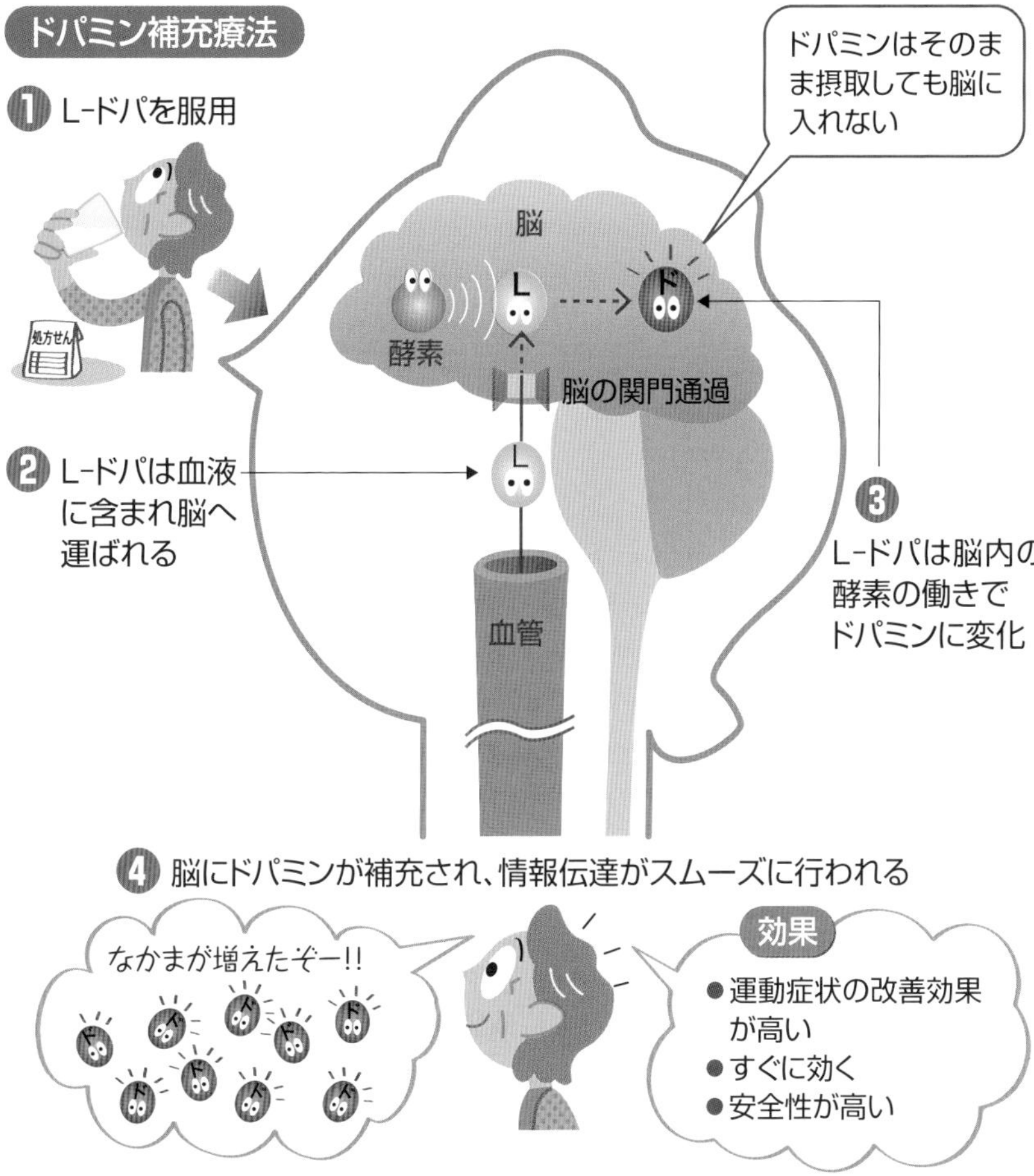
ドパミン補充療法
❶ L-ドパを服用
処方せん
ドパミンはそのまま摂取しても脳に入れない
脳
酵素
L
ド
脳の関門通過
❷ L-ドパは血液に含まれ脳へ運ばれる
❸ L-ドパは脳内の酵素の働きでドパミンに変化
血管
❹ 脳にドパミンが補充され、情報伝達がスムーズに行われる
なかまが増えたぞー!!
効果
●運動症状の改善効果が高い
●すぐに効く
●安全性が高い

L-ドパを長年にわたり使っていると、ジスキネジアやウェアリング・オフ現象が現れる

[L-ドパの種類と主な商品名]

単　剤：ドパストン、ドパゾール
配合剤：メネシット、マドパー、ネオドパストン、イーシー・ドパール、ネオドパゾールなど

ドパミンの代わりをする「ドパミンアゴニスト」

ドパミン補充療法で、L-ドパとともによく使われる薬がドパミンアゴニストで、「ドパミン受容体作動薬」「ドパミン受容体刺激薬」とも呼ばれます。

脳内では、多数の神経細胞がつながり、ネットワークを作って情報を伝えています。電気信号が神経細胞の端まで到達すると、その刺激でドパミンなどの神経伝達物質がシナプス間隙《かんげき》*に放出されます。そして、神経伝達物質は次の神経細胞の受容体にキャッチされ、その刺激が電気信号となって神経細胞を伝わります。

アゴニストは体内の受容体分子に働きかけて（刺激して）機能させる薬のことでドパミンアゴニストは、シナプス間隙に入って受容体に結合します。これを、神経細胞はドパミンの刺激と〝勘違い〟して、次の神経細胞に向かって神経伝達物質を放出する動きを始めるのです。

ドパミンアゴニストには、運動症状の改善の効果があります。ただし、L-ドパと比べて効果が現れるのに時間がかかり、効きめもゆるやかです。

血中濃度が安定しやすいため、薬の効きめは比較的長く、運動症状のジスキネジアや薬の効いていない時間ができるウェアリング・オフ現象はほとんど現れません。

副作用としては、眠気、むくみ、食欲不振、衝動制御障害、幻覚、妄想などがあります。衝動制御障害とは、何らかの症状を正常に抑えることができなくなるものです。たとえば、過剰なまでの食欲や買い物欲、ギャンブル依存、性欲などです。

現在のパーキンソン病の薬物療法は、65歳を超えてから発症した場合では、まずL-ドパを柱として治療を行います。しかし、ドパミン系の薬（88頁参照）を組み合わせて調節することが欠かせません。特に若年で発症した場合は、ドパミンアゴニストによる治療の選択が有益です。

用語解説　シナプス間隙　神経細胞（ニューロン）と神経細胞の結合部（シナプス）のごくわずかな隙間。片方の神経細胞が神経伝達物質を放出し、もう片方が受け取ることで情報が伝えられる。

ドパミンと"勘違い"して神経を刺激する

ドパミンアゴニストは脳内でドパミンと似た働きをする

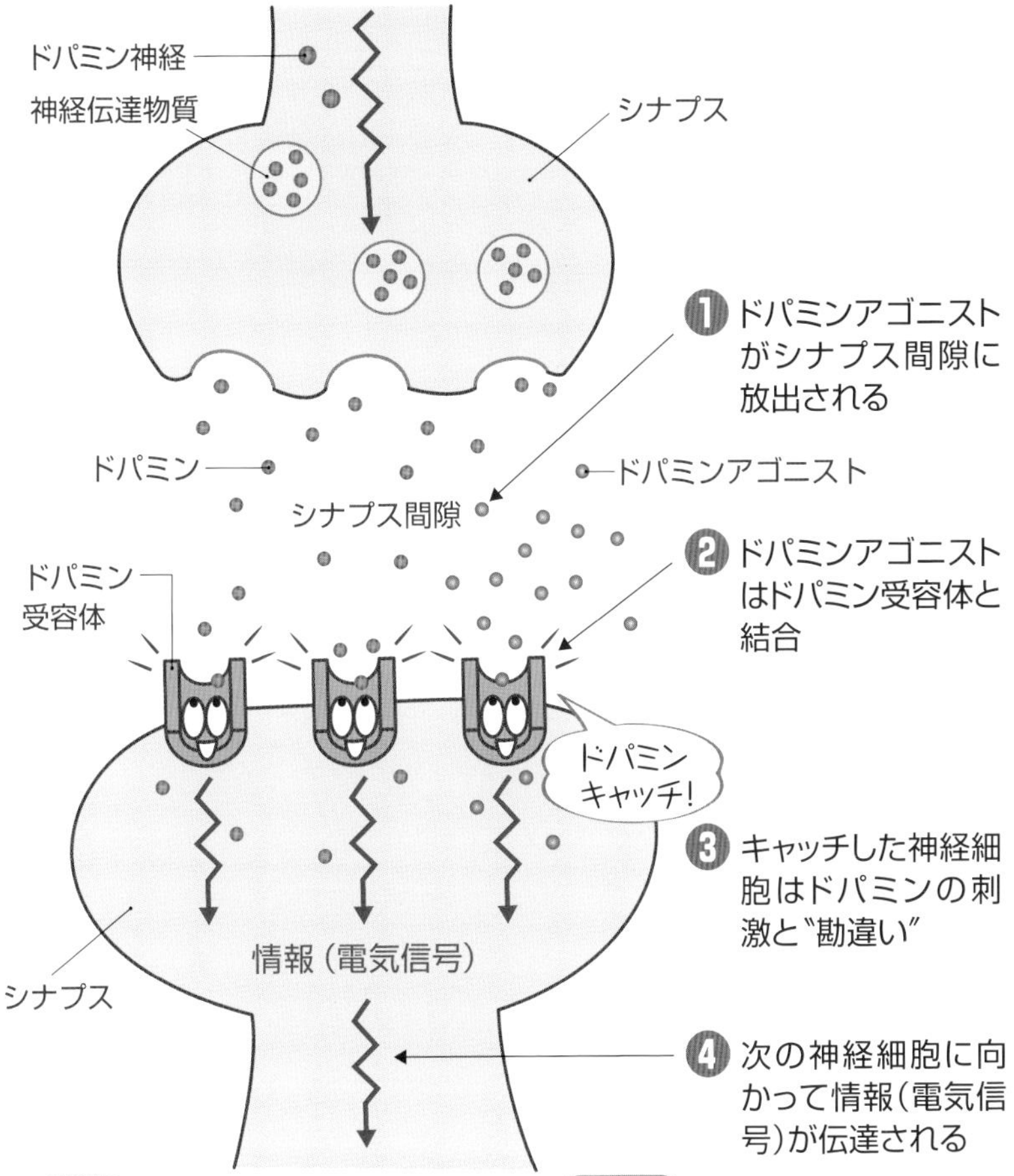
ドパミン神経
神経伝達物質
シナプス
ドパミン
シナプス間隙
ドパミンアゴニスト
ドパミン受容体
ドパミンキャッチ!
情報(電気信号)
シナプス
❶ドパミンアゴニストがシナプス間隙に放出される
❷ドパミンアゴニストはドパミン受容体と結合
❸キャッチした神経細胞はドパミンの刺激と"勘違い"
❹次の神経細胞に向かって情報(電気信号)が伝達される

効果	副作用
●効果が現れるのに時間がかかる ●効きめがゆるやかだが長い ●ジスキネジアやウェアリング・オフ現象がほとんど現れない	眠気、むくみ、食欲不振、衝動制御障害(過食、買い物依存、ギャンブル依存、異常な性欲)、幻覚、妄想など

[ドパミンアゴニストの主な薬品名]

プラミペキソール塩酸塩水和物(ビ・シフロール、ミラペックスLA)、ロピニロール塩酸塩(レキップ、レキップCR、ハルロピテープ)、ブロモクリプチンメシル酸塩(パーロデル)、ペルゴリドメシル酸塩(ペルマックス)、カベルゴリン(カバサール)、ロチゴチン(ニュープロパッチ)

※カッコ内は商品名

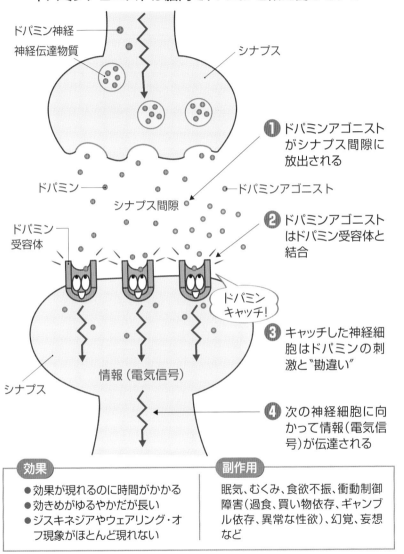

非ドパミン系の薬

ドパミン系以外の治療薬も使われます。ドパミンの不足を直接的に補うものではなく、ドパミンの合成を助けたり、作用を強めたり、あるいはドパミンとは逆に作用する神経伝達物質の働きを抑える薬です。

よく使用されるのが、「抗コリン薬」で、脳内のアセチルコリンという神経伝達物質の働きを抑える作用があります。正常な脳の線条体*では、筋肉に指令を出すためにドパミンとアセチルコリンが使われています。ところがパーキンソン病では、ドパミンが不足することでバランスが崩れ、運動症状につながります。抗コリン薬でアセチルコリンの働きを抑えることで、ふるえなどの症状が改善します。

「アマンタジン塩酸塩」は、元々はインフルエンザの治療薬として開発されましたが、ドパミンの放出を助ける作用があります。効果は弱めですが、200～300㎎の高用量でジスキネジアの改善が期待できます。幻視などの副作用に注意が必要です。

「MAO-B阻害薬」は、ドパミンを分解するモノアミン酸化酵素（MAO）の働きを妨げ、脳内のドパミンを長持ちさせる薬です。ウェアリング・オフ現象やすくみ足、振戦の改善に役立ちます。「抗てんかん薬」の一種も同様の作用があり、特に振戦によく使われます。

比較的新しい薬として、「アデノシン拮抗薬」があります。アデノシンはドパミンと逆の作用をもつ神経伝達物質で、運動機能に関わっています。アデノシンの作用を抑えることで、ドパミン不足の影響を減らし、ウェアリング・オフ現象を改善します。

また、脳内で、パーキンソン病で不足しやすい神経伝達物質のノルアドレナリンに変化する「ノルアドレナリン前駆物質」を使った治療薬もあり、すくみ足に改善を示す症例があります。ほかに、L-ドパが脳に入る前に酵素によって分解されるのを防ぐ「COMT阻害薬」なども使われます。

用語解説　線条体　大脳半球の内部にある部位で、筋肉を動かすときの調節に関わる働きをしているとされる。左右対称に2つある。

非ドパミン系の薬

◇ 抗コリン薬 ◇

副作用
口の渇き、便秘、幻覚など

脳内の神経伝達物質・アセチルコリンの働きを抑え、ふるえなどの症状を改善する

●トリヘキシフェニジル塩酸塩(アーテン)、ビペリデン塩酸塩（アキネトン）

◇ アマンタジン塩酸塩 ◇

副作用
幻視など

ドパミンの放出を助け、症状を抑える。ジスキネジアの改善にも役立つ

●商品名：シンメトレル

◇ MAO−B阻害薬 ◇

副作用
吐き気、食欲不振、便秘、ジスキネジアなど

ドパミンを分解するモノアミン酸化酵素（MAO）の働きを妨げ、脳内のドパミンを長持ちさせる。ウェアリング・オフ現象やすくみ足、振戦を改善する

●セレギリン塩酸塩（エフピー）、ラサギリン（アジレクト）、サフィナミド（エクフィナ）

◇ 抗てんかん薬 ◇

副作用
眠気、食欲不振、ジスキネジアなど

MAO−B阻害薬と同様の作用があり、よく使われる。振戦に対して効果がある

●ゾニサミド（トレリーフ）

◇ アデノシン拮抗薬 ◇

副作用
ジスキネジア、立ちくらみ、幻覚など

神経伝達物質・アデノシンの作用を抑え、ドパミン不足の影響を減らす。ウェアリング・オフ現象を改善

●イストラデフィリン（ノウリアスト）

◇ ノルアドレナリン前駆物質 ◇

副作用
眠気、食欲不振、ジスキネジアなど

脳内で神経伝達物質のノルアドレナリンに変化する。すくみ足を改善

●ドロキシドパ（ドプス）

◇ COMT阻害薬 ◇

副作用
眠気、幻覚、便秘など

L−ドパが酵素によって分解されるのを防ぐ

●オピカポン（オンジェンティス）、エンタカポン（コムタン）、L-ドパ/カルビドパ/エンタカポンの配合剤（スタレボ）

※カッコ内は商品名

パーキンソン病の薬物治療

初期の治療

　パーキンソン病では、基本的に早期から薬物治療を始めます。治療のスタートが早ければ早いほど症状が改善しやすく、体を長くよい状態に保つことができるとされています。

　初めに選択される治療薬は、多くの場合L-ドパです。脳内で不足しているドパミンを補充することで、運動症状を改善します。

　L-ドパで効果がある場合、そのまま症状の進行に注意しながら、経過に合わせて薬の量や服用のタイミングなどを調節して、状態を維持していきます。

　十分な症状の改善が得られない場合は、L-ドパの量を増やしたり、ドパミンアゴニストなど他の治療薬を併用するなどします。

　かつてのパーキンソン病の薬物療法では、早期には薬の効きの強いL-ドパよりもゆるやかなドパミンアゴニストを優先して使用していました。しかし、治療法の研究が進み、L-ドパで早期から治療を行ったほうが予後がよいこともわかっています。また、症状を我慢して、治療薬の使用を遅らせることも勧められません。

　ただ、患者さんは症状や年齢、生活状況など、一人ひとり状態が異なります。そこでパーキンソン病の薬物治療では、患者さん一人ひとりに合わせたオーダーメイド治療が行われます。

　患者さん自身の希望により、治療開始のタイミングが異なることもあります。ドパミンアゴニストやMAO-B阻害薬をはじめに選択するケースもあります。また、薬物療法開始後も、症状に合わせて、他の治療薬へ変更したり、併用したりしていきます。

どのように薬物治療が選択されるか

パーキンソン病では、早期から薬物治療を行う

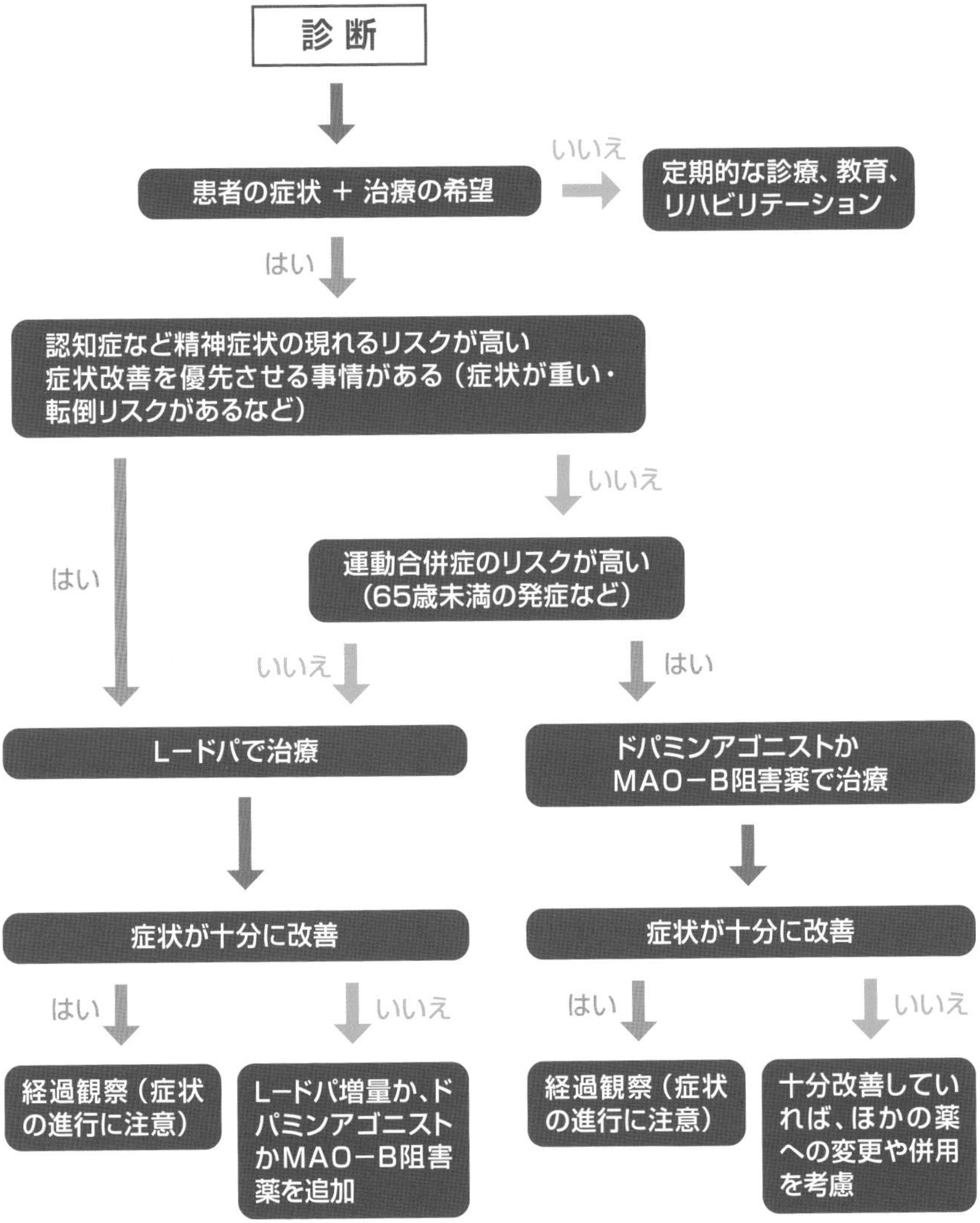

※「パーキンソン病診療ガイドライン 2018」（日本神経学会）を参考に改変

進行期の治療①―薬の効きすぎ、効果切れ

パーキンソン病の薬物治療でまず選ばれるL-ドパは、効果の高い薬です。しかし長期間服用していると、いくつかの問題点が現れてきます。

1つめが、ジスキネジアと呼ばれる、自分の意思とは関係なく体が動いてしまう現象です。

たとえば、手足や肩がくねくね動いたり、体を前後に揺らしたり、口もとをモグモグさせるようにしてしまうのです。薬が効き過ぎることで起きる現象で、L-ドパの用量が増えると起きやすくなります。

体が突っ張るようになるジストニアが現れることもあります。ジストニアも薬の効きすぎで筋肉が緊張する現象です。しばしば痛みを伴います。

L-ドパを長年服用しているうちに、効き方が薄れる時間帯ができることもあります。ウェアリング・オフ現象といいますが、薬の効く「オン」の時間と、薬の効いていない「オフ」の時間ができてしまうのです。L-ドパの血中濃度が上昇・減少しやすくなることで現れてしまうものです。効きめが薄くなるために、手足のふるえや動作が遅くなるなどの運動症状が現れてしまいます。

また、薬の効果が突然なくなり動けなくなったり、効果が突然現れて、急に動けるようになるオン・オフ現象が現れることがあります。

そして、ウェアリング・オフ現象が起きているときに現れやすいのが、すくみ足です。歩こうと思ったときに、足が動かなくなったり、足が前に出ずに同じ場所で足踏みしているかのようになってしまう現象です。

このように、L-ドパを長い間服用しているうちに現れるジスキネジアやすくみ足などの運動症状を「運動合併症」といいます。パーキンソン病の運動合併症は、治療が長期になるほど現れやすいものです。薬の用量や服用のタイミング、組み合わせなどを細かく調整して、症状を抑えていきます。

薬の長期服用で何が起こる⁉

L-ドパを長期間服用していると、いくつかの問題点が現れてくる

ジスキネジア

自分の意思とは関係なく、体が動いてしまう

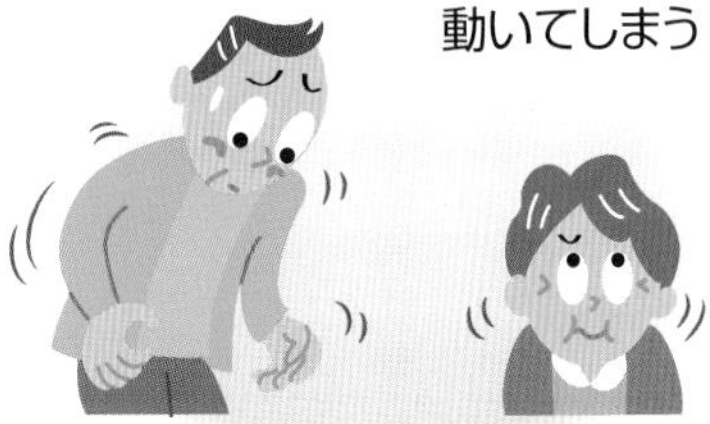

- 手足や肩がくねくね動く
- 口もとをモグモグさせる

ほか、体を前後に揺らす、など…

ジストニア

体が突っ張るようになる。痛みを伴うこともある

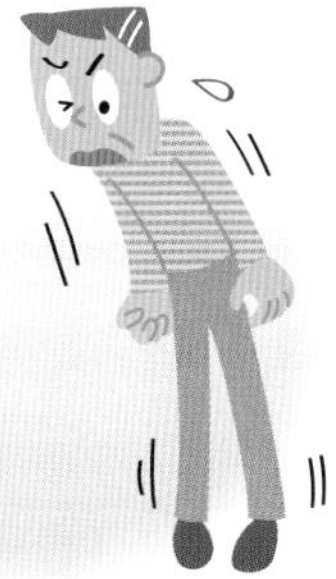

ウェアリング・オフ現象

L-ドパの効き方が薄れる時間帯ができて、運動症状が現れる

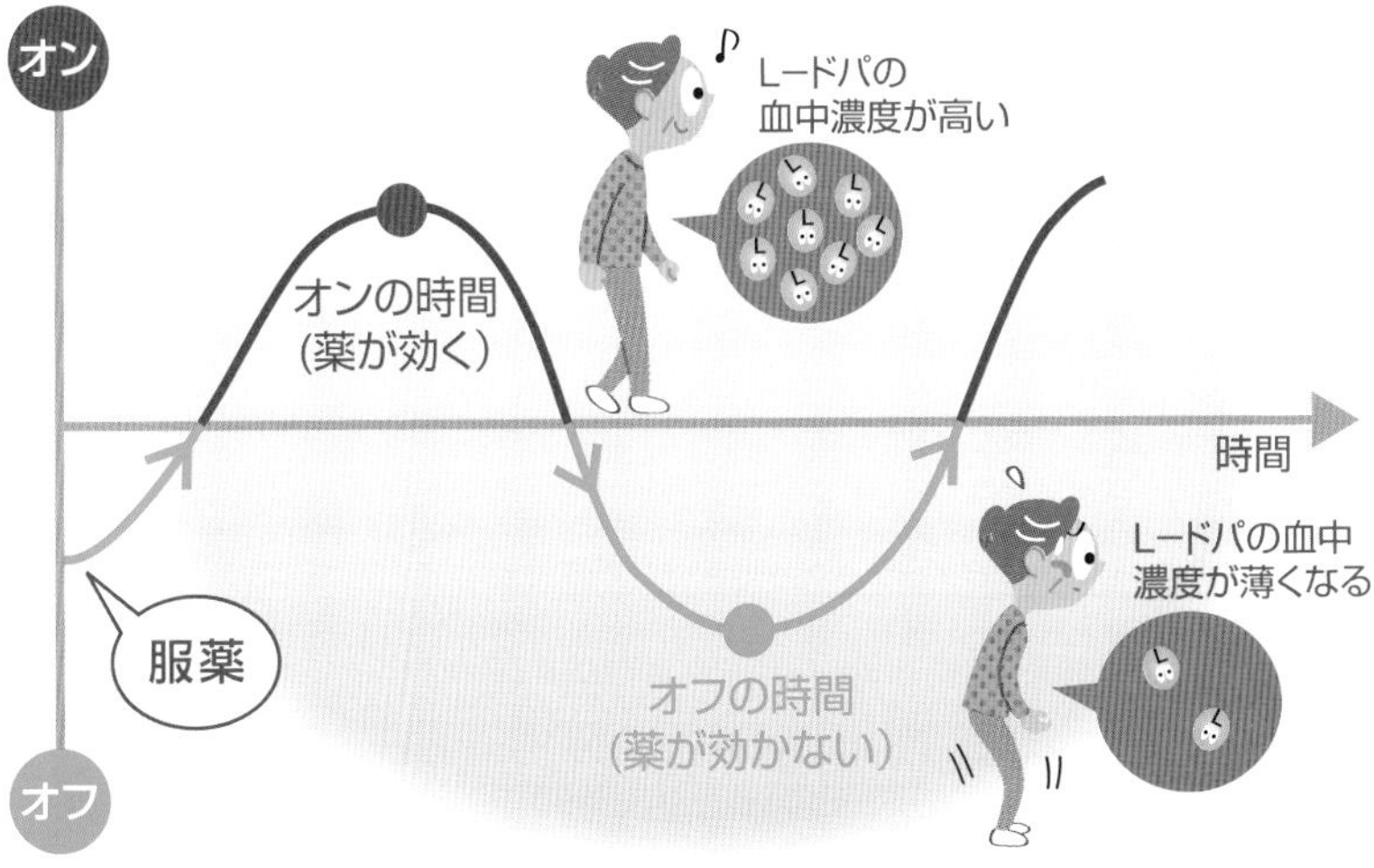

オン
L-ドパの
血中濃度が高い
オンの時間
(薬が効く)
時間
L-ドパの血中
濃度が薄くなる
服薬
オフの時間
(薬が効かない)
オフ

オン・オフ現象

薬の効果が突然なくなったり、現れたりする

すくみ足

歩こうとしても足が動かなくなったり、同じ場所で足踏みしてしまう

進行期の治療②ー薬の見直し

パーキンソン病の薬物治療を長期間続け、ジスキネジアやウェアリング・オフ現象が現れるようなら、治療薬について見直す必要があります。

「始めの頃に比べて、薬が効きにくくなってきた」「症状が、1日のうちでも良くなったり悪くなったりする」「これまでなかった動作が出てきた」などのときは、主治医に相談しましょう。

ウェアリング・オフ現象は、薬の血中濃度の変化によって起きるため、どう安定させるかがポイントになります。

方法としては、L-ドパの1回の用量を減らして、服用回数を1日4~8回に増やしてみます。

成分が徐々に溶け出すタイプの徐放剤や、皮膚に貼ると成分がゆるやかに体内に浸透する貼付剤を利用することもあります。投与方法を工夫することで24時間持続した効果が得られます。

また、ウェアリング・オフ現象で急に体が動かなくなったときに対処するために、「レスキュー・ドーズ」*を準備することもあります。内服薬や注射薬があります。急に体が動かなくなるなどの不安があるなら、主治医に相談しましょう。

これらの調整でも、症状が改善しない場合は、ほかの非ドパミン系の治療薬を併用して調節します。

それでも、効果が十分に得られない場合は、L-ドパの回数を増やしたり、ドパミンアゴニストを加えたり、増量するなどします。

ジスキネジアやウェアリング・オフ現象は、必ずしも薬が効きすぎたとき、効果が弱いときに現れるとは限りません。これらの症状が現れたからといって、突然薬の服用を中止したりすると、急に、高熱が出たり筋肉がこわばるなどの「悪性症候群」になる危険があります。気になることがあるときは、自己判断で薬の用量や飲み方などを変えてしまわず、必ず主治医に相談しましょう。

用語解説　レスキュー・ドーズ　病気により突発的な痛みや困った症状が起きたときに、患者さんが自分でおさめるための薬。常用の薬とは別に処方される。

薬の見直しが必要なときは

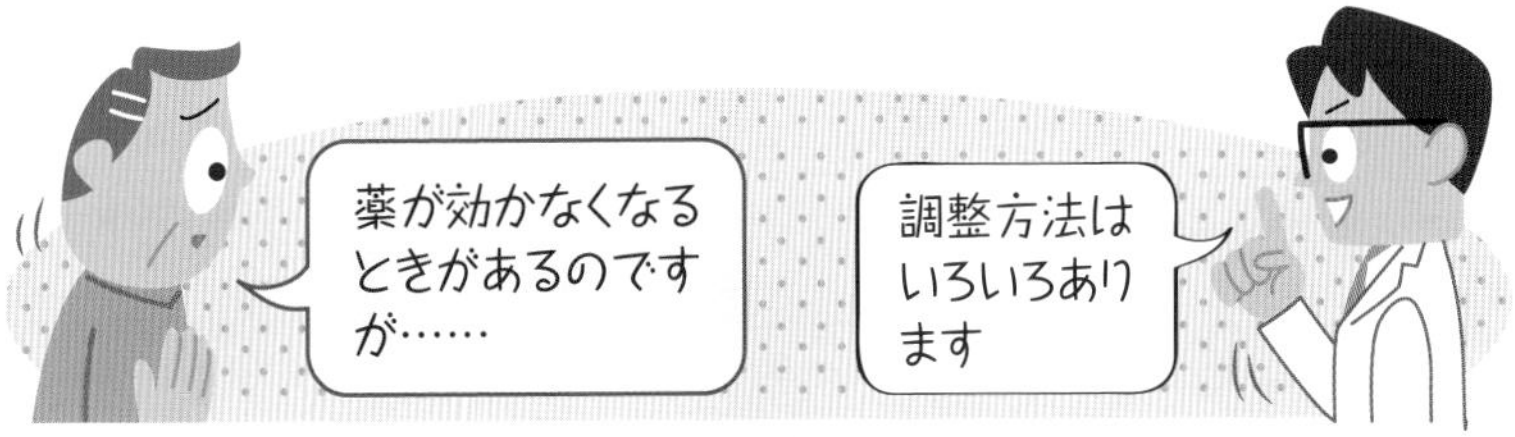
薬が効かなくなるときがあるのですが……
調整方法はいろいろあります

たとえば…

薬の調整

Lードパの1回の用量を減らして、服用回数を1日4〜8回に増やす、など

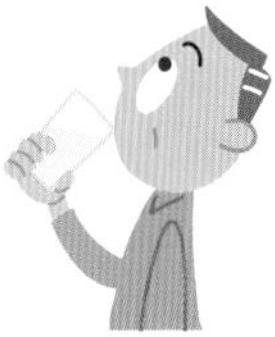

薬のタイプを選ぶ

徐放剤…
成分が徐々に溶け出す
貼付剤…
皮膚に貼ると成分がゆるやかに体内に浸透する

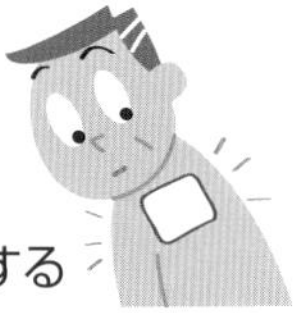

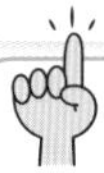

ウェアリング・オフ現象で急に体が動かなくなったときのため「レスキュー・ドーズ」を準備しておくこともある。内服薬や注射薬がある

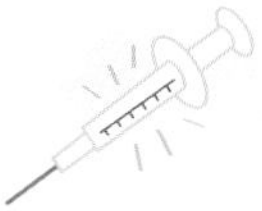

これらの調整でも、症状が改善しない場合……

ほかの非ドパミン系の治療薬を併用して調整

注意

自己判断での服用の中止は厳禁!!

症状が急に変化する「悪性症候群」をまねく危険が!!

悪性症候群
- 急に高熱が出る
- 筋肉がこわばる
- 意識障害　など

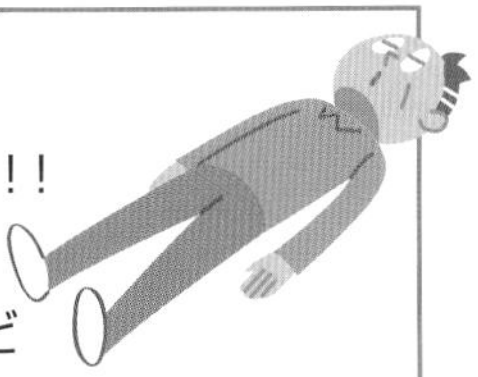

血中のL-ドパ濃度を安定させる新しい治療法

L-ドパ維持経腸療法（LCIG）

パーキンソン病の薬物療法で使われるL-ドパは、はじめは効きがよくても、次第に効きめの薄い時間が現れるようになってきます。このウェアリング・オフ現象は、まず内服の用量や回数などで調整をはかりますが、難しい場合、L-ドパ維持経腸療法を行うこともあります。

L-ドパ維持経腸療法は、おなかに小さな穴を開け（胃ろう）、専用のポンプでチューブから治療薬を入れる方法です。成分を吸収する小腸に直接薬を届けることができ、しかも絶え間なく送ることで、血中濃度を安定させることができます。

L-ドパ維持経腸療法は、ウェアリング・オフ現象の改善にとても効果があり、ジスキネジアも減らすことができます。L-ドパの内服薬のように、食事などの影響を考慮する必要もありません。

また、痛みやうつ、不安、疲労感、注意力などの改善効果も望めます。

ただし、胃ろうはお腹に穴を開けてチューブを通すため、手術に耐えられる程度に全身状態がよくなければなりません。また、ポンプは日中装着して就寝時には外すほか、薬を投与したりチューブを管理するなどの必要があります。本人、あるいは介護を行っている家族などが機器を扱えるかなど、導入に当たっては条件があります。

目安として*、1日5回以上L-ドパを服用する必要があり、2時間以上のウェアリング・オフ現象がある場合、あるいは1時間以上生活に支障のあるジスキネジアが現れる場合などに検討します。

後で紹介する外科的治療と比べ、認知機能の低下などがあっても治療できるのが利点です。

用語解説

目安として（5-2-1 基準）　1日にL-ドパ服用回数5回以上、ウェアリング・オフ時間2時間以上、トラブルとなるジスキネジア1時間以上を満たす場合。これを「5-2-1 基準」といい、LCIG 導入の目安となる。

Lードパ維持経腸療法（LCIG）

おなかに小さな穴を開け、専用のポンプでチューブから治療薬を入れる

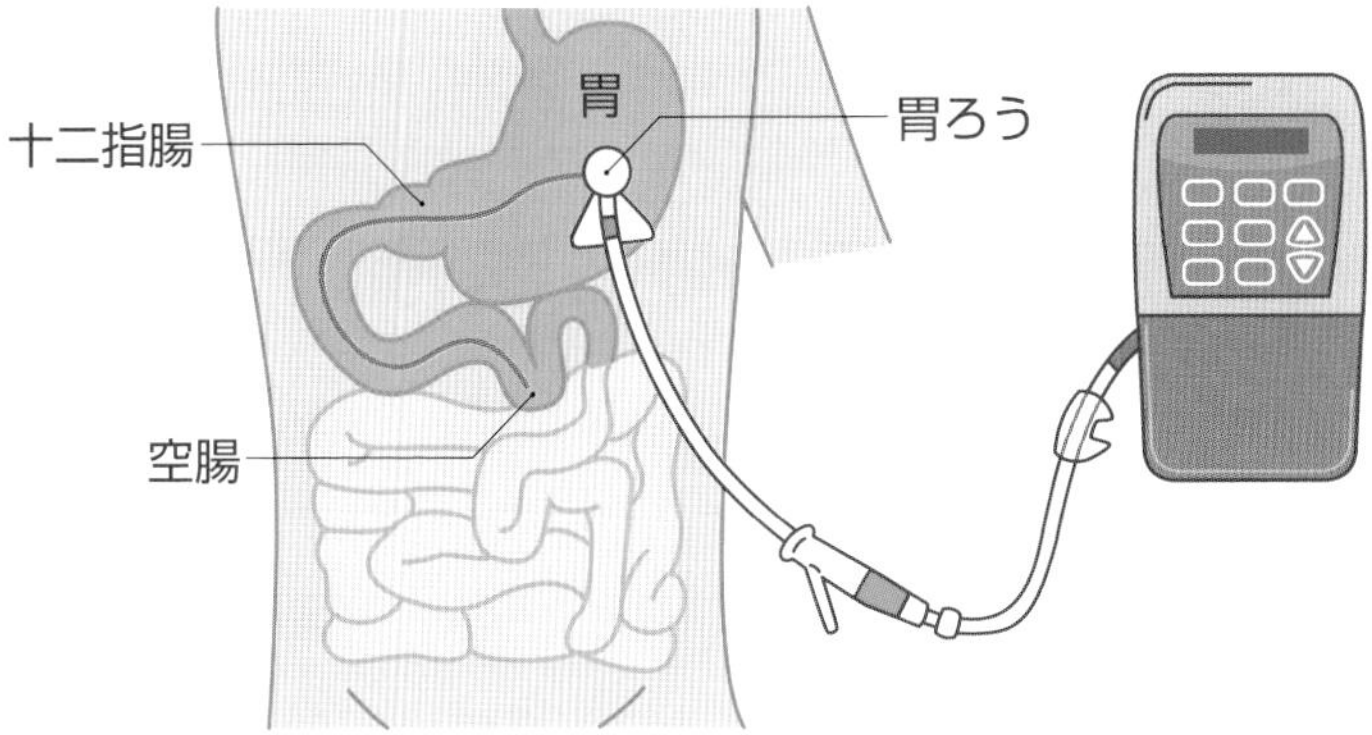

導入の目安

- 1日5回以上Lードパを服用
- 2時間以上のウェアリング・オフ現象があるか、1時間以上生活に支障のあるジスキネジアが現れる

column

放射線療法（ガンマナイフ療法）

パーキンソン病で「放射線療法」が行われることもあります。

これは、脳の視床という部位を狙って放射線を照射して凝固し破壊する治療法です。振戦やジストニアなどの運動機能の不調を治すための治療法の1つです。

しかし、放射線を使って特定の部位を〝やけど〟させて調節することから、治療を行った後にもとに戻すことができません。精度の高い機器を使うとはいえ、筋力が低下したり、ろれつが回らなくなるリスクもあります。調整が難しい治療法で、選択されることは多くはありません。このほかにMRガイド下集束超音波療法があり、振戦が強いケースに効果を示しています。

パーキンソン病の外科的治療

手術が向く人、向かない人

薬物療法を始めてから十数年たち、十分な症状の改善が望めなくなってきたときに検討されるのが、外科的治療です。

パーキンソン病で行われる外科的治療は、「脳深部刺激療法（DBS）」です（100頁参照）。ドパミンが不足している脳の部位に電気で刺激を与え、電気信号を送ることで運動の調節を行います。導入後は、運動合併症が改善され、治療薬の量を減らすことができます。

ただし外科的治療は、すべての人に向いているわけではありません。

まず外科的治療を検討するのは、生活に支障をきたすほどのジスキネジアがある場合、幻覚や吐き気などがあるために治療薬を増やせない場合などです。

患者さんの状態として、ドパミン系治療薬の効果があり、ウェアリング・オフ現象があるものの薬が効いているオン時は、歩行可能な程度の状態を保っている必要があります。また電気の刺激は、薬と同様にオフ時の状態から持続的に効果を上げるものなので、治療薬がオン時の状態以上の治療効果は望めません。

導入時には、装置を頭や胸に埋め込むための手術を受け、数年おきに刺激装置の電池交換の必要もあります。そのため、おおむね70歳以下で、ある程度の体力があること、術後も含め家族のサポートが得られることも条件となります。

脳深部刺激療法に向いてないのは、全身状態が悪い人や、ウェアリング・オフ現象の良い時でも介助なしに立てないほど症状が進行してしまっている人です。また、認知機能が低下していたり、うつ状態、幻覚や妄想などの精神症状がある人も向きません。

パーキンソン病で外科的治療をするか？　向く人、向かない人

手術が向く人

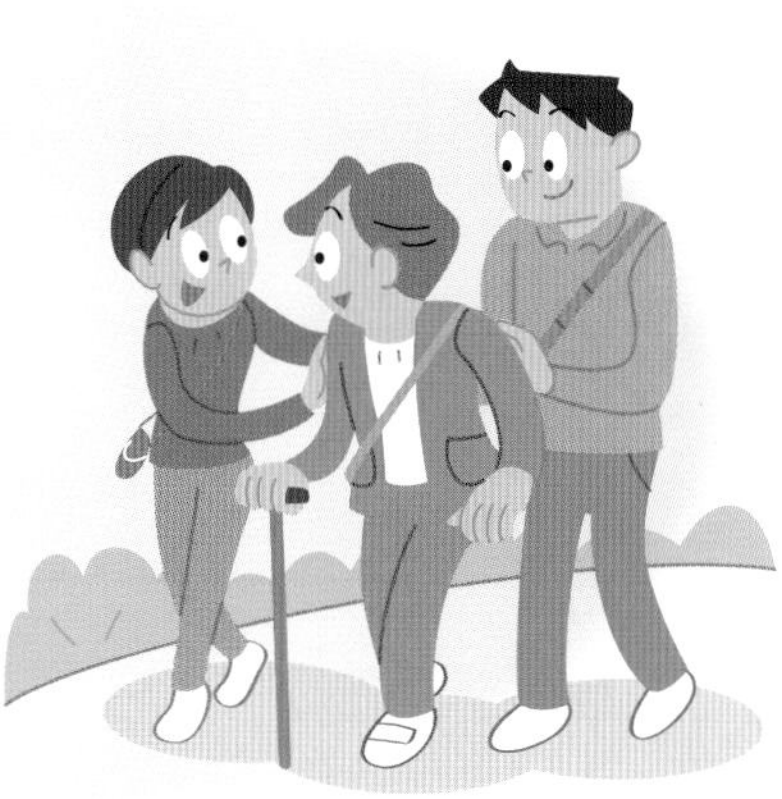

- 生活に支障があるほどのジスキネジアがある
- 幻覚や吐き気などがあるために治療薬を増やせない
- ドパミン系治療薬の効果があり、薬のオン状態では歩行可能な程度の状態
- 70歳以下で、ある程度の体力がある
- 家族等のサポートが得られる

手術が向かない人

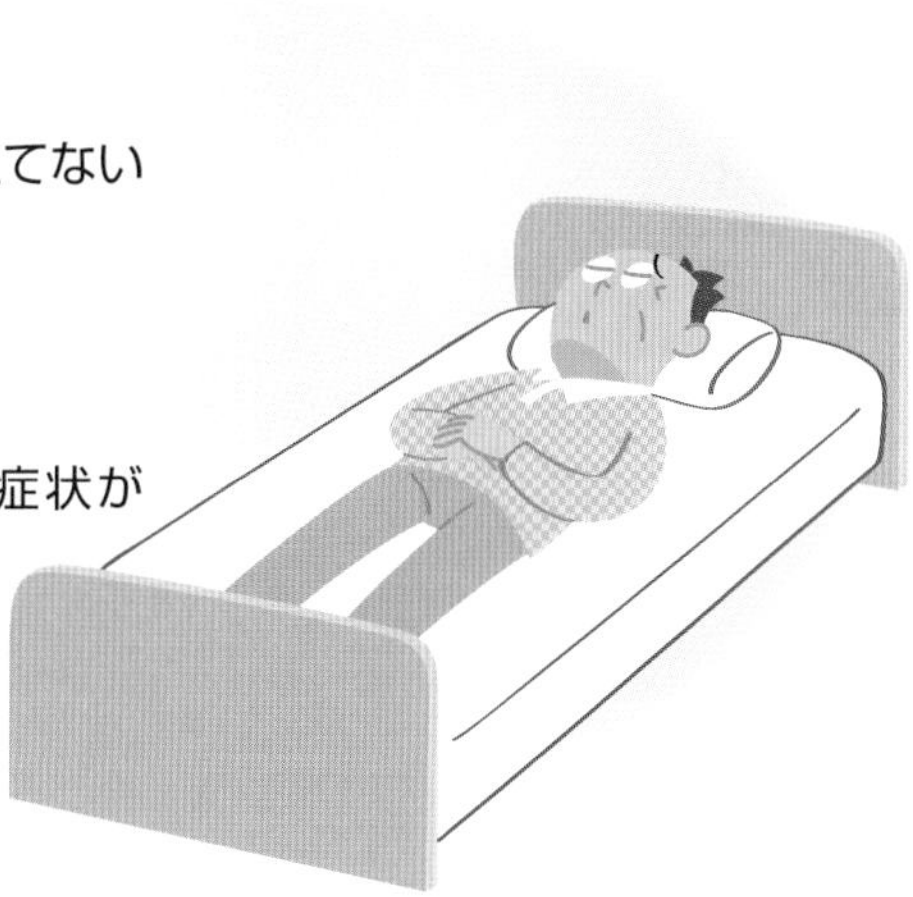

- 全身状態が悪い人
- オン時でも介助なしに立てないほど症状が進行
- 認知機能が低下
- うつ状態
- 幻覚や妄想などの精神症状がある

脳深部刺激療法（DBS）

上述した、パーキンソン病の外科的治療・脳深部刺激療法について、もう少し詳しくみていきましょう。

脳深部刺激療法は、脳の深いところに小さな電極を埋め込み、電気刺激を与えることで、パーキンソン病の症状を改善するものです。電極には、皮膚の下を通したコードを通じて、胸に埋めた刺激装置から電流を流します。導入時の手術は、全身麻酔で行う場合と、電極につなぐリードと刺激装置を設置するときのみ全身麻酔を行う場合があります。

まず、フレームという器具で頭を固定し、CTやMRIで脳を撮影して電極を刺す位置を決めます。ふるえや筋肉のこわばり、無動などの運動症状が現れている場合は視床下核、ジスキネジアが現れている場合は淡蒼球内節《たんそうきゅうないせつ》などですが、電気刺激の反応を見て確かめながら進めていきます。次に、リードを通すため、頭蓋骨に直径14㎜程度の穴を開け、電極を留置させます。さらに頭蓋から胸まではコードを皮膚の下に通し、胸部に刺激装置を設置します。

手術は全部で4時間程度。術前に1週間程度入院し、術後も2週間程度入院して、薬と刺激の調整を行います。体内に電気機器を埋めるため、電磁波の影響を受けるようになり、日常生活で注意が必要となります。

脳深部刺激療法で効果が上がりやすいのが、ウェアリング・オフ現象とジスキネジア、振戦、筋肉のこわばり、無動、オフ時のすくみ足、オフ時の痛みなどです。ドパミン系の治療薬の用量を減らせるのもメリットです。言語障害や嚥下障害、姿勢の不安定、オン時のすくみ足、便秘などの自律神経症状や精神症状の改善はあまり期待できません。

脳深部刺激療法は、パーキンソン病を完治するものではありません。治療の柱は薬物療法で、手術後も運動症状などを観察しながら、薬と刺激を細かく調整していく必要があります。

脳深部刺激療法（DBS）の手術

DBS：deep brain stimulation

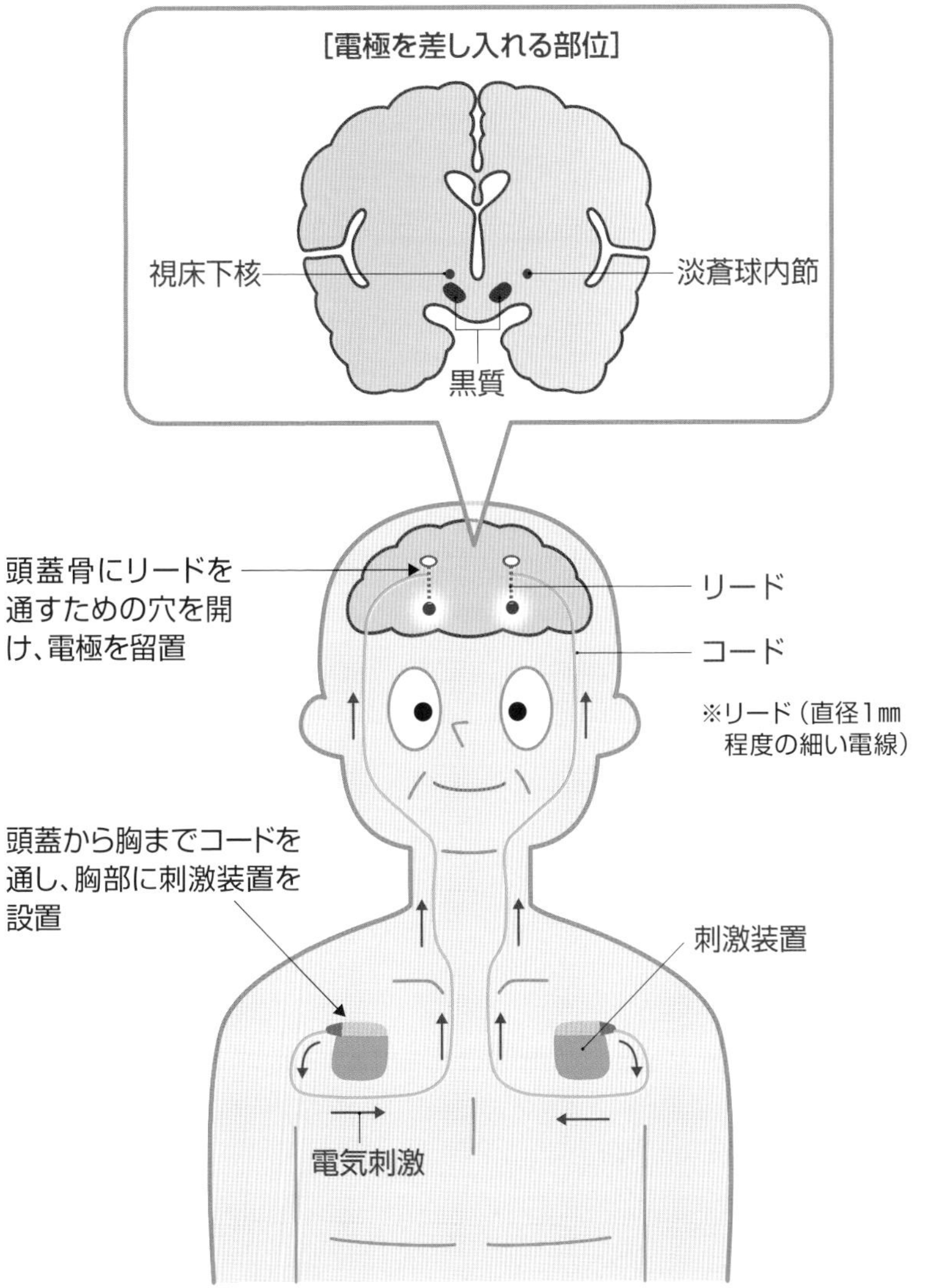
[電極を差し入れる部位]
視床下核
淡蒼球内節
黒質
頭蓋骨にリードを通すための穴を開け、電極を留置
リード
コード
※リード（直径1㎜程度の細い電線）
頭蓋から胸までコードを通し、胸部に刺激装置を設置
刺激装置
電気刺激

術後は入院して、運動症状などを観察しながら薬と刺激で調整を行う

患者さんに現れる困った症状への対処

立ちくらみ

パーキンソン病の患者さんには、病気そのもの、あるいは薬の副作用でさまざまな困った症状が現れます。不自由なことや不快な症状には、主治医に相談し、治療薬などで調整することと、患者さん自身が工夫することで、対処していきます。

困った症状のなかでも多いのが、立ちくらみです。静かにしている状態から立ち上がったときなどに、くらっとしたり、ふらついたりするものです。

下半身に血液が溜まり、立ち上がるときに血圧が低下して、脳への血流量が減ることで起きる、起立性低血圧のことです。頭痛や動悸、胸の苦しさなどとして自覚されることもあります。

立ちくらみは、パーキンソン病自体によって自律神経に障害が起きることがあるためと、治療薬の副作用で血圧が下がることが原因となって起きます。患者さんには高血圧の治療を受けている人が多いことから、降圧剤の影響で起きることもあります。

立ちくらみは、転倒の原因となったり、ひどいときには失神を起こすことがあるため、予防していく必要があります。

立ち上がるときには〝立ちくらみの可能性がある〟ということを意識して、ふらつかない立ち方を心がけます。一気に立つのではなく、頭を下げるようにして、時間をかけてゆっくり立ち上がります。1度いすなどに座ってから立つのも手です。できれば、周囲につかまれるものを確保しておきましょう。

ふらつきを感じたときは、無理に立ち上がるのではなく、座り直したり、その場にしゃがむようにします。また、普段から体を動かすことを心がけ、血行をよくすることも予防につながります。

立ちくらみ（起立性低血圧）には……

立ちくらみがある場合は、立ち方を工夫する。
立ちくらみを起こしかけたら、無理せずしゃがむ

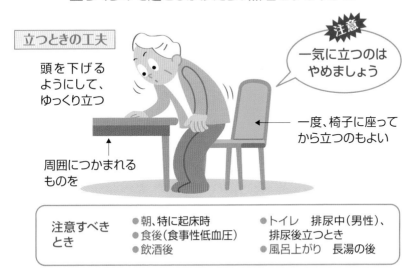

立つときの工夫

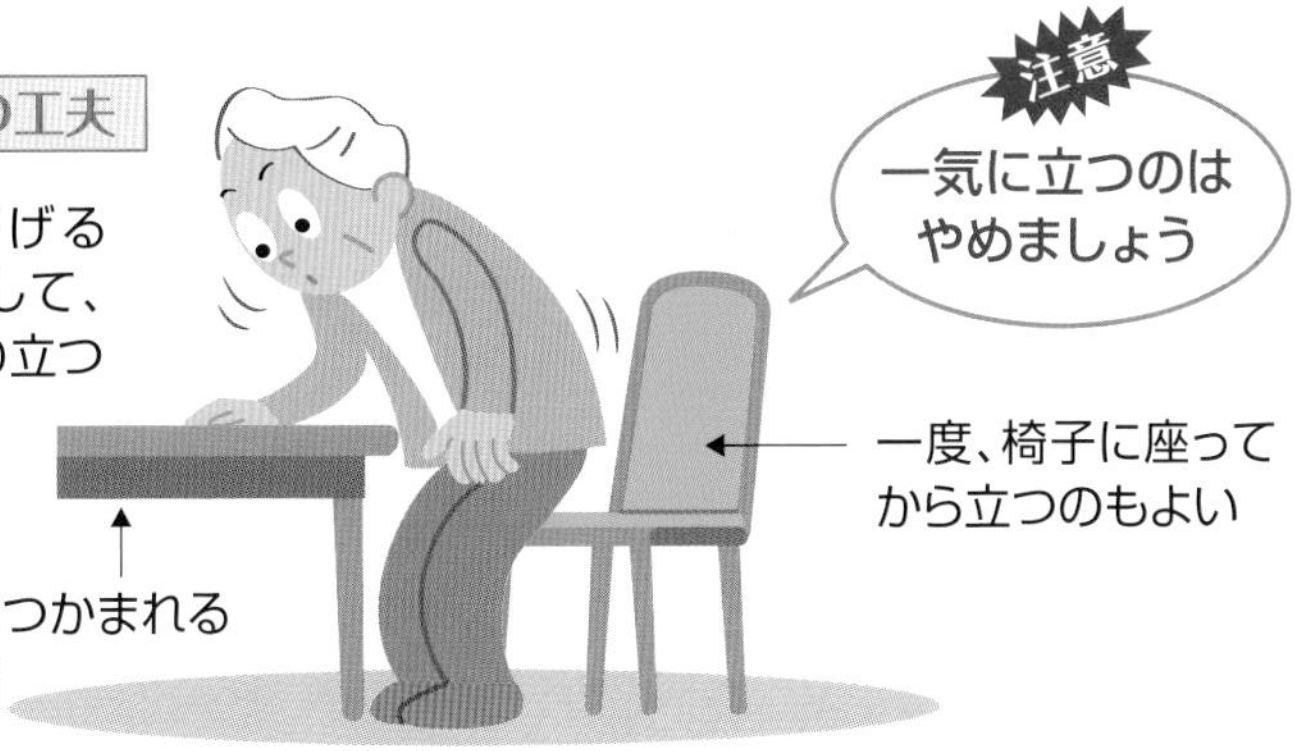
頭を下げるようにして、ゆっくり立つ
注意
一気に立つのはやめましょう
一度、椅子に座ってから立つのもよい
周囲につかまれるものを

注意すべきとき
- 朝、特に起床時
- 食後（食事性低血圧）
- 飲酒後
- トイレ　排尿中（男性）、排尿後立つとき
- 風呂上がり　長湯の後

ふらついたときの工夫

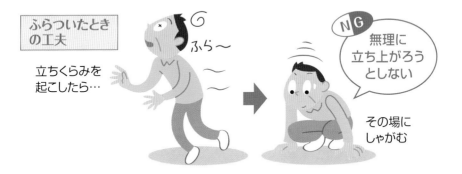

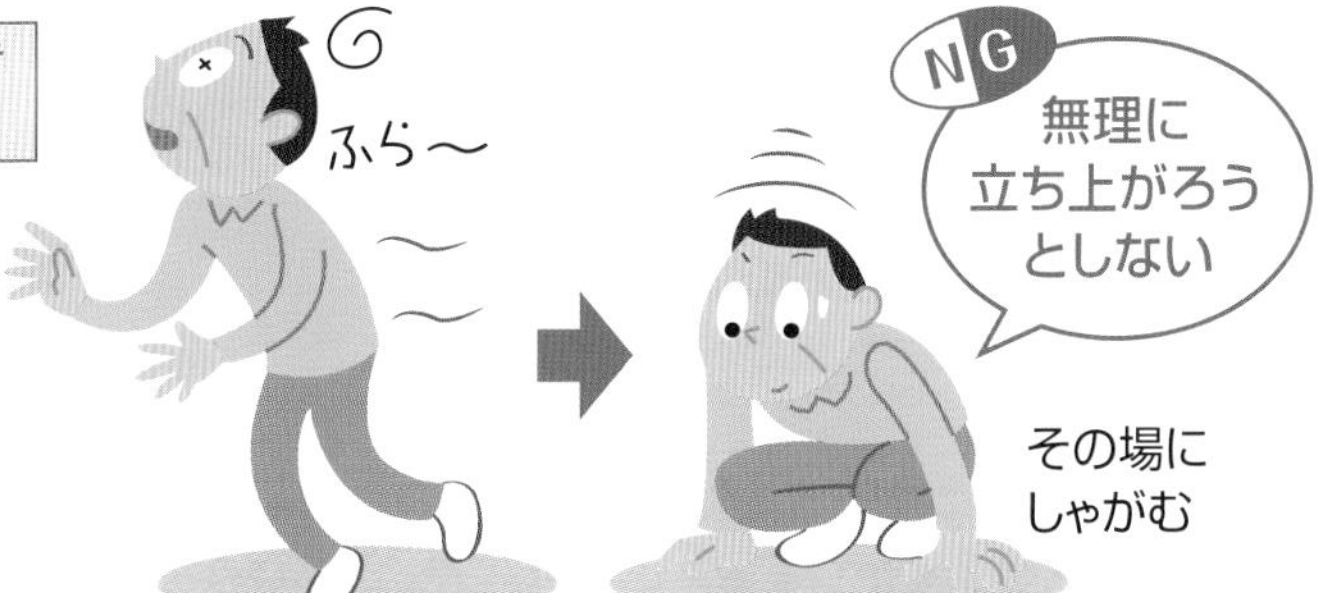
立ちくらみを起こしたら…
ふら〜
NG
無理に立ち上がろうとしない
その場にしゃがむ

そのほか

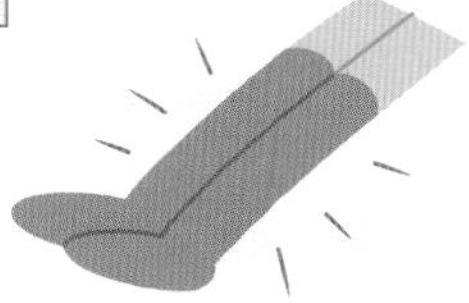

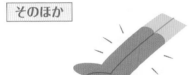

弾性ストッキングをはく
水分をしっかり取る　など

うつ的症状や意欲の低下

パーキンソン病では、ドパミンだけでなくセロトニンなどの神経伝達物質も減少します。そのため、神経系の働きも悪くなり、気持ちの落ち込みや不安などのうつ的症状や意欲の低下が現れます。これらは病気のはじめ、運動症状に気づくようになる前から現れていることが多いものです。

〝うつ〟と言っても、うつ病とは症状の現れ方が異なります。うつ病では、憂うつ感や自責感、挫折感などが目立つのに対して、パーキンソン病によるうつ的症状は通常、意欲の低下や自発性の低下、集中力がなくなる、不安感が強くなるなどの症状が現れるものです。そのためパーキンソン病のうつ的症状には、抗うつ薬ではあまり効果が得られません。

これらのうつ的症状は、声が小さくなる、顔の表情がなくなるといった、パーキンソン病の運動症状とは別のものです。しかし、運動症状の結果としてコミュニケーションに問題が生じたり、パーキンソン病への不安から、気持ちの落ち込みが強くなることがあります。

家族や周囲の人は、パーキンソン病の患者さんに、このような精神症状が起きる可能性があることを理解したうえで見守り、主治医と相談することが大切です。

パーキンソン病のうつ的症状や意欲の低下の治療は、まず治療薬により運動症状を改善します。特に、ウェアリング・オフ現象のオフ時にうつ的症状が目立つ場合は、薬物療法をきちんと受けることです。そのうえで、必要ならば抗うつ薬を使用することもあります。

運動症状を改善することは、動ける体になり、日々の活動性が高まるという意味でも役立ちます。また、運動にはうつ的症状を改善する効果も期待できるので、リハビリテーションを兼ねて外出したり、運動したりするのは、とてもよいことです。

パーキンソン病でみられるうつ的症状

パーキンソン病では、いわゆるうつ病とは異なる
“うつ的症状” が現れることがある

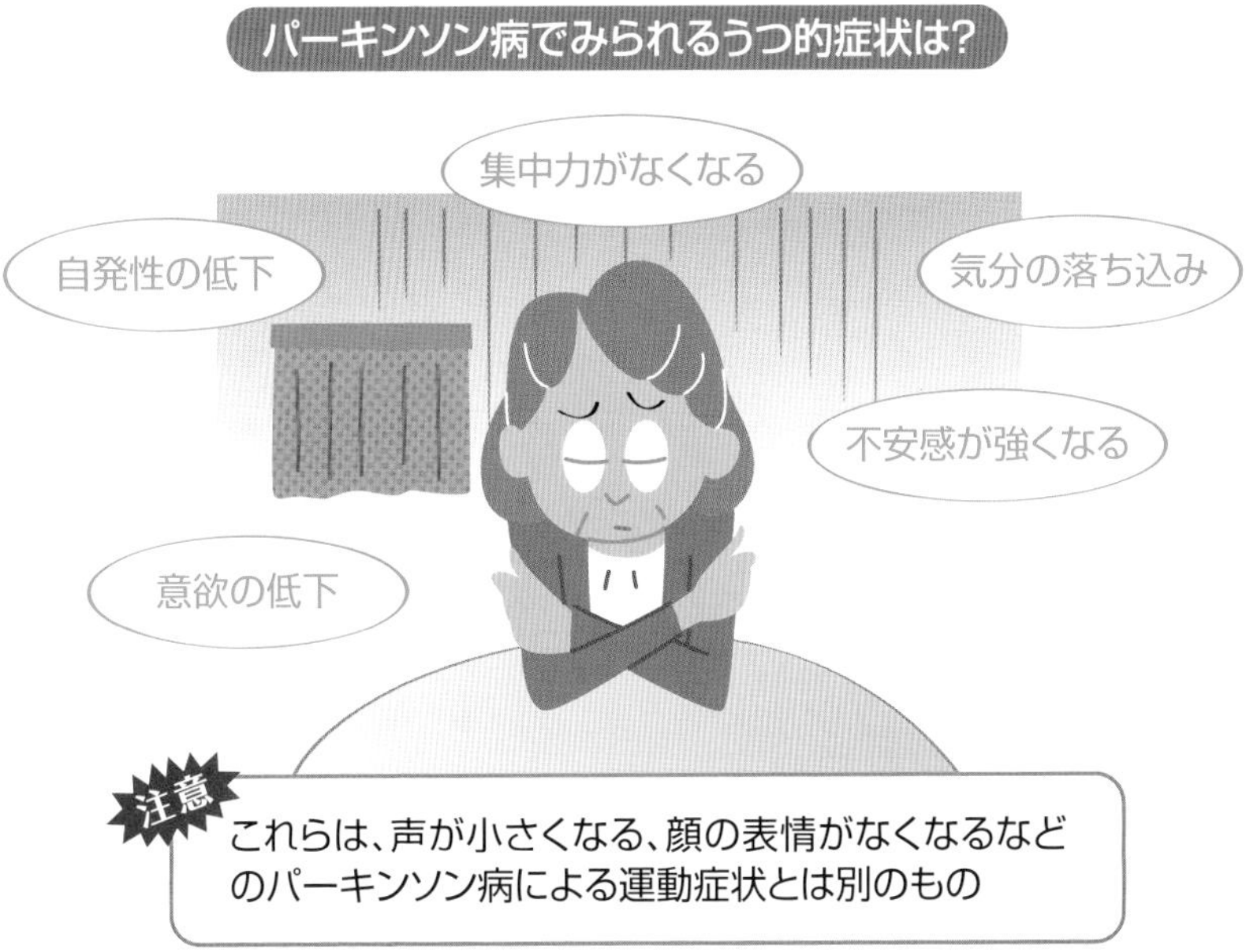
パーキンソン病でみられるうつ的症状は?
集中力がなくなる
自発性の低下
気分の落ち込み
不安感が強くなる
意欲の低下
注意
これらは、声が小さくなる、顔の表情がなくなるなどのパーキンソン病による運動症状とは別のもの

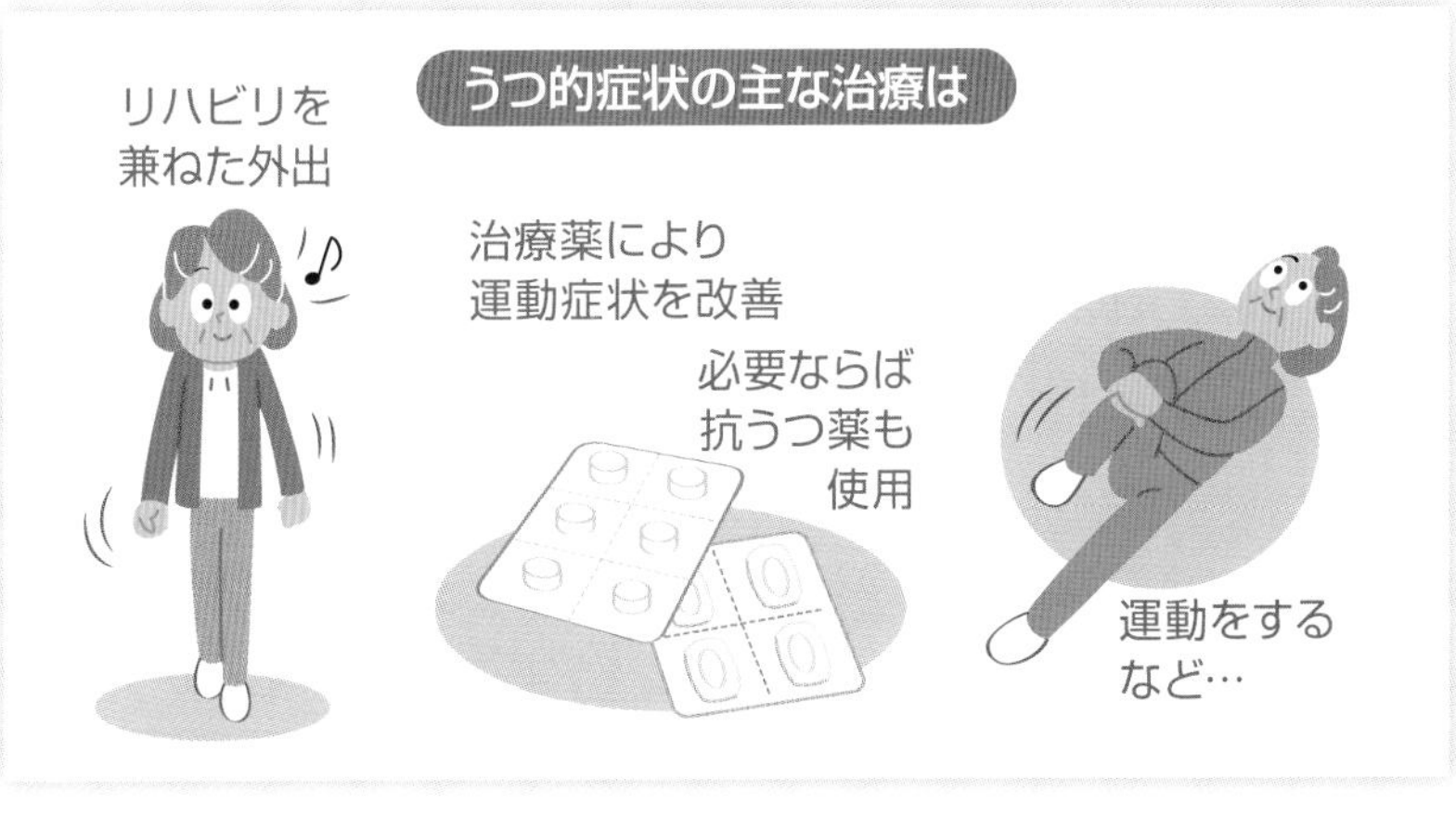
うつ的症状の主な治療は
リハビリを兼ねた外出
治療薬により運動症状を改善
必要ならば抗うつ薬も使用
運動をするなど…

認知機能の低下

パーキンソン病が進行すると、認知機能の低下が見られることがあります。

パーキンソン病は、脳で起きていることがレビー小体型認知症と非常によく似ていることから、認知機能についてもほぼ同じように低下し症状が現れます。主な症状は、同じことを何度も聞いたり、判断力が低下する、これまでできていたことができなくなる、妄想や、ないはずのものが見える幻覚（幻視）などです（110頁参照）。

意識状態が一定ではなくなるのも特徴で、周囲の人からは、しっかりしているときと、ぼんやりしているときとで違いが感じられます。

ただ、パーキンソン病患者さんのすべてに、認知機能の低下が見られるわけではありません。

パーキンソン病の症状が比較的重度の人、高齢になってからパーキンソン病を発症した人、パーキンソン病と診断されたときに認知症の前段階であった人などに多いことがわかっています。

また、認知機能が低下する前には、睡眠リズムの障害や意欲の低下、注意力の低下などが起きていることも指摘されています。

認知機能の低下を改善するためには、気づいたらすぐに対処していくことが重要です。抗認知症薬の使用でその改善が期待できます。

また、パーキンソン病の主治医と相談のうえ、必要ならば精神科や老年病科、物忘れ外来などを受診することもあります。

生活改善を心がけるのも有効です。ウォーキングなどの適度な運動や散歩などが最適です。外出し、社会とのつながりをもつことは、脳の活動をさせることで、認知機能の低下を抑えることが期待できます。意欲の低下とともに家に閉じこもりがちになる患者さんもいますが、できるだけ外出する機会をつくり、自らに刺激を与えるよう心がけましょう。

認知機能の低下には……

パーキンソン病が進行すると、認知機能の低下による
さまざまな症状が現れることがある

主な症状

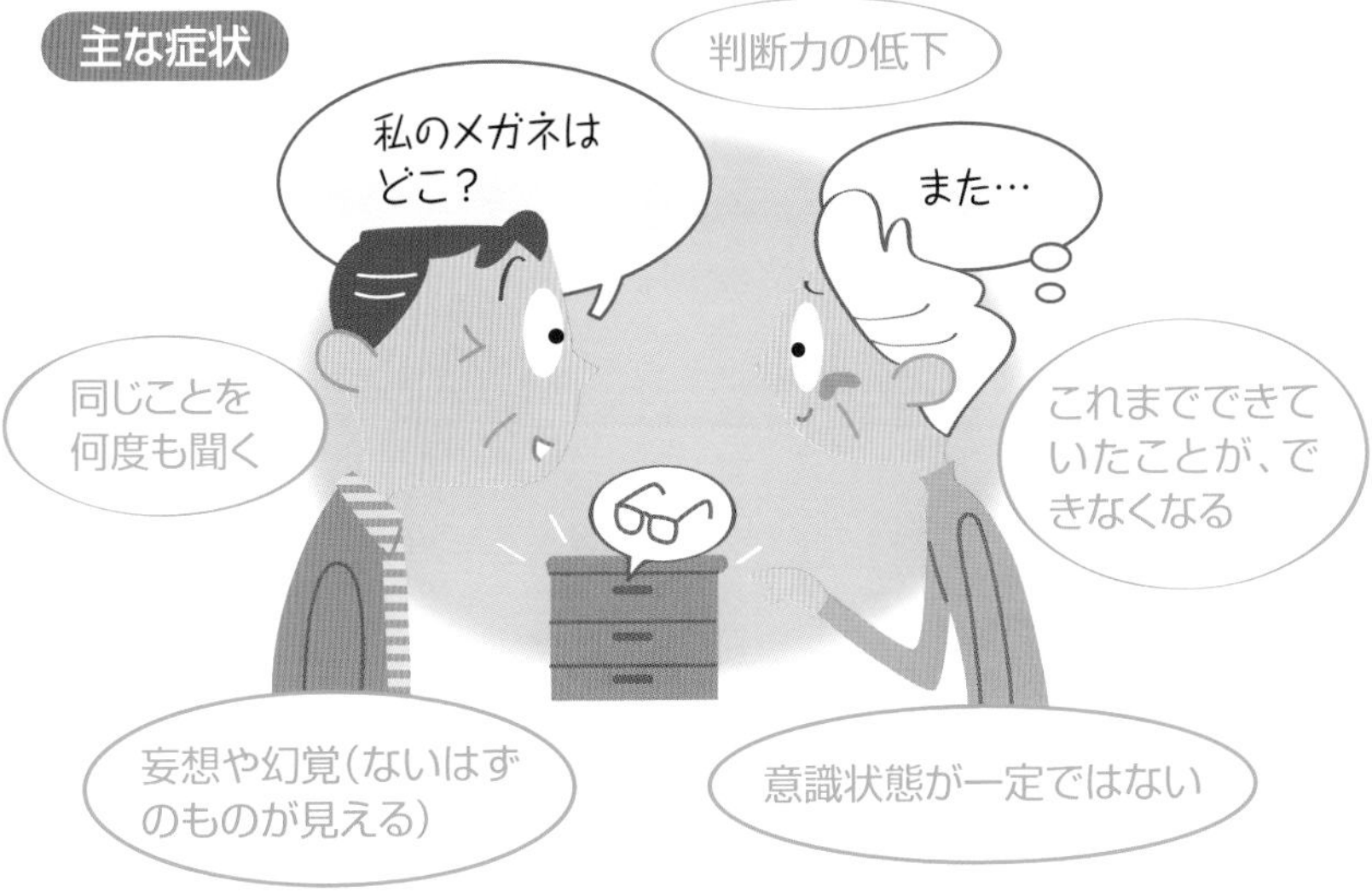

判断力の低下
私のメガネは
どこ?
また…
同じことを
何度も聞く
これまでできて
いたことが、で
きなくなる
妄想や幻覚(ないはず
のものが見える)
意識状態が一定ではない

認知機能が低下しやすいタイプは?

- パーキンソン病の症状が重度の人
- パーキンソン病の発症が高齢になってからの人
- パーキンソン病と診断される前に認知症の前段階にあった人

など…

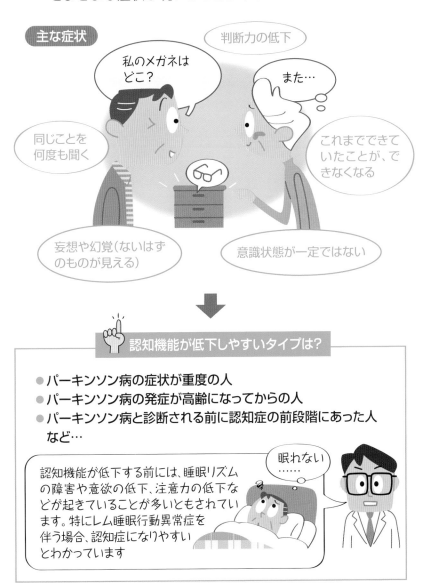

認知機能が低下する前には、睡眠リズムの障害や意欲の低下、注意力の低下などが起きていることが多いともされています。特にレム睡眠行動異常症を伴う場合、認知症になりやすいとわかっています

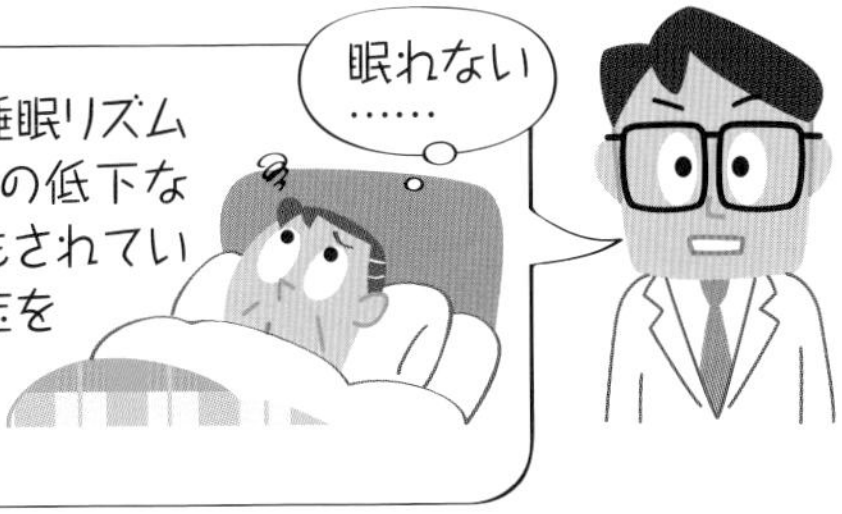

眠れない
……

睡眠障害

パーキンソン病患者さんの多くが、睡眠障害に悩んでいるとされています。

睡眠障害には、さまざまな症状があります。

まず、多いのは寝つきが悪くなる入眠障害です。夜、眠るまでに30分以上かかってしまいます。むずむず脚症候群*が原因となることもあります。

1度眠りについた後に、何度も目覚めてしまい、その後になかなか眠れなくなる中途覚醒もあります。夜間の頻尿や運動症状が、目覚める原因となることが多くあります。眠っている間も、寝言を叫んだり、寝ぼけて動いたりするレム睡眠行動異常症もあります。また、治療薬の効きめが弱くなるために寝返りが打てなくなることや、ジストニア（92頁参照）が起きるために目覚めることもあります。

逆に、日中に眠気が強くなる過眠になることもあります。食後の居眠りや昼間のうたた寝、眠気のほか、前ぶれなく突発的に眠り込んでしまう突発性睡眠などがあります。

睡眠障害は、治療薬の影響で起きているものもあるので、その場合は治療薬の調整により改善が望めます。たとえば、夜間に治療薬の効きめが弱くなる場合や、治療薬の副作用から突発性睡眠が起きている場合などです。また、むずむず脚症候群（レストレスレッグス症候群）についても治療薬を追加することで対処できる場合も多くあります。

生活サイクルを改善していくことも効果的です。まず、日中はできるだけ活動し、うたた寝などを減らします。リハビリテーションのほか、散歩や趣味などの活動を増やし、元気に体を動かしましょう。

太陽の光は睡眠リズムを整える役割を果たすので、戸外での活動も効果的です。

昼寝は睡眠リズムを崩しやすいので、昼寝する場合も1日1回1時間程度までにします。夕食後は水分の摂りすぎを控え、夜間頻尿を減らします。

用語解説 むずむず脚症候群　夜眠ろうとベッドに入ったときやじっとしている時などに、足に虫がはいまわるような不快感や痛がゆさを感じ、動かさずにはいられなくなる症状。不眠などを引き起こしやすい。レストレスレッグス症候群とも呼ばれる。

睡眠障害で起こるさまざまな症状

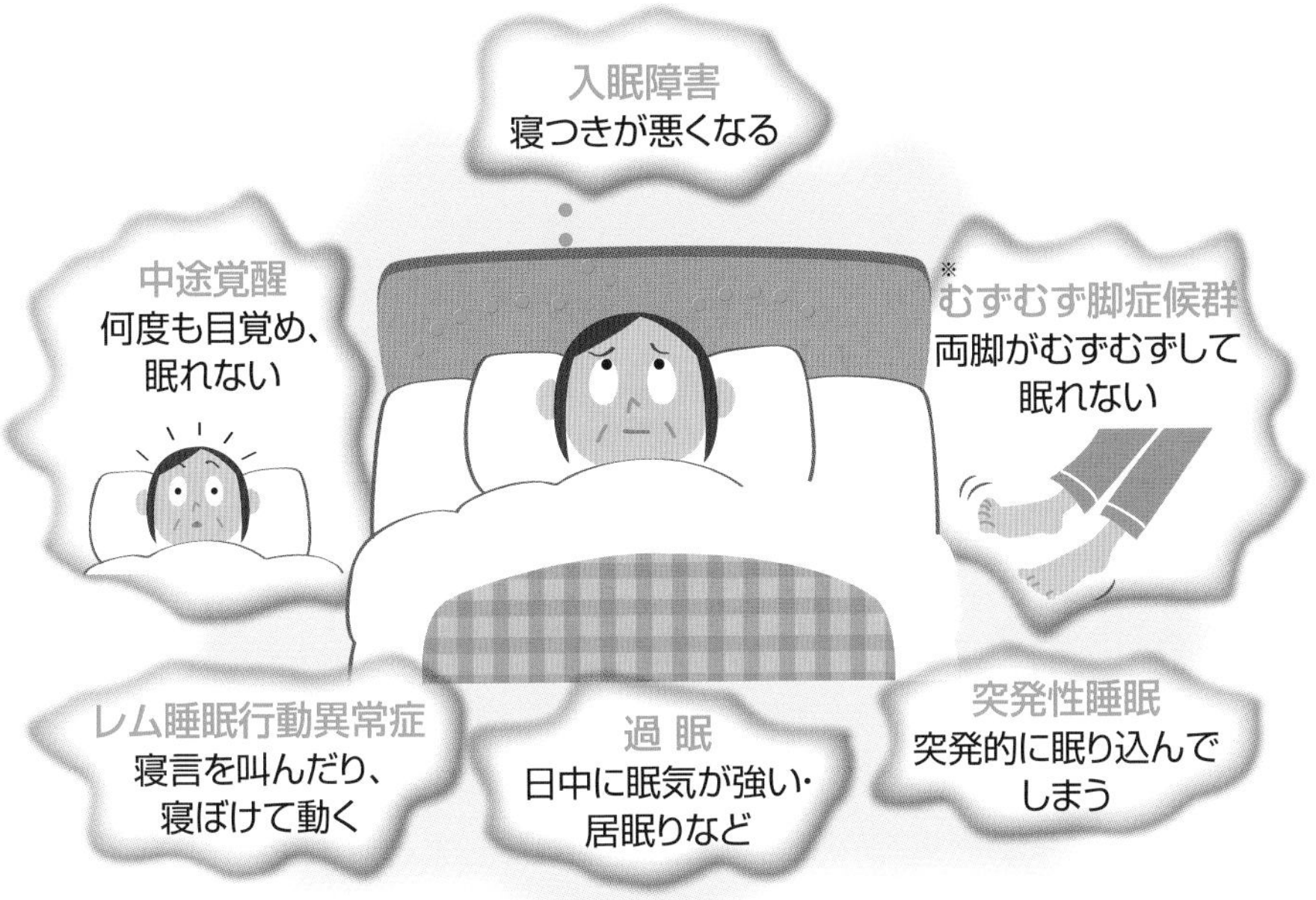

入眠障害
寝つきが悪くなる
中途覚醒
何度も目覚め、眠れない
※むずむず脚症候群
両脚がむずむずして眠れない
レム睡眠行動異常症
寝言を叫んだり、寝ぼけて動く
過眠
日中に眠気が強い・居眠りなど
突発性睡眠
突発的に眠り込んでしまう

※むずむず脚症候群
=restless legs syndrome:RLS

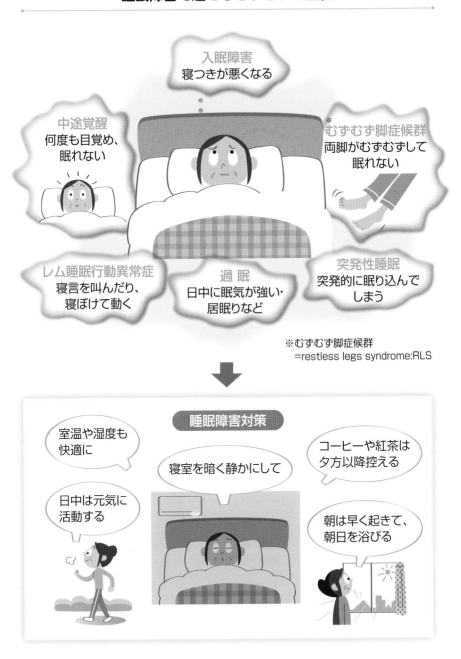

睡眠障害対策
室温や湿度も快適に
寝室を暗く静かにして
コーヒーや紅茶は夕方以降控える
日中は元気に活動する
朝は早く起きて、朝日を浴びる

妄想・幻覚

パーキンソン病の患者さんと家族など周囲の人を悩ませるのが、妄想や幻覚の症状です。治療薬の影響で、妄想や幻覚が悪化することもあります。

はじめに患者さんの妄想や幻覚に気づくのは、家族など周囲の人でしょう。そこで患者さんの妄想や幻覚を「そんなはずない」「あるわけない」などと、すべて否定するのはよくありません。

現実にはありえないことだとしても、本人にとっては〝現実〟なのです。否定されることで、患者さんは混乱したり、不安が強くなってしまいます。

また、家族へ不信感を持ってしまったり、「みんなで私をだまそうとしている」など、さらに妄想が進んでしまうこともあるのです。

まずは、患者さんの話を一緒に聞いてみることです。幻視なら、患者さんと一緒に触ってみたり、場所を変えるなどすると消えることもあるので、試してみるとよいでしょう。

また、部屋に暗がりが多かったり、物が多いと幻視が現れやすいこともあるので、部屋を整頓したり、照明に工夫をして明るく保つようにするなど、環境を整えてみます。

ただし、患者さんに妄想や幻覚があることに気づいたら、はやめに主治医に相談しておく必要があります。妄想や幻覚は、パーキンソン病やその他の治療薬の影響で現れたり、悪化することがあるからです。また、発熱や脱水、骨折、ほかの病気などによる体調の変化や、何かストレスとなるようなことがあって、症状が現れる場合もあります。

それらを改善したり、治療薬の見直しなどを行うことで、妄想や幻覚が改善することもあります。妄想や幻覚が現れて日常生活に支障がある場合、抗認知症薬や抗精神病薬を使ったり、精神科医に相談することもあります。

妄想・幻覚の症状が現れたら

病気が進行すると、妄想や幻覚が現れる患者さんも多い

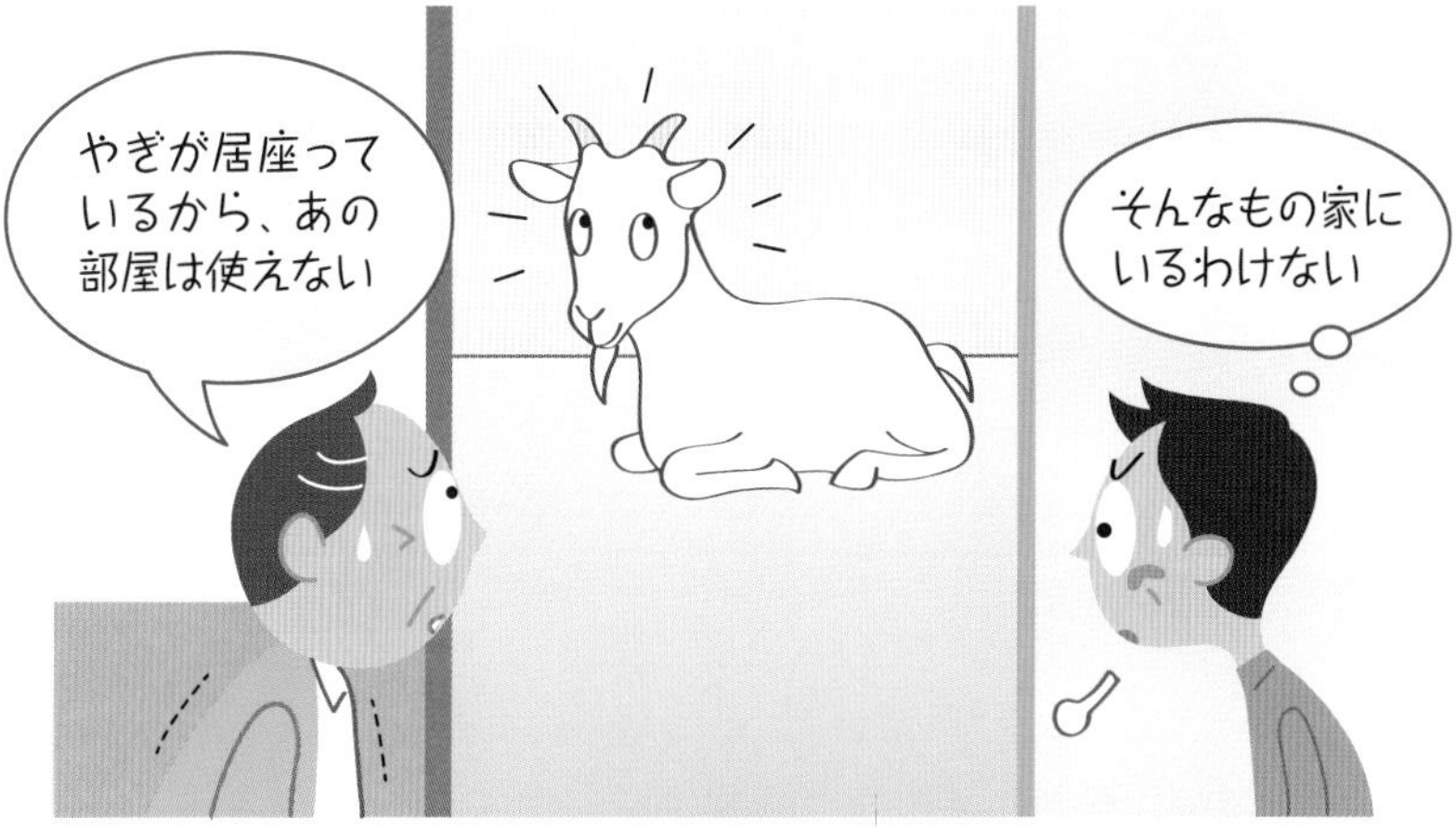

やぎが居座っているから、あの部屋は使えない
そんなもの家にいるわけない

そんなときは…

- 全否定しない
- 一緒に触ってみたり、場所を変える
- 環境を変える（暗がりをなくす、部屋の整頓など）

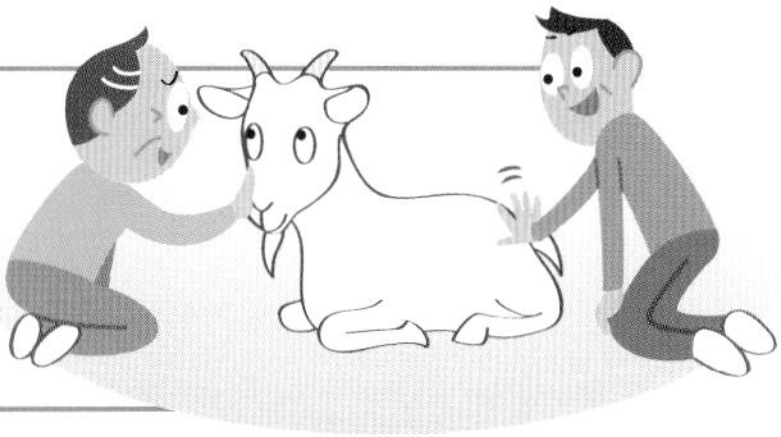

家族が妄想や幻覚に気づいたら、早めに主治医に相談を

- 治療薬の調整
- ほかの病気など体調の変化はないか
- 抗認知症薬、抗精神病薬を使うことも
- 精神科医への相談をすることも

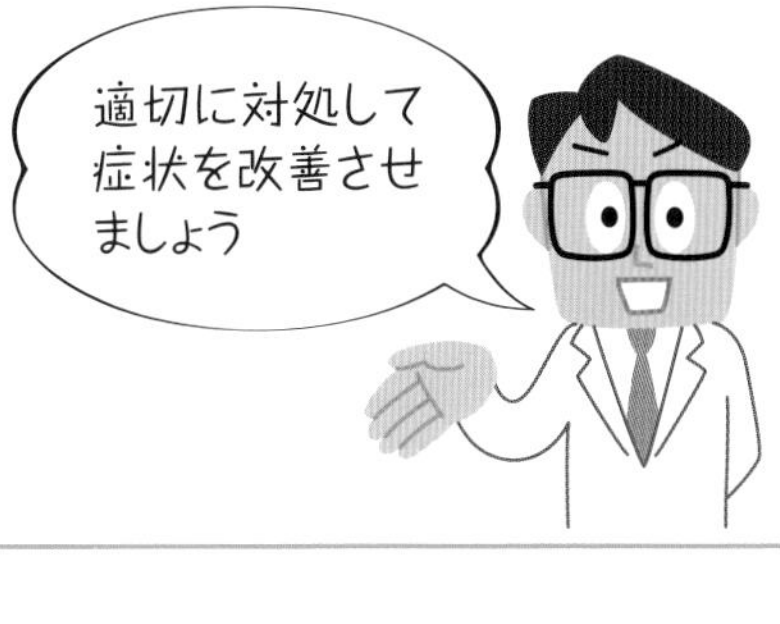

適切に対処して症状を改善させましょう

衝動的な行動

パーキンソン病の患者さんのなかには、衝動的な行動を取るようになったり、人格が変化したようになる人がいます。

これは、ドパミン系の治療薬の副作用として起ることが多いとされています。

ドパミン系の治療薬は、不足しているドパミンを補ったり、刺激することで作用します。脳の報酬系を刺激するため我慢がきかなくなり、行動異常が起きやすくなるのです。

症状として多いのが、異常な食欲が出てむちゃな食べ方をしたり、買い物などで必要不必要に関わらずたくさん買ったり、ギャンブルにのめりこむようになるなどです。性欲がとても強くなったり、治療薬を多く服用したがるようになったりもします。

ただ、ドパミン系の治療薬を使っている患者さんすべてに衝動的な行動が現れるわけではありません。比較的若いときにパーキンソン病を発症した人、男性、好奇心の強い人に多いとされています。

家族や周囲の人がしてはいけないのは、患者さんの行動を恥ずかしがって、気づかないふりを続けたり、主治医に隠してしまうことです。

パーキンソン病の患者さんには、本人の意思や人格から離れた衝動的な行動が現れることがあると理解して、まずは主治医に相談しましょう。

治療薬の見直しなどにより、症状が改善することもあります。

また、患者さん本人は自分の行動が異常だと気付いていないことも多いのです。そのため、家族の方がきつく注意したり、感情的になると、患者さんも意固地になって、こじれてしまうことがあります。

患者さんの衝動的な行動の種類によっては、金銭的・社会的な問題も起きかねません。患者さんに丁寧に説明し、主治医とともに対処していきましょう。

ドパミン系の副作用 ― 衝動的な行動

ドパミン系の治療薬

↓

脳の報酬系を刺激

↓

我慢がきかなくなり、行動異常の副作用が起きやすくなる

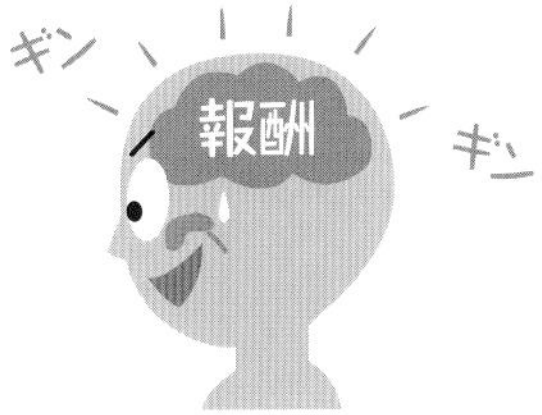

↓

衝動的な行動はさまざま

比較的若いときに発症した人、男性、好奇心の強い人に多いとされている

過食・むちゃな食べ方

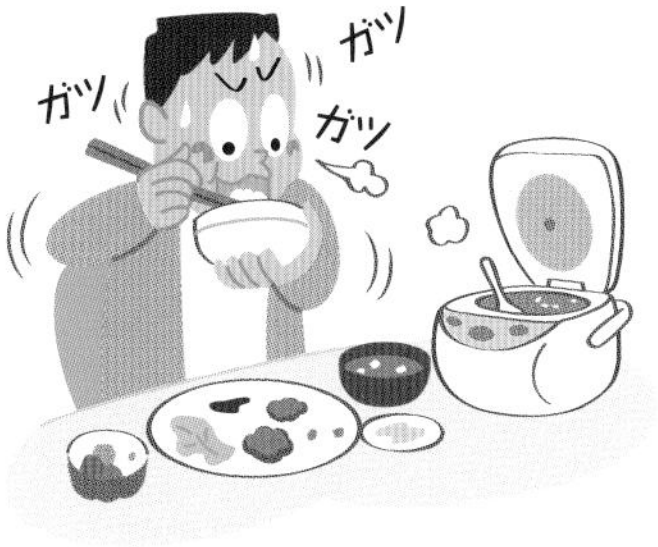

買い物依存

インターネット依存

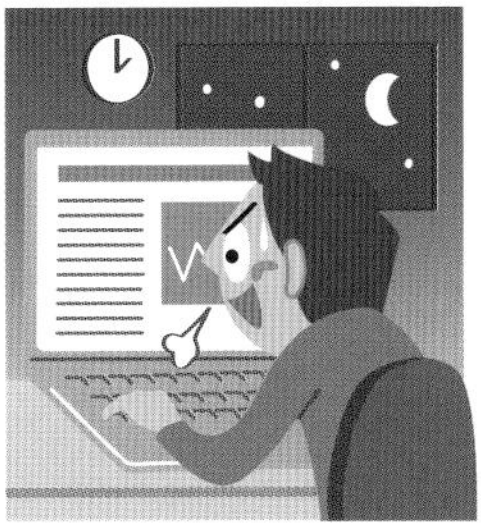

そのほかギャンブルにのめりこむ、過剰な性欲、治療薬を多く服用したがる、極端な行動（たんすの整理を繰り返す）、など

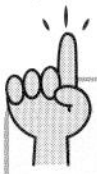

ドパミン系の治療薬を使っている患者さんすべてに衝動的な行動が現れるわけではない

頻尿や便秘

パーキンソン病では、トイレが近くなる頻尿や便秘など、排便のトラブルに悩まされることが珍しくありません。

パーキンソン病で自律神経が障害され、膀胱の筋肉が十分に伸びなくなり、少量の尿でもトイレに行きたくなるのです。体に不自由があるために、トイレまで排尿を我慢できなかったり、逆にトイレでうまく排尿できないこともあります。主治医と相談のうえ、治療薬の見直しや症状に合わせて膀胱の薬を使うことも考えます。

尿意をおそれて水分を極端に減らす人もいますが、危険です。摂り方を工夫しましょう。日中はしっかり水分を摂り、排尿に失敗するようなら、尿意が強くなるのを待たずにトイレに行くとよいでしょう。夜間の頻尿を防ぐため、夕食以降の水分を控えるなどします。外出時には紙パンツ、夜間にはポータブルトイレを使うのもよいでしょう。

便秘も、パーキンソン病で自律神経が障害されることや、治療薬の影響で消化管の活動が低下することなどにより起きやすくなります。体が不自由になって活動量が減ったり、食事の量が減ることも影響します。

改善のためには、治療薬の見直しや下剤の利用とともに、生活も改善しましょう。

日中はリハビリテーションのほか、散歩や趣味などできるだけ活発に活動しましょう。

水分補給が足りていないと便が硬くなりがちなので、水分はたっぷり摂ります。特に、起床後に水分をしっかり取ることは、腸を刺激して役立ちます。

食事は規則正しく、バランスよく食物繊維の多い海藻や野菜、果物、乳酸菌を含む漬物やヨーグルトなどを組み入れながら、さまざまな食品を楽しんで食べられるようにしましょう。

頻尿や便秘の対策は？

頻尿など排尿障害

薬

- 治療薬の見直し
- 膀胱の薬

など

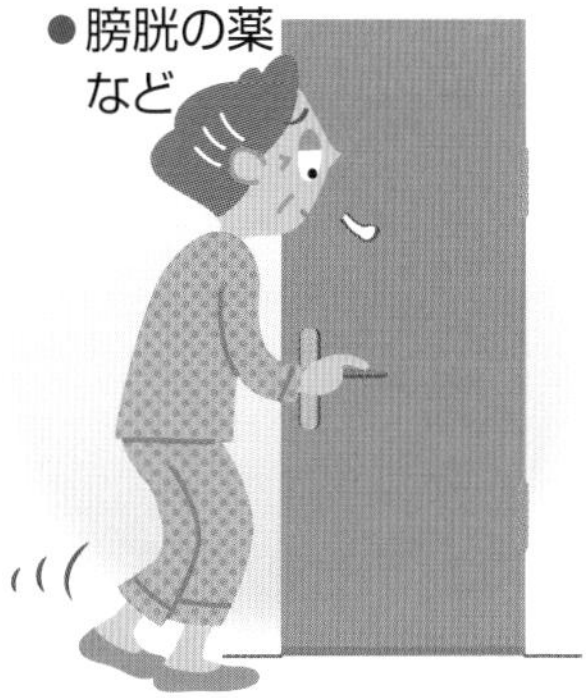

生活の工夫

- 日中はしっかり水分補給、夕食以降水分を控える
- 尿意が強くなるのを待たずにトイレに行く
- 紙パンツ、ポータブルトイレの利用も

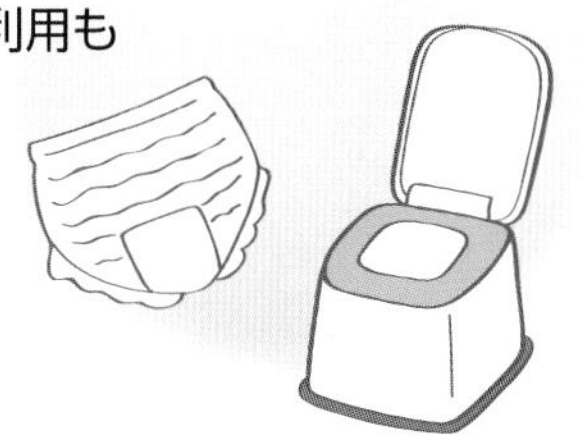

＋

便 秘

薬

- 治療薬の見直し
- 下剤

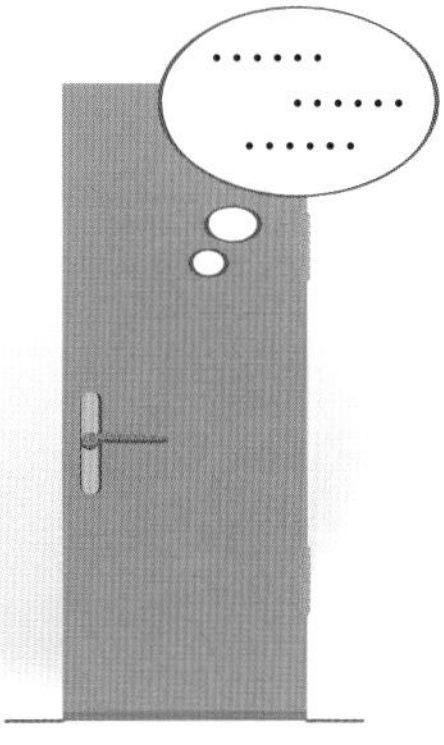

生活の工夫

- リハビリテーション
- 趣味などで活発に活動
- 十分な水分補給
- 食事は規則正しく、バランスよく

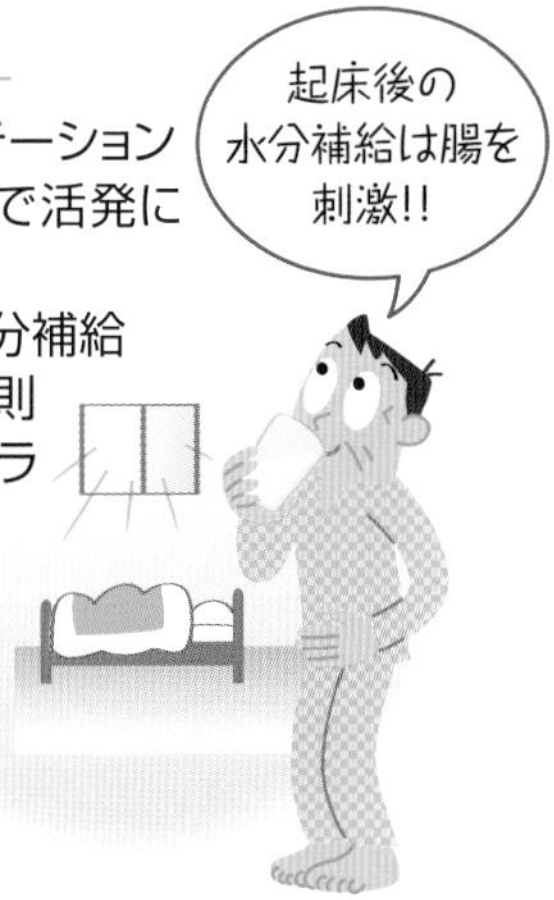

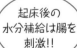

＋

むくみ、冷え、よだれ、汗

むくみや冷え、よだれ、汗などの不快な症状が起きることもあります。

こういった症状は、特にパーキンソン病と結びつけて考えなかったり、年齢からくる不調として我慢してしまいがちですが、パーキンソン病による体調の変化である可能性も考え、主治医に伝える必要があります。

さまざまな条件の重なりにより起きていることもありますが、パーキンソン病の治療薬の見直しで、症状が改善することもあります。

日常生活のなかの工夫で、不快な症状に対処していくこともできます。

ひどい汗は、そのままにしておくと不快なだけでなく、気づかないうちに体が冷え、他の症状を招きかねません。こまめにふきとったり、下着などを着替えましょう。また、汗をかくのが嫌だからと水分を控えるのは危険です。

よだれが流れてしまうのは、通常は無意識に行っている唾液の嚥下の回数が減ってしまうからです。意識して、飲み込むようにします。あめをなめたりガムを噛んでいると飲み込む回数が増えるので、試してみるのもよいでしょう。外出時はタオルやハンカチ、マスクの着用で対処しましょう。

むくみは、ドパミン系の治療薬などで起きやすい症状です。治療薬の見直しとともに、日頃から運動やマッサージなどで血行をよくしましょう。必要に応じて、弾性ストッキング*の着用も検討します。

冷えも、血液循環の悪さから起きるものです。冬季などはしもやけなどを引き起こすこともあります。体操やマッサージなどで末端まで血行をよくするようにしましょう。足湯や入浴も効果的です。

不快な症状の対処は、人によって効果に差があります。大切なことは、不快と思うことをあきらめてしまわず、自分に合った対処法を探すことです。

用語解説 弾性ストッキング　弾力性のある医療用のストッキング。着用して圧迫することで下肢の静脈の滞りを少なくし、貧血による立ちくらみの改善に役立つ。

むくみ、冷え、よだれ、汗への対処法

「仕方ない」とあきらめてしまわず、自分に合った対処法を楽しみながら探してみよう

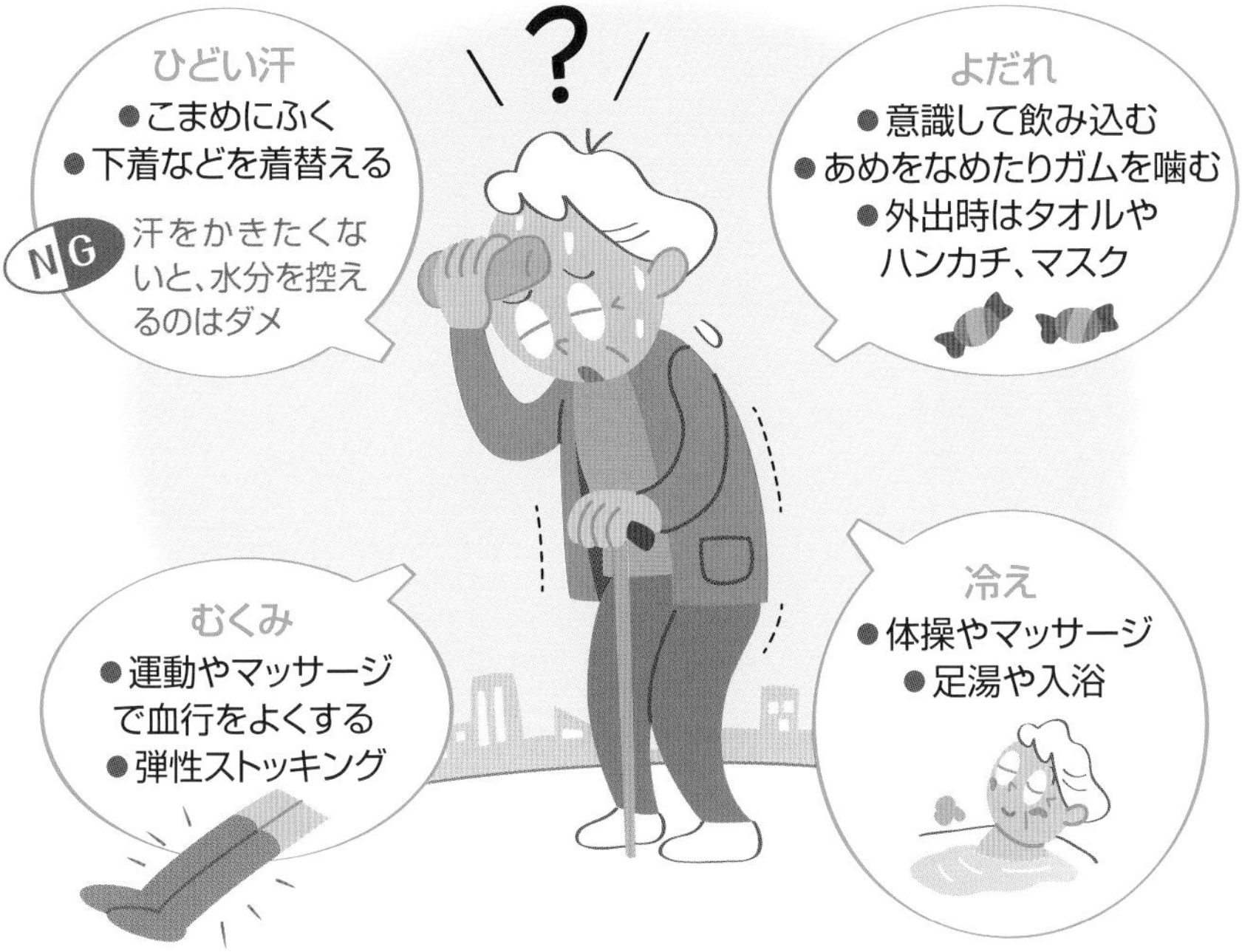
ひどい汗
●こまめにふく
●下着などを着替える
NG
汗をかきたくないと、水分を控えるのはダメ
よだれ
●意識して飲み込む
●あめをなめたりガムを噛む
●外出時はタオルやハンカチ、マスク
むくみ
●運動やマッサージで血行をよくする
●弾性ストッキング
冷え
●体操やマッサージ
●足湯や入浴

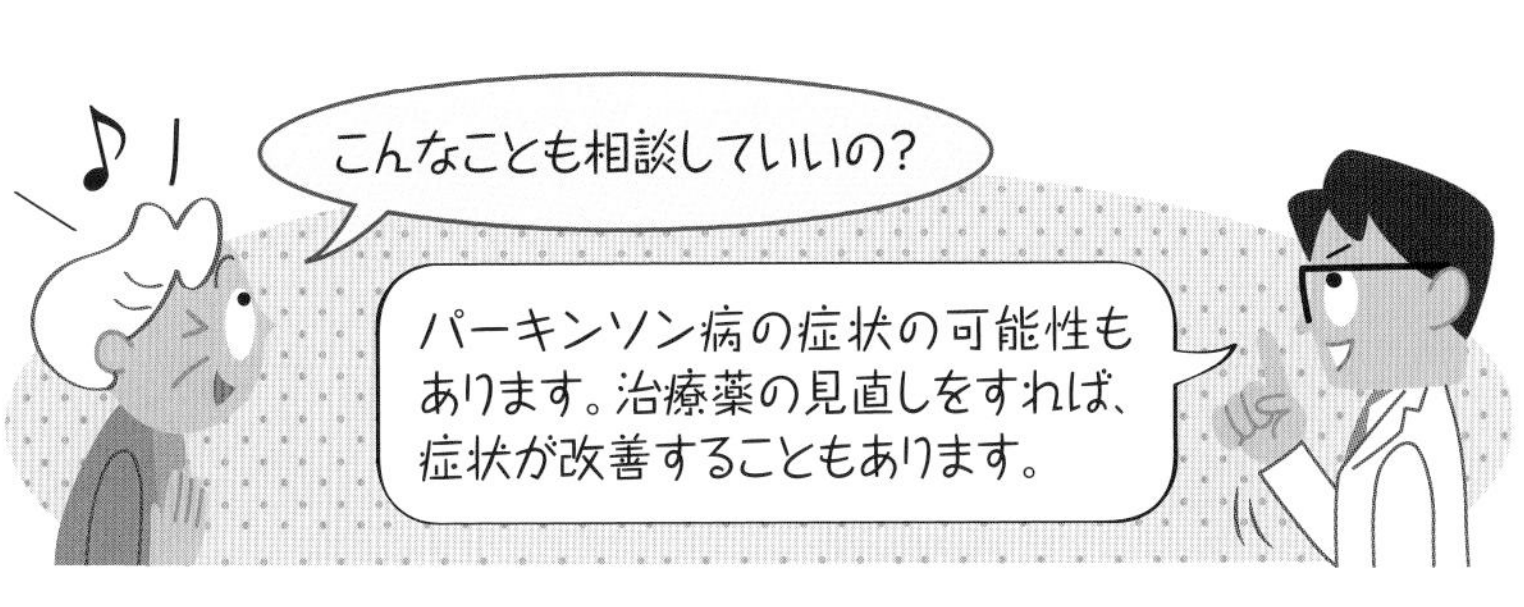
こんなことも相談していいの？
パーキンソン病の症状の可能性もあります。治療薬の見直しをすれば、症状が改善することもあります。

嚥下障害

パーキンソン病との付き合いが長くなってくると、嚥下《えんげ》障害に悩むことがあります。食べ物や飲み物の飲み込みがスムーズにできなくなり、むせたり、喉につまらせたりしてしまうのです。

はじめは、食べたり飲んだりしたときに、喉や胸に違和感が残るように感じたり、咳や痰が増えたように感じるだけのこともあります。症状が進むと、食事に時間がかかって食べる量が減ってしまったり、飲み込んだつもりが食物が口内に少し残ったり、食べ物を喉につまらせるようになります。また、誤嚥性肺炎などにつながることもあります。

言うまでもないことですが、食べることは全身の健康を保つための基本です。嚥下障害があるまま放置していれば、食べる量が減って十分に栄養が取れなくなります。嚥下障害があるからといって、食べないでいるという選択肢はないのです。

飲み込む力を失わないため、そして回復させるために、飲み込む練習をしましょう。

嚥下障害の進行によっては、無理なく飲み込めるよう、食事の内容を工夫します。

硬い食べ物が飲み込みにくい場合は、柔らかい食べ物を選んだり、よく煮るなど柔らかく調理します。ミキサーにかけて、スプーンで食べるのも手です。液体はむせやすいので、ゼラチンやとろみ剤を使ってとろみをつけると飲食しやすくなります。

また、ウェアリング・オフ現象（92頁参照）がある場合は、薬の効いているオンの時に食事をするようにしましょう。

発声に役立つリハビリ（132頁参照）のほか、嚥下障害に役立つリハビリテーションもたくさんあります。主治医に相談してみましょう。

それでも、食事が十分に取れない場合は、胃ろうも検討します。お腹に穴を開け、チューブから栄養剤や流動食を補給するのです。

嚥下障害の対策

誤嚥を防ぐ食事の工夫

食べるとき、無理なく飲み込めるよう食事を工夫する

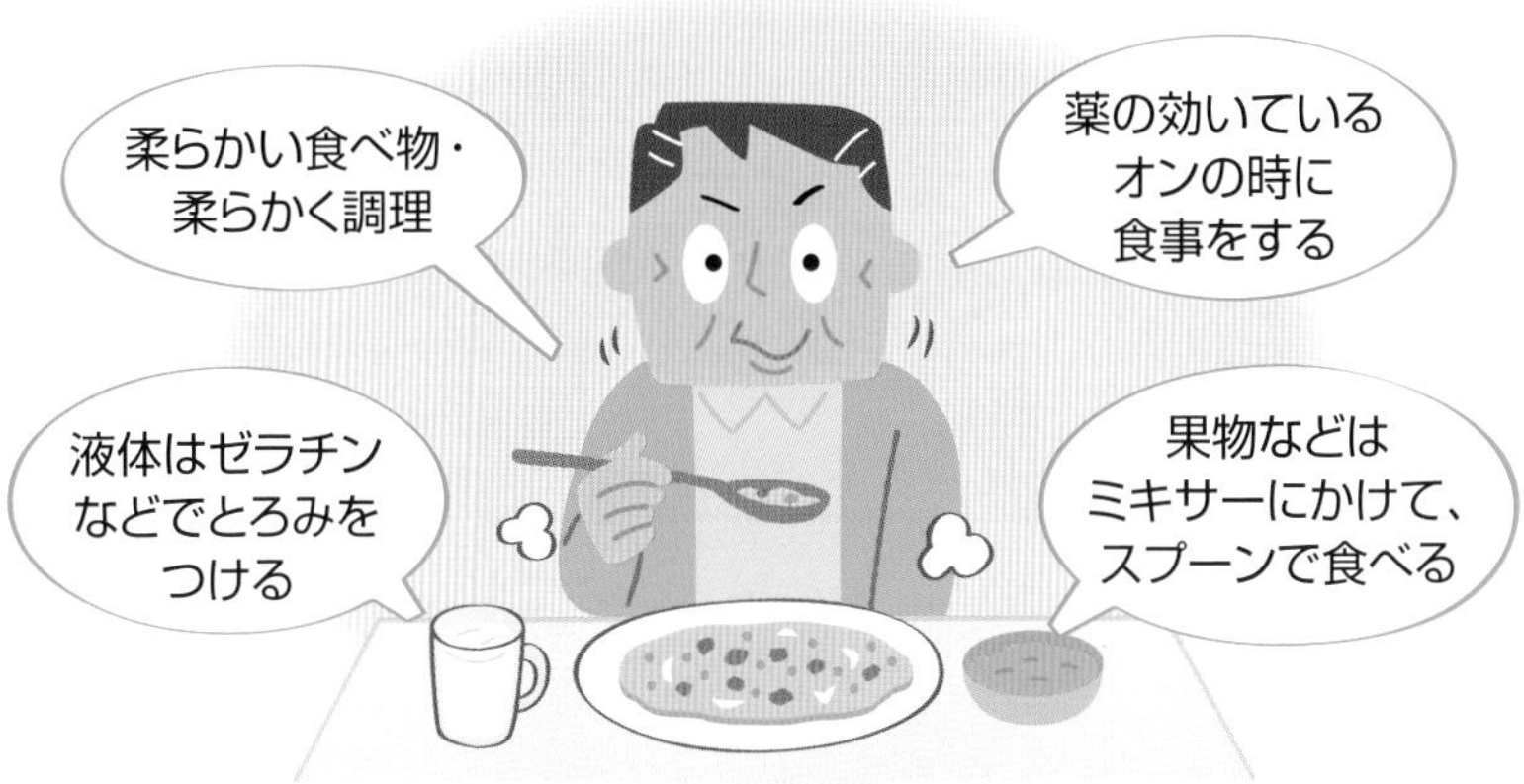
柔らかい食べ物・
柔らかく調理
薬の効いている
オンの時に
食事をする
液体はゼラチン
などでとろみを
つける
果物などは
ミキサーにかけて、
スプーンで食べる

＋

誤嚥を防ぐリハビリテーション

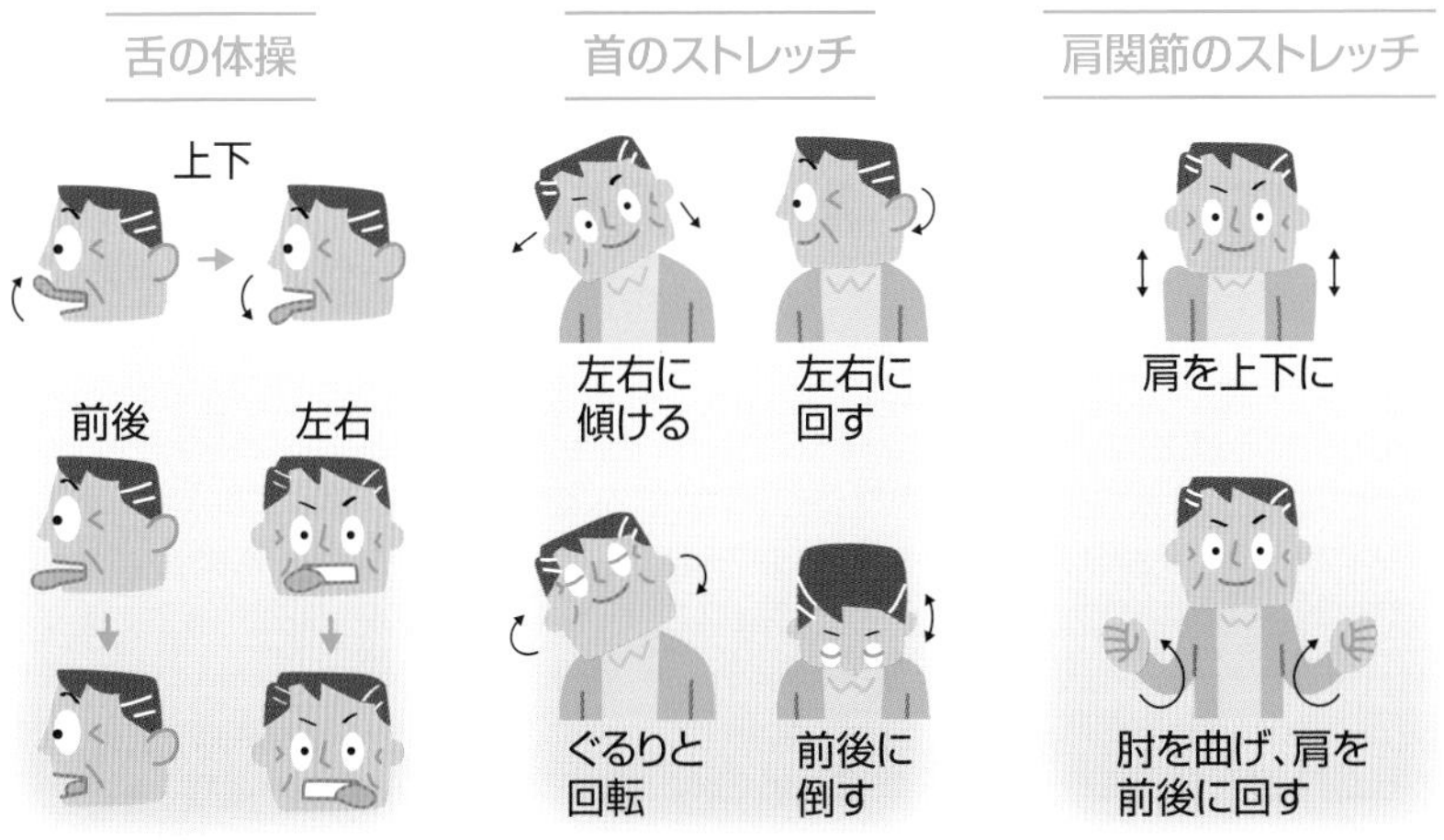
舌の体操
上下
前後
左右
首のストレッチ
左右に
傾ける
左右に
回す
ぐるりと
回転
前後に
倒す
肩関節のストレッチ
肩を上下に
肘を曲げ、肩を
前後に回す

＝

誤嚥性肺炎などの予防につながる!!

注意が必要な他の病気の薬

服薬は専門医に相談してから

パーキンソン病では、複数の治療薬を長く飲み続けることになります。症状に合わせて種類の変更や追加を行うことも珍しくありません。不快な症状を抑えるための治療薬（吐き気止め、めまいの薬）、向精神薬、抗不安薬、睡眠薬などを服用することもあります。

服用する薬の種類や量が増えても、それぞれの役割を理解し管理していくことが大切です。

そして、他の病気の治療を受けるときにも注意が必要です。他の病気の治療薬のなかには、パーキンソン病に影響があるものもあるからです。パーキンソン病の治療薬は強い副作用が現れるものではありませんが、飲み合わせで強化される可能性もあります。

パーキンソン病の主治医には他の治療のことを必ず伝えます。また、他の病気で他科を受診する場合はパーキンソン病の主治医にも相談し、必要ならば紹介状（診療情報提供書*）を書いてもらいます。すでに連携の取れているかかりつけ医にかかる場合も、お薬手帳などで最新のパーキンソン病の治療薬の情報を伝えましょう。

薬の飲み合わせをしっかり管理できるよう、かかりつけの薬局をもち、チェックしてもらうことも大切です。

胃腸薬や血圧降下剤、幻想や妄想を抑えるための治療薬などのなかには、パーキンソン病の症状を悪化させるものもあります。ただし、絶対にしてはならないのは、自己判断で治療薬を止めたり、量を変えたりすることです。市販薬であっても、自己判断でプラスするのは止めましょう。

用語解説 診療情報提供書　患者が他の医療機関に行くときに、医師が症状や診断、治療、投薬などの情報を伝えるための書類。一般的に「紹介状」と呼ばれる。

薬の管理には充分注意を！！

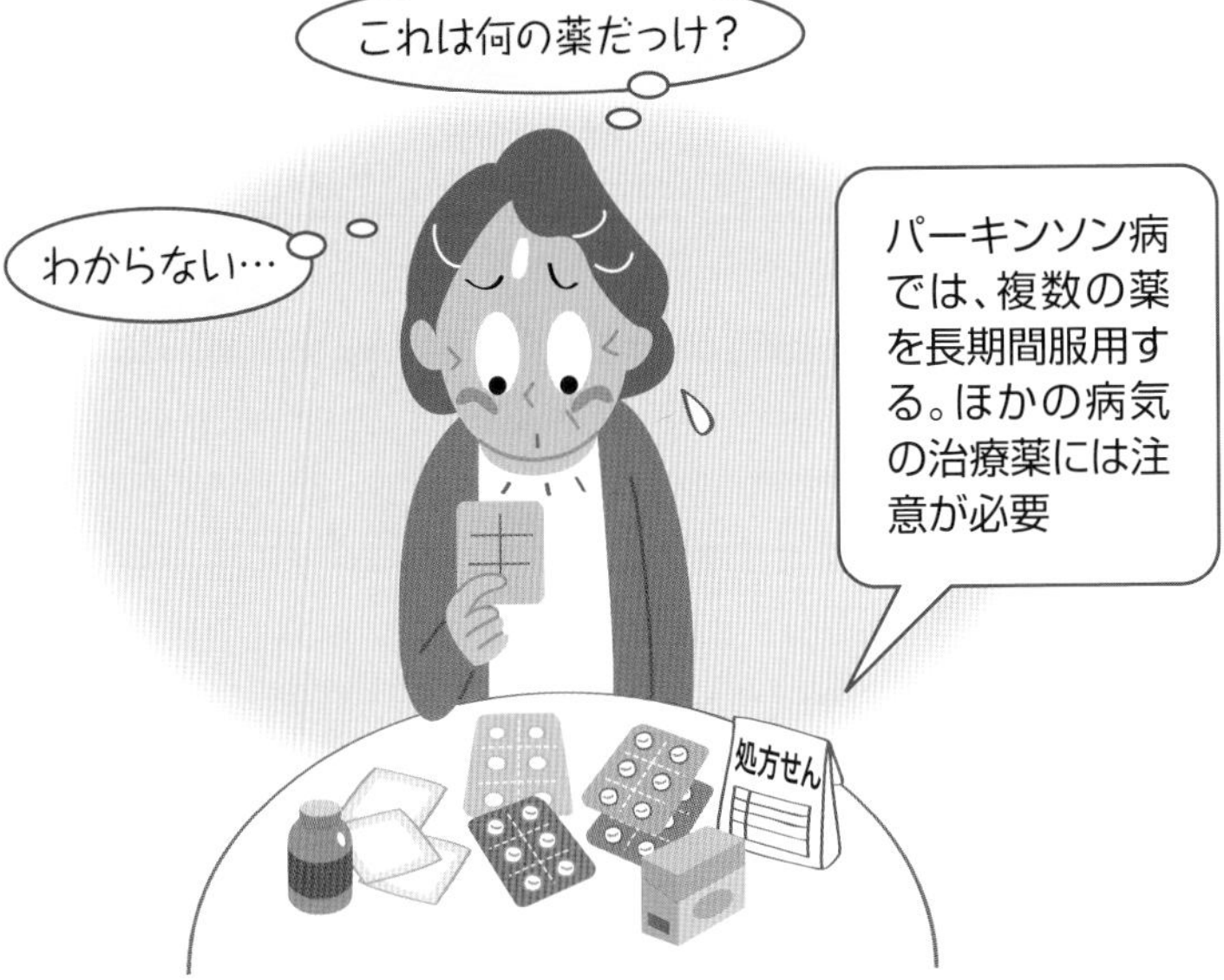
これは何の薬だっけ？
わからない…
パーキンソン病では、複数の薬を長期間服用する。ほかの病気の治療薬には注意が必要
処方せん

そうならないために

ほかの病気があるときは

- パーキンソン病の主治医に必ず伝える
- 他科を受診する場合は紹介状（診療情報提供書）をもらう

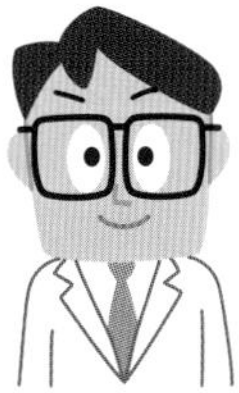

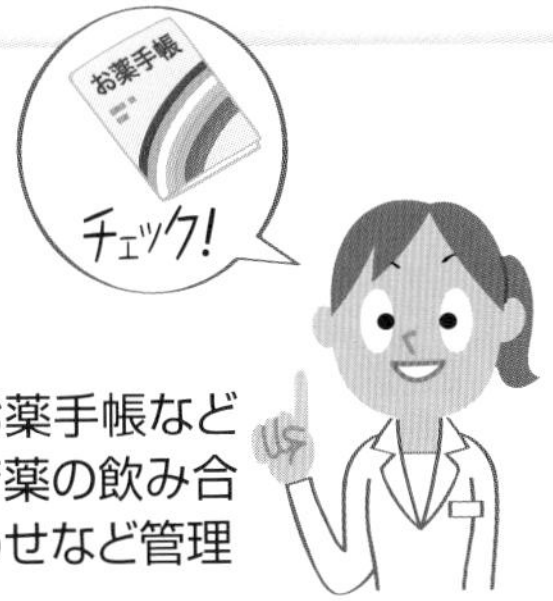
お薬手帳
チェック！

- お薬手帳などで薬の飲み合わせなど管理

注意

胃腸薬や血圧降下剤、幻想や妄想を抑えるための治療薬などのなかには、パーキンソン病の症状を悪化させるものもあるので注意が必要！！

column

iPS細胞による根治的治療への期待

iPS細胞を使ったパーキンソン病の新しい治療法の研究が進められています。

iPS細胞とは、Induced Pluripotent Stem cells の略で、日本語では人工多能性幹細胞と呼ばれます。京都大学の山中伸弥教授によって発見された、さまざまな組織へ分化する能力を持った細胞です。山中教授はこの功績によりノーベル生理学・医学賞を受賞し、現在さまざまな研究機関でiPS細胞を利用した再生医療の研究が進められています。

パーキンソン病では、iPS細胞から作りだした神経細胞を患者さんの脳内に移植する研究が行われています。神経のもととなる細胞を患者さんの脳内に注射することで、ドパミンを作る神経細胞が増え、パーキンソン病の症状を緩和でき、薬が不要になる可能性もある治療法です。

パーキンソン病の猿を使った実験では、運動機能の改善が確認され、2018年からは臨床治験が行われています。

iPS細胞には、腫瘍や他の組織に変性するリスクがあり、課題も多いのですが、近い将来実用化されると期待されています。

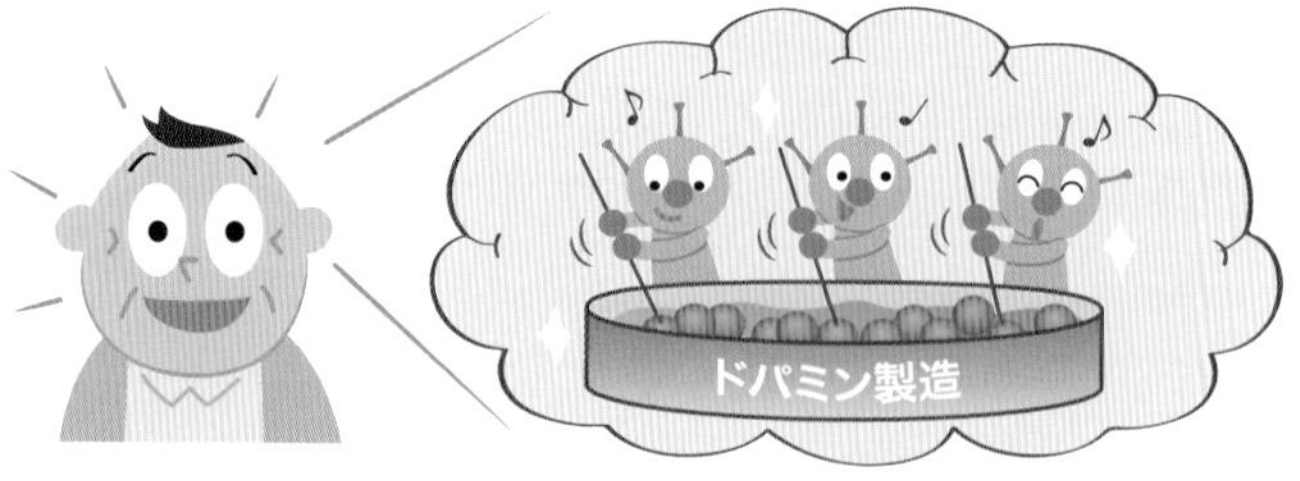

第4章

パーキンソン病との付き合い方

パーキンソン病の治療では、リハビリや生活の工夫など、よりよい生活を送るために患者さん自身ができることがたくさんあります。受けられる公的支援制度と併せて解説します。

やってみよう！ 症状改善のリハビリテーション

無理なく楽しみながら運動を継続する

パーキンソン病の治療で、薬物療法と同じくらい大切なのが、リハビリテーションです。

体が病気によって変化し始めると、動かすのが怖くなったり、おっくうになることもあります。しかし、体を動かさなければ血行が悪くなったり、筋肉の減少につながり、運動機能の低下も進みやすくなります。

また、どんなに効果的な薬物療法であっても、運動症状の進行を完全に止めることはできません。

しかし、リハビリは運動機能低下の進行をやわらげ、非運動症状を軽減するのに役立ちます。体を動かすことは、筋肉や神経を刺激し、脳の神経ネットワークの流れをよくするからです。

まず取り組みたいのは、家で行えるリハビリです。日常生活のなかの動作も、意識して行うことでリハビリとして役立ちます。

もちろん、理学療法士や言語聴覚士など専門家の指導のもとでリハビリを行うことも大切です。

パーキンソン病のリハビリは、取り組みやすく運動効果が高くなるように考えられていますが、すべての人に効果的なリハビリはありません。

患者さんの体の状態や困っていることは一人一人異なるので、専門的な知識のもと、正しい姿勢や体の動かし方、日常動作の改善法などを個別に指導してもらうことで効果が最大になるのです。

リハビリを長く続けるためにも、無理なく楽しみながら取り組めるよう、自分に合ったやり方を探しましょう。楽しんで体を動かすことは、前向きな姿勢につながり、〝心のリハビリ〟にも役立ちます。

運動機能の低下を抑える ― リハビリテーション

ご家庭で取り組めるリハビリもある。並行して専門家による
アドバイスのもと、リハビリを行うのが効果的

家で取り組めるリハビリ

日常生活のなかでの動作もリハビリになる

歯みがき、
洗顔など

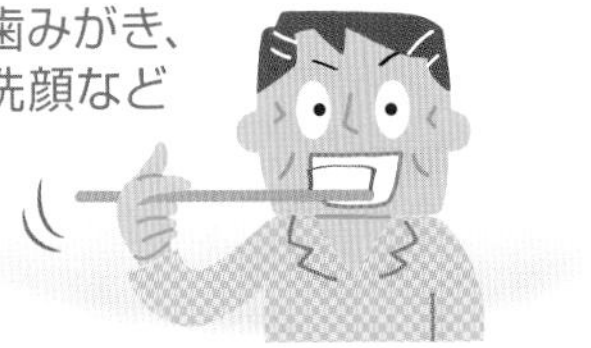

散歩、買い物
など

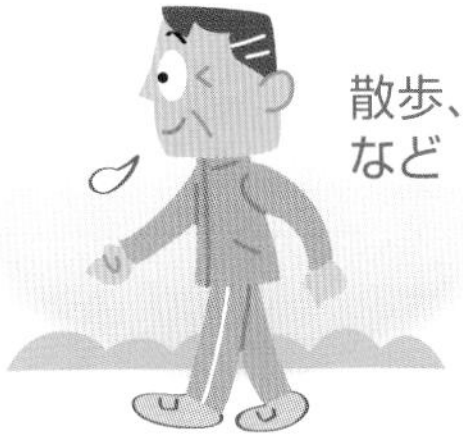

専門家によるリハビリ

専門的な知識のもと、正しい姿勢や体の動かし方、
日常動作の改善法などを指導してもらう

理学療法士

歩行訓練など運動機能維持のための運動を、症状に合わせて指導

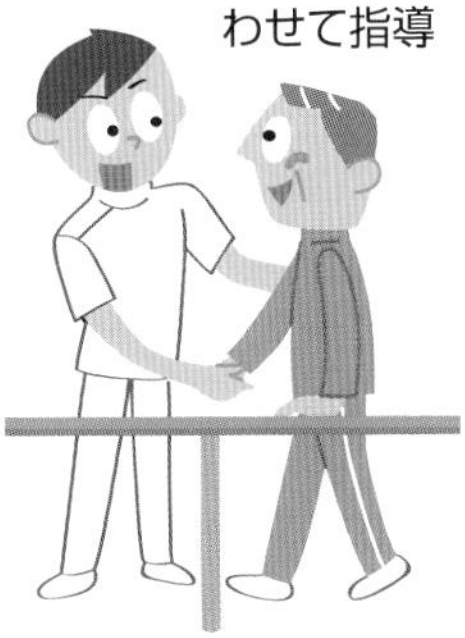

作業療法士

着替え、食事など日常生活での動作に関わることを指導

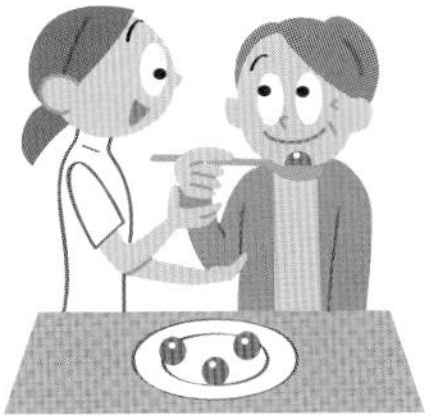

言語聴覚士

発話障害や嚥下障害などを改善する方法を指導

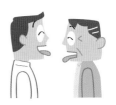

症状が軽度の段階は積極的な運動を楽しむ

リハビリは、体の状態に合わせたものを行います。

パーキンソン病がそれほど進行していないときは、あまり問題なく体を動かすことができます。仕事や家事などを止める必要はなく、積極的に活動することが勧められます。リハビリも、自分で行いたいものにどんどんチャレンジしましょう。

パーキンソン病のリハビリとして紹介されるリハビリ体操（128頁～参照）は、手軽に取り組め効果が高いものですが、それだけにこだわる必要はありません。ストレッチ、有酸素運動、筋力トレーニングなど、主治医と相談のうえ、好きなものを楽しんで行えばよいのです。

ポイントとなるのは、「気持ちいい」と感じながらゆっくり体を動かすことです。

ゆっくりした動きは、地味なようで筋肉をしっかり使います。太極拳やヨガのようにゆっくり動くエクササイズは、安全に気持ちよく、筋力改善の効果が望めるのです。

また、大きな筋肉が多い下半身を集中的に鍛えるのも効率のよい方法です。スクワットや、階段昇降、ゴルフ、プールの中を歩く水中歩行、マシンで自転車をこぐ動作を行うエアロバイクなど、毎日の生活に取り入れます。無理なく活動量を増やしていきましょう。

バランスボールに座ることも、下半身のトレーニングになります。背筋を伸ばすようにすれば、体幹の筋肉にもよく効きます。

呼吸や声を出すものとしては、カラオケやボイストレーニングがお勧めです。

呼吸や発声には、胸郭を膨らませたり縮めたりする必要があります。意識して行えば、肋骨と肋骨の間にある肋間筋《ろっかんきん》などの筋肉を動かすトレーニングとして効果が高まります。

体がよく動くときのリハビリテーション

主治医と相談のうえ、好きなものにチャレンジしよう。
ストレッチ、有酸素運動、筋力トレーニングなど

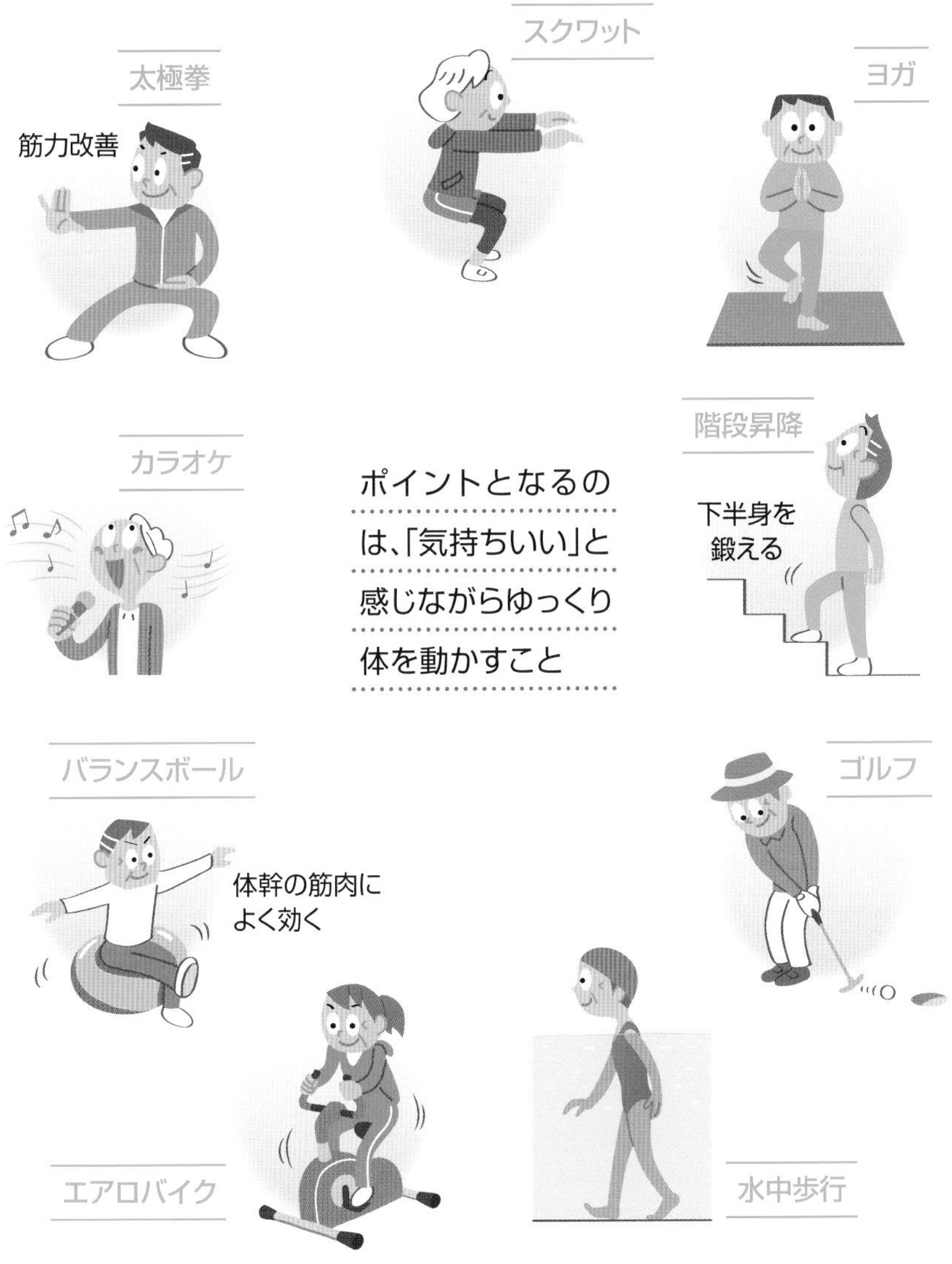
スクワット
太極拳
筋力改善
ヨガ
階段昇降
下半身を
鍛える
カラオケ
バランスボール
体幹の筋肉に
よく効く
ゴルフ
エアロバイク
水中歩行

ポイントとなるのは、「気持ちいい」と感じながらゆっくり体を動かすこと

リハビリ体操を始めよう

体を動かすのに不自由を感じるようになっても、取り組みやすく、効果が高いのがリハビリ体操です。体操を効果的に行うコツは、「気持ちよさ」を感じながら、ゆっくり動くこと。体を動かすことを楽しみながら行いましょう。

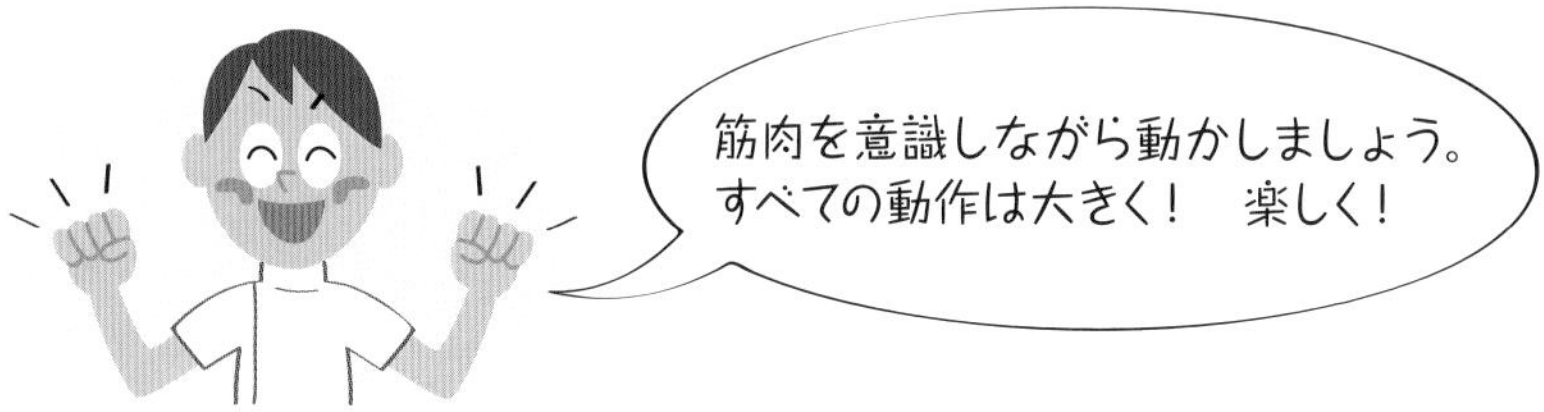
筋肉を意識しながら動かしましょう。
すべての動作は大きく！　楽しく！

顔

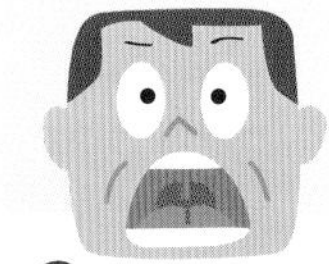

❶ 口を限界まで開け、ゆっくり閉じる

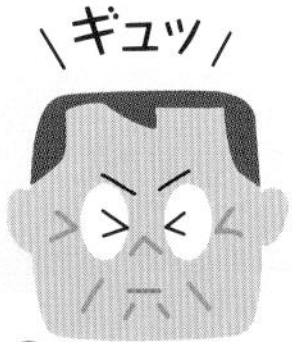
ギュッ

❷ 顔をぎゅっとしかめ、ゆるめる

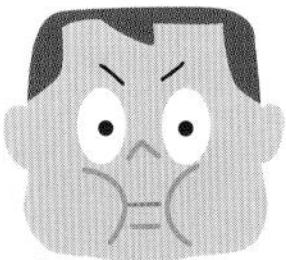

❸ 頬を膨らませる

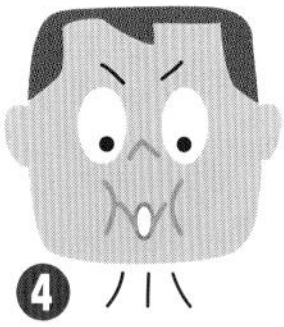

❹ 口をすぼめ、息を長く吐く

頭と首

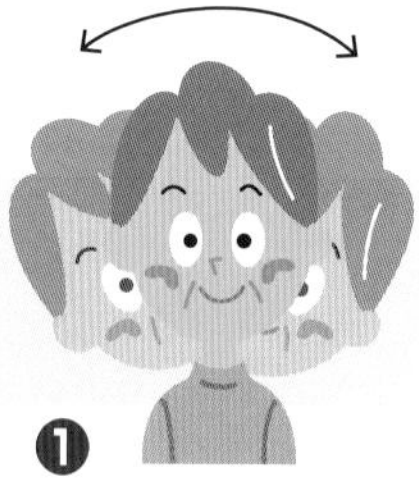

❶ 頭を左右に倒す

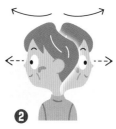

❷ 頭を回して左右を見る

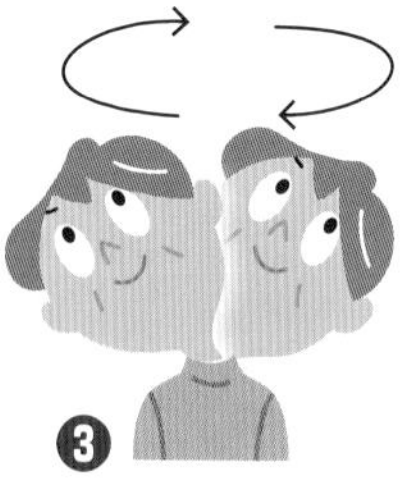

❸ 頭をぐるっと回す

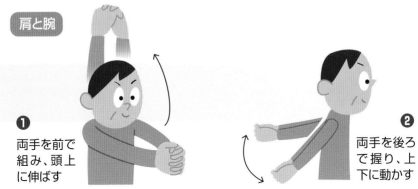

肩と腕

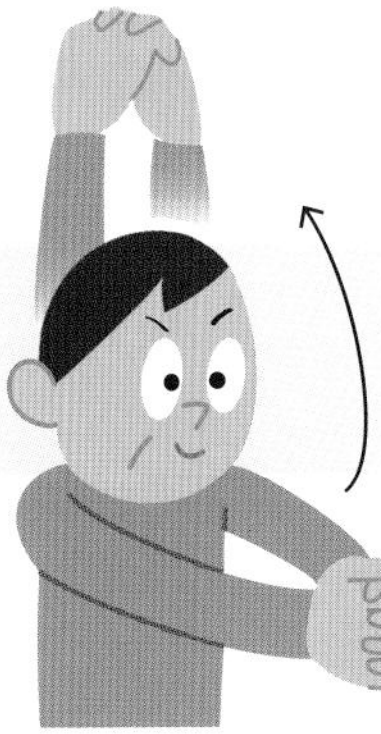

❶
両手を前で
組み、頭上
に伸ばす

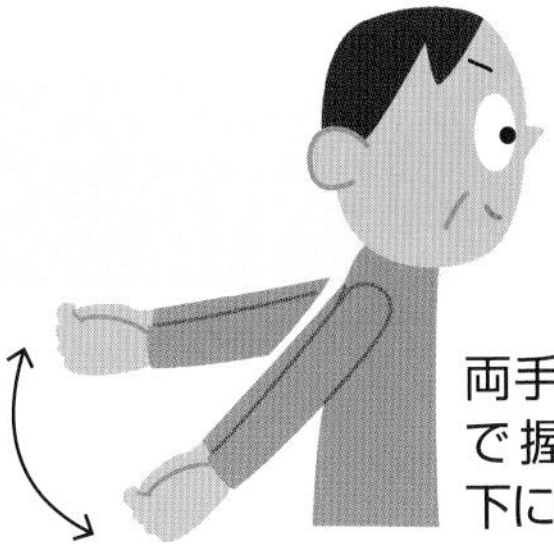

❷
両手を後ろ
で 握り、上
下に動かす

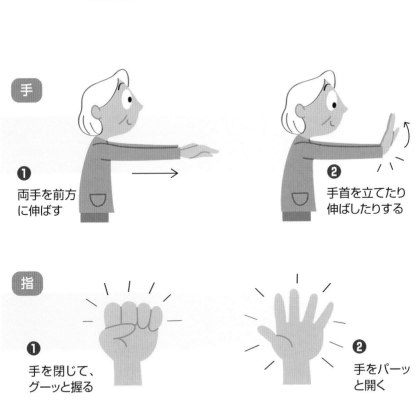

手

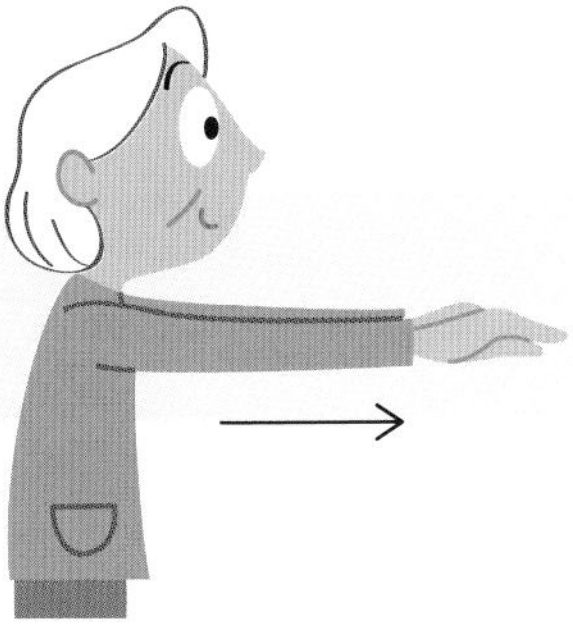

❶
両手を前方
に伸ばす

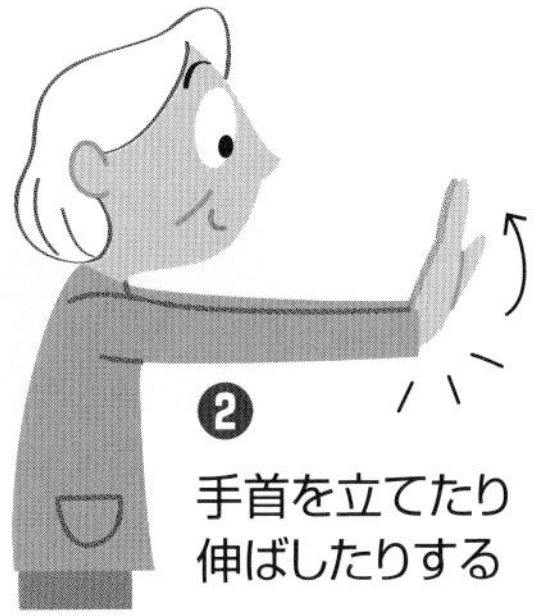

❷
手首を立てたり
伸ばしたりする

指

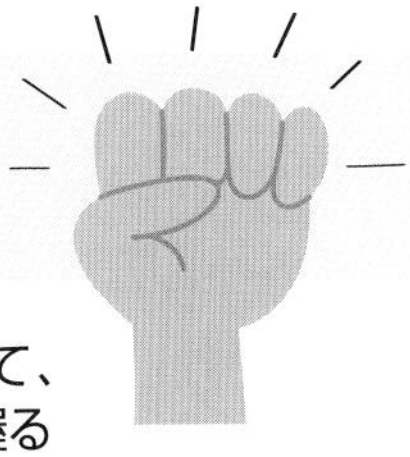

❶
手を閉じて、
グーッと握る

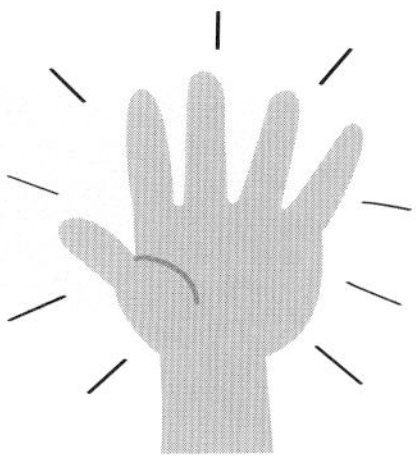

❷
手をパーッ
と開く

立って行う運動

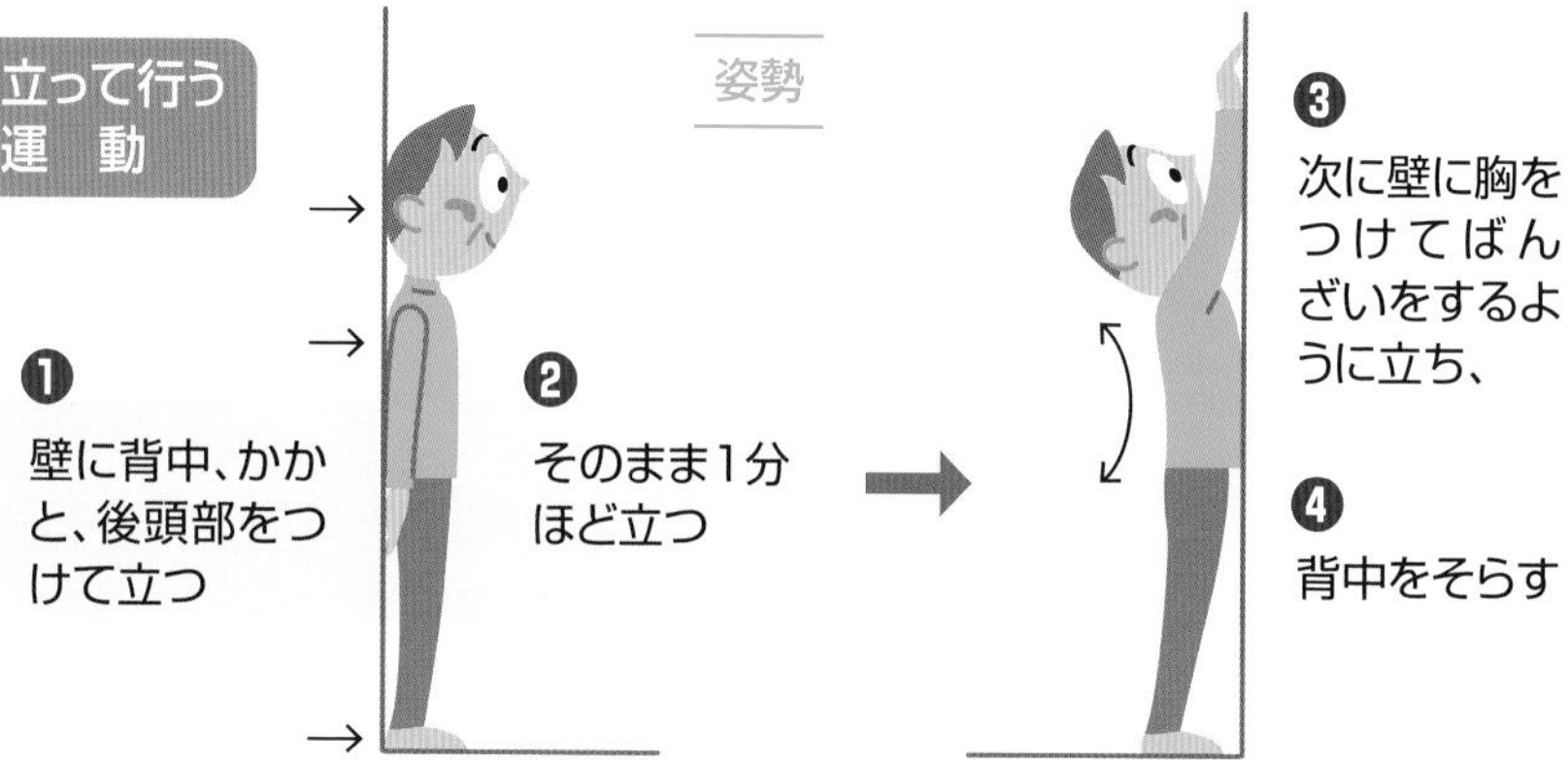

姿勢
❶
壁に背中、かかと、後頭部をつけて立つ
❷
そのまま1分ほど立つ
❸
次に壁に胸をつけてばんざいをするように立ち、
❹
背中をそらす

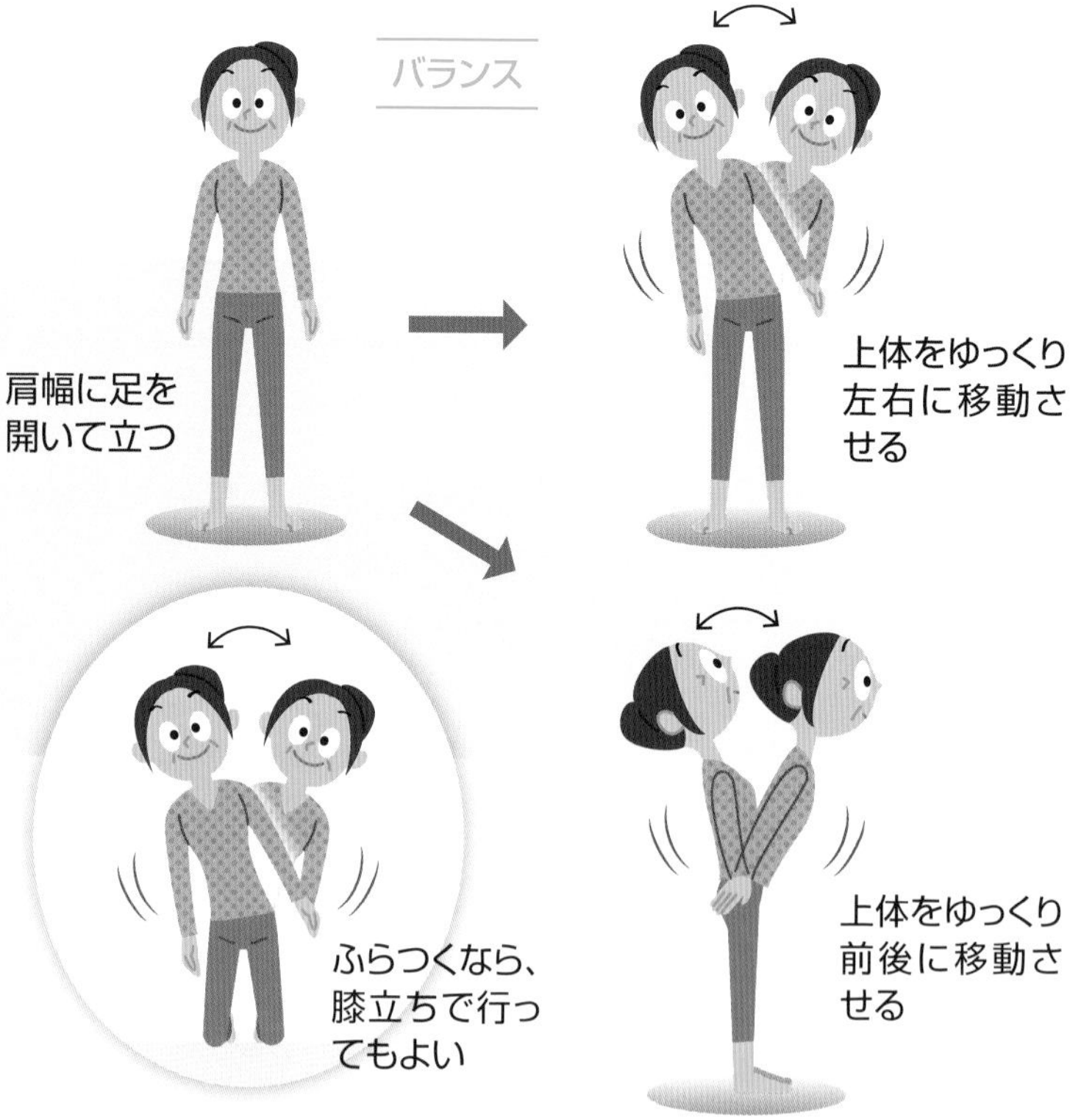

バランス
肩幅に足を開いて立つ
上体をゆっくり左右に移動させる
ふらつくなら、膝立ちで行ってもよい
上体をゆっくり前後に移動させる

座って行う運　動

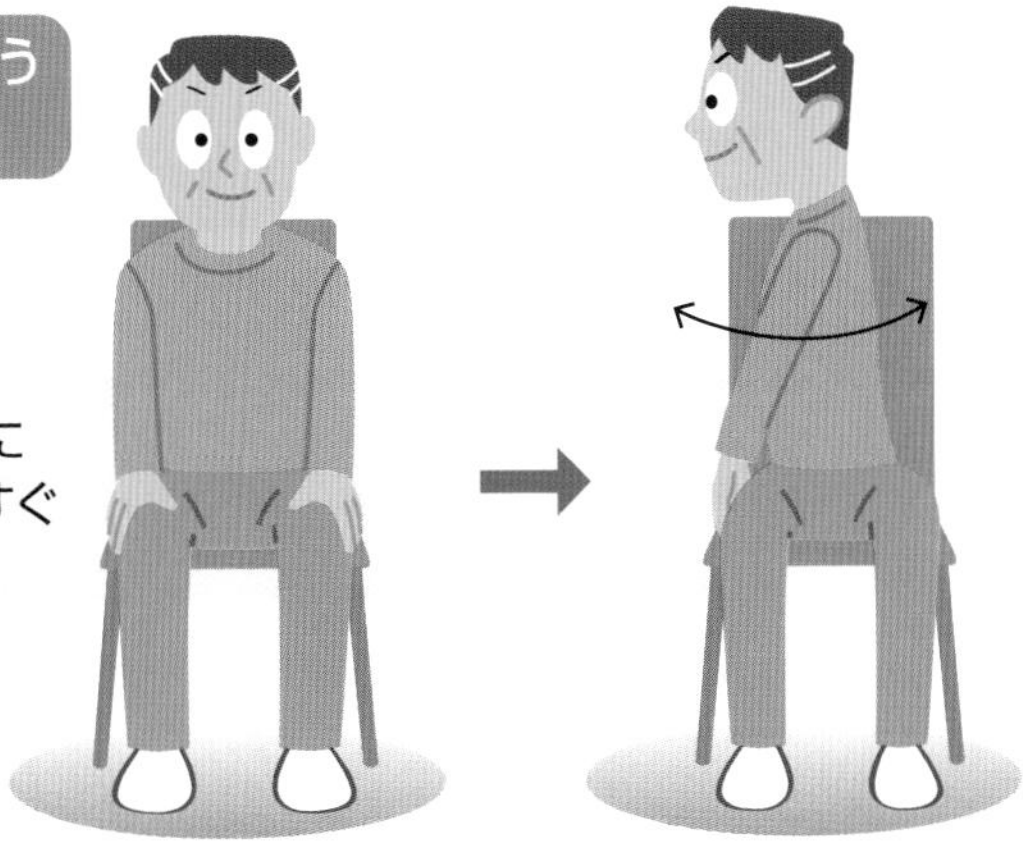

❶
椅子に
まっすぐ
座る

❷
上半身をひねって、左右を向く

❸
片手で反対側の足を掴む（左右）

横になって行う運　動

❶
仰向けになり、後頭部を床面に押し付ける

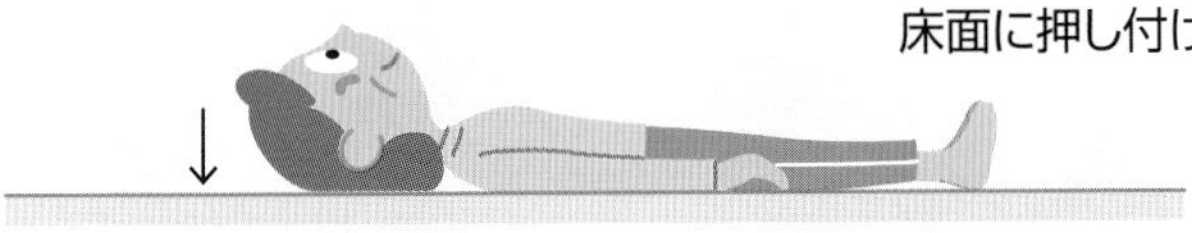

❷
両手を組み、両肘で床面を押して、上半身を少し持ち上げる

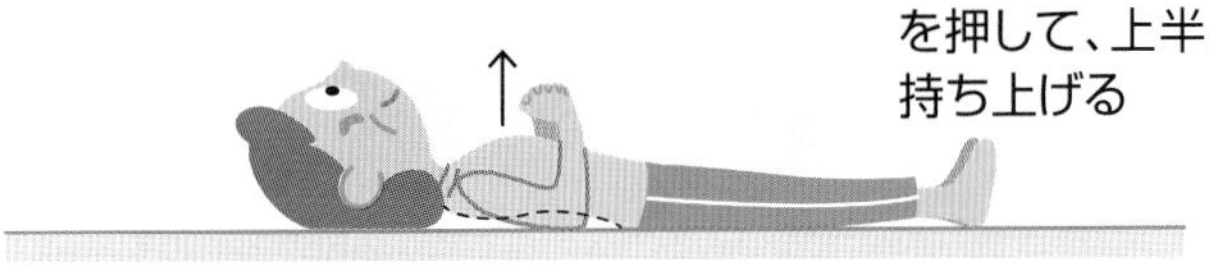

❸
両手を体の脇に伸ばし、手で押すようにして腰を持ち上げる。できれば、胸・腰・膝が真っ直ぐになるように

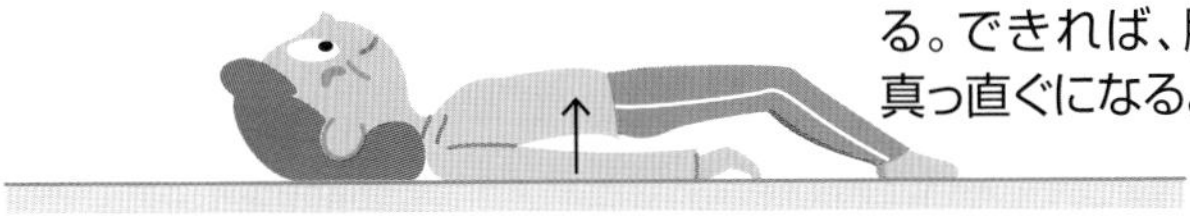

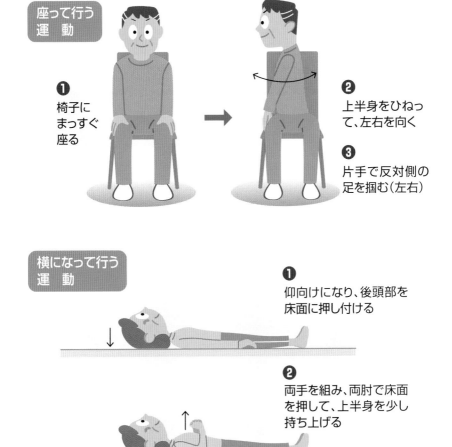

発声のリハビリ

パーキンソン病が進むと、声が小さくなったり、抑揚がなくなる、発音がはっきりしなくなるなど、話し方の障害が現れてきます。

病気が進行するにしたがって、発声がより不明瞭になることが多く、周囲の人とのコミュニケーションに問題が生じたり、外の人との関わりを避ける原因ともなりかねません。

〝話す〟ということは、肋間筋《ろっかんきん》、胸鎖乳突筋《きょうさにゅうとつきん》、斜角筋などのさまざまな筋肉と胸郭《きょうかく》、舌などを連携させて動かしてできる行為です。普段から、大きな声で語尾までしっかり発音することを意識すると、これらの筋肉への刺激となり、改善が望めます。

まだ、声が小さくなるなどの症状がない人でも、普段からはっきり話すように心がけることは、発話障害の予防に役立ちます。

ときどき鏡で口や表情を確認しながら話してみたり、ICレコーダーや携帯電話の録音機能などを利用して、自分の声を録音するのも効果的です。改めて、自分が自分の思ったように話せているか、唇などがしっかり動いているかなどを確認します。

発声のリハビリを行うのも重要です。

発声のリハビリでは、口周りを鍛えて、改善をはかります。

口周りの運動のほか、歌うことも立派なリハビリになります。好きな歌を、大きな声をしっかり出して歌うことで気持ちも明るくなります。カラオケやコーラスなど、親しい仲間と楽しみましょう。あるいはサークル活動に参加してもよいでしょう。

発声のリハビリは嚥下障害の予防にもなり、気持ちを明るく保つことにも役立ちます。

このように日常生活のなかで行うことを、リハビリとして生かすこともできるのです。次項で、詳しい方法を紹介します。

大きくはっきり話すためのリハビリ

アイウエオ体操

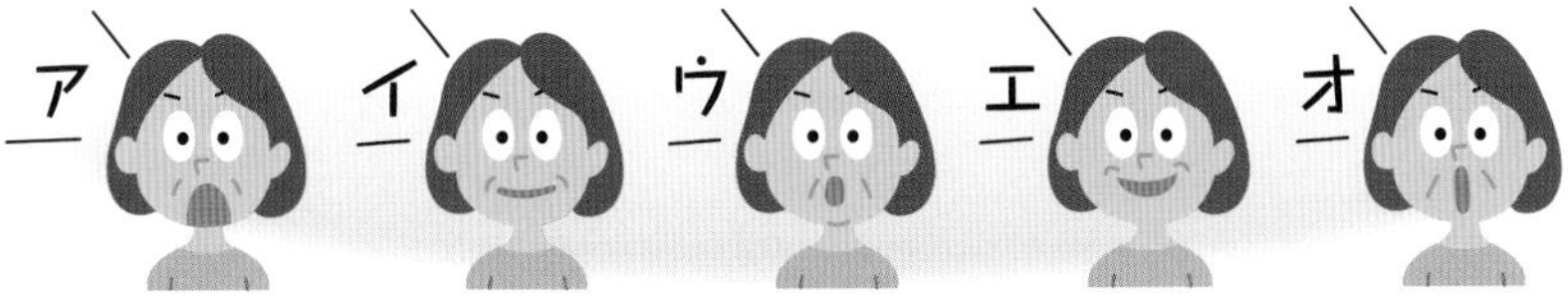

大きな声で「ア」「イ」「ウ」「エ」「オ」と発音する。ときどき「アー」「イー」…とそれぞれ20秒ほど、大きな声を長く出す練習もする

舌回し

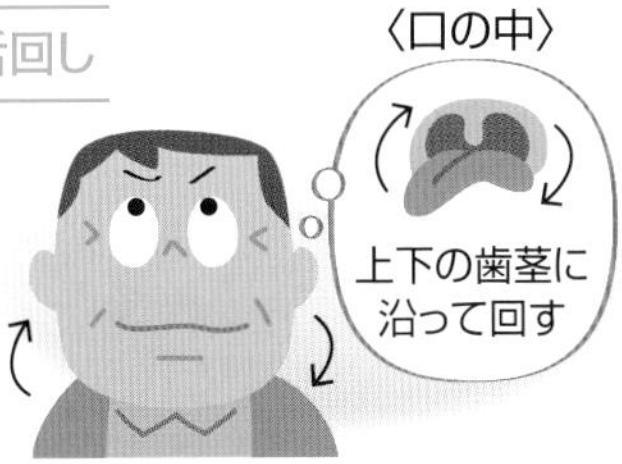

口を閉じる。舌を歯茎に沿って右の上の奥歯から左へ、左の下の奥歯から右へと動かす。数回繰り返したら、逆回りも行う

あっかんべー

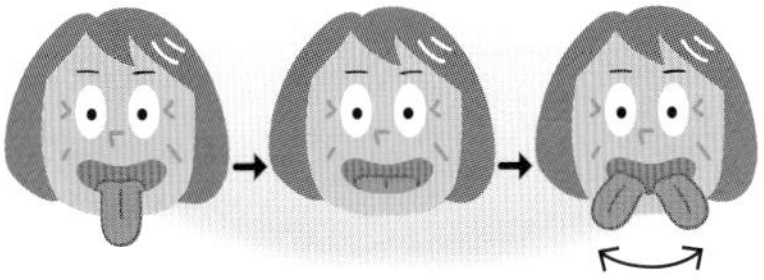

あっかんべーで、舌を思い切り前に出す。1度引っ込め、右斜め前へ舌を出す。左斜め前も同様に行う

歌を歌う

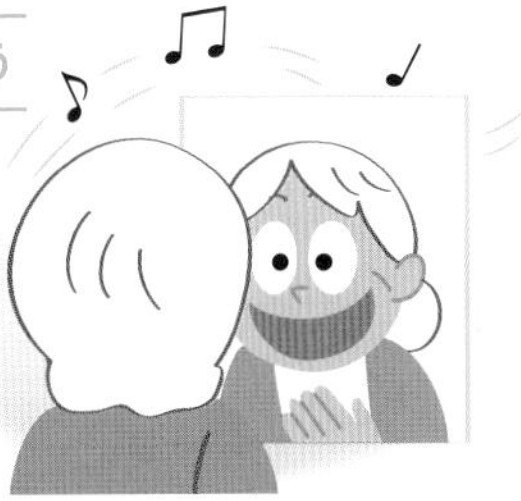

大きな声で口をはっきり動かすように歌う。鏡を見ながら、表情をつけてもいい

音読する

声を出して読む。意識的に口をはっきり動かしながら行う。好きな小説の一節や新聞の社説など、楽しめるものを選ぶ

日常の生活動作もリハビリに

日常の生活動作も立派なリハビリになります。

リハビリは、もともと日常生活で不便がないよう、体を動かす機能を維持あるいは改善することが目的です。生活の中でのさまざまな動作についても、しっかり動くことを意識して行えば、筋肉や神経への刺激とすることができるのです。

そして、日常生活のなかで行うリハビリは、医療機関や施設のリハビリルームで行うのと同じくらい重要です。

生活動作をリハビリとして十分に生かすコツは、自分がしっかり動けるように工夫することです。

たとえば、文字を書くときは、気がつかないうちに字が小さくなりやすいので、しっかりと大きく書くように意識します。余裕があるのなら、日記をつけたり、手帳などにその日にあったことをメモする習慣をつけるのもよいでしょう。

着替えも、できるだけ自分で行います。もし、ボタンを留めるなど難しい動作があるのなら、ファスナーの衣類を選ぶなど、無理をしないでできることを増やします。

病気の進行とともに、起き上がりや立ち上がりが難しくなることもあります。しかし、リハビリと考え、なるべく自力で行うことが大切です。

椅子からの立ち上がりは、まず椅子の端まで体をにじり出し、足を開いて準備します。手を前方に伸ばしたら、勢いよく下ろし、反動を利用して立ち上がります。

ベッドからの起き上がりは、横向きになってから、肘《ひじ》を立てて上半身を起こし、さらに腕を伸ばして起き上がります。

このように、1つの動作を入れることでうまくできるようになることもあります。理学療法士などに相談して、自分に合った方法を見つけ、体を動かしていきましょう。

生活のなかで動くことが大切

リハビリになる日常動作

文字を書く

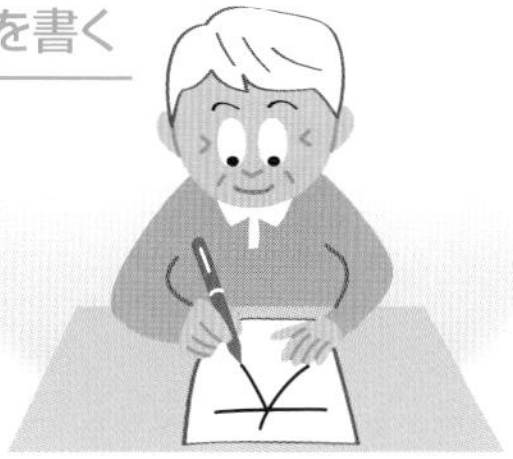

しっかり大きな字で書く

着替え

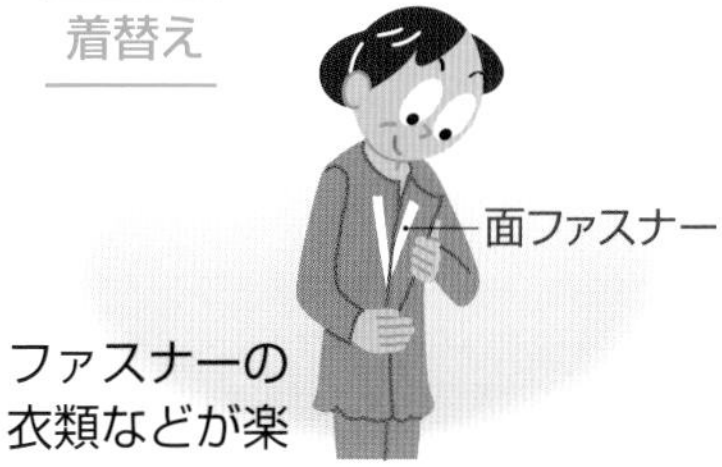

椅子からの立ち上がり

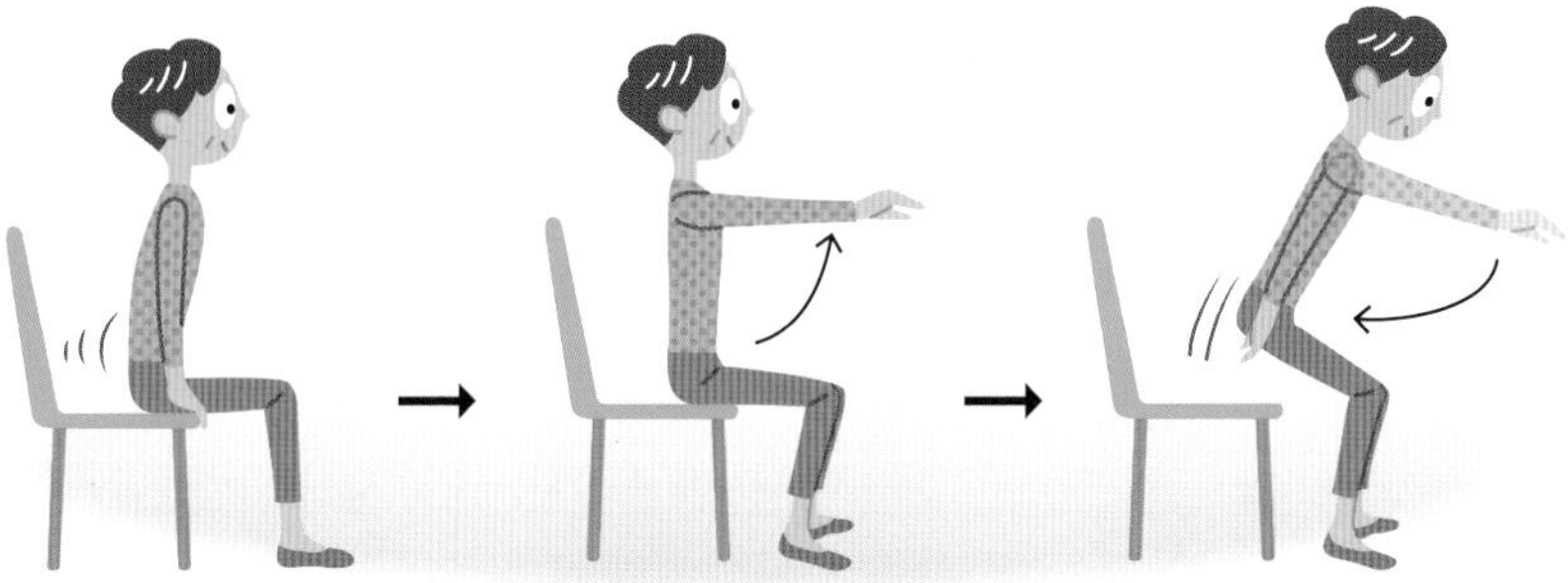

椅子の端まで体を
にじり出す

→

足を開いて、手を
前方に伸ばす

→

勢いよく下ろし、
反動で立つ

起き上がり

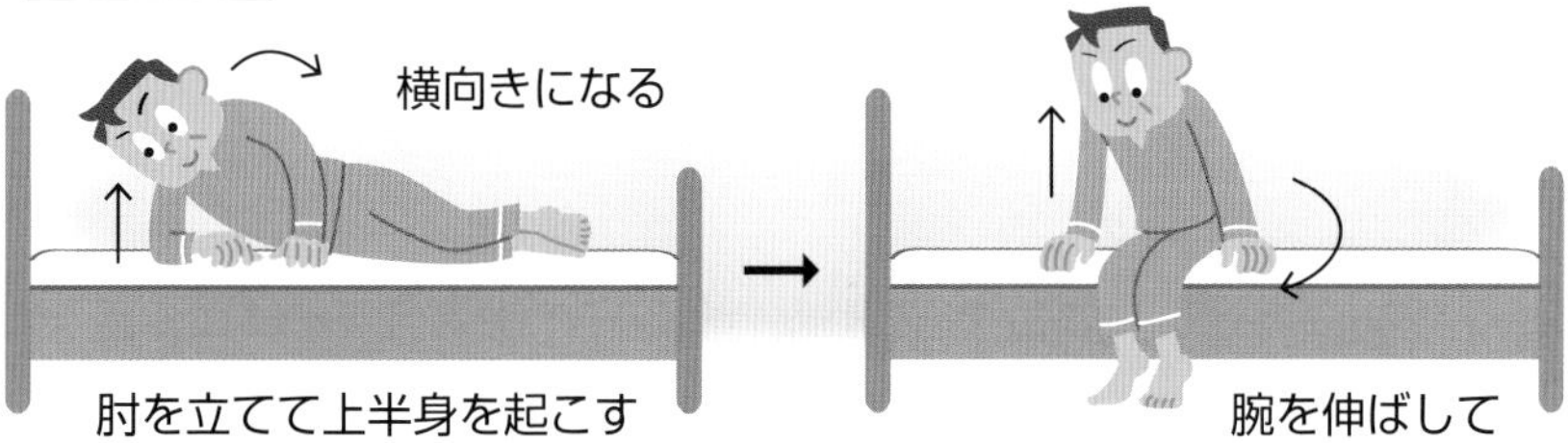

肘を立てて上半身を起こす

→

腕を伸ばして
起き上がる

デイケアやデイサービスを利用する

パーキンソン病が進行してきたら、デイケアやデイサービス*を利用して、専門家の指導のもとでリハビリテーションを行うこともできます。

パーキンソン病患者さんは、身体の状態や年齢に合わせて障害者認定・要介護認定を受け、さまざまな支援を受けることができます（148頁参照）。要介護認定を受ければ、介護保険制度の介護予防サービスや介護サービスを使うことができます。

デイケア（通所リハビリテーション）では、理学療法士や作業療法士などの指導のもと、リハビリを行うことができます。また、日帰り入浴や食事の提供などを受けられるデイサービス（通所介護）を利用することもできます。

デイケアやデイサービスを利用するメリットは、専門的な知識に基づいた最適なリハビリテーションの指導を受けられることです。器具を使ったり、専門家のサポートを受けながら、家庭でするには難しいトレーニングを行うことができるので有効です。

周囲に、同じようにリハビリに励む仲間がいることもメリットです。互いに励まし合うことが、長期にわたってリハビリを続けるモチベーションとなります。入浴や食事などを楽しんだり、仲間やスタッフと交流することで、生活のメリハリも生まれます。

また普段、患者さんの生活や家庭でのリハビリをサポートしている家族にとっても、メリットが多くなることでしょう。患者さんがデイケアやデイサービスを利用する時間は、身体的・精神的負担を減らすことができて貴重です。また、必要に応じて家族が専門家のアドバイスを受けることができるので心強い味方となることでしょう。

次項は、安全に生活するために注意すべきことを紹介します。

用語解説 デイケア、デイサービス　デイケアでは、医師の指導のもとリハビリテーションが行われる。デイサービスは、リハビリも提供されるが主目的は入浴や食事などの介護サービス。

デイケアやデイサービスって何？

パーキンソン病患者さんは、身体の状態や年齢に合わせて障害者認定・要介護認定を受け、デイケア（通所リハビリテーション）・デイサービス（通所介護）を利用できます

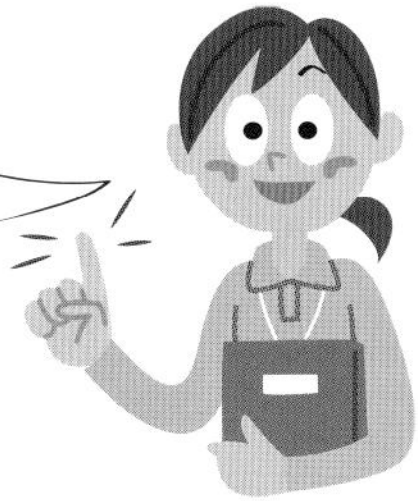

デイケア

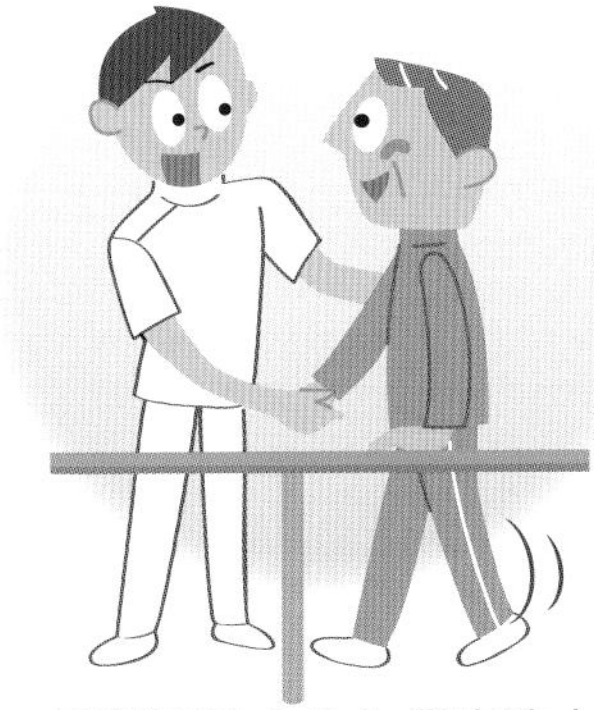

理学療法士や作業療法士などの指導のもと、リハビリを行う

デイサービス

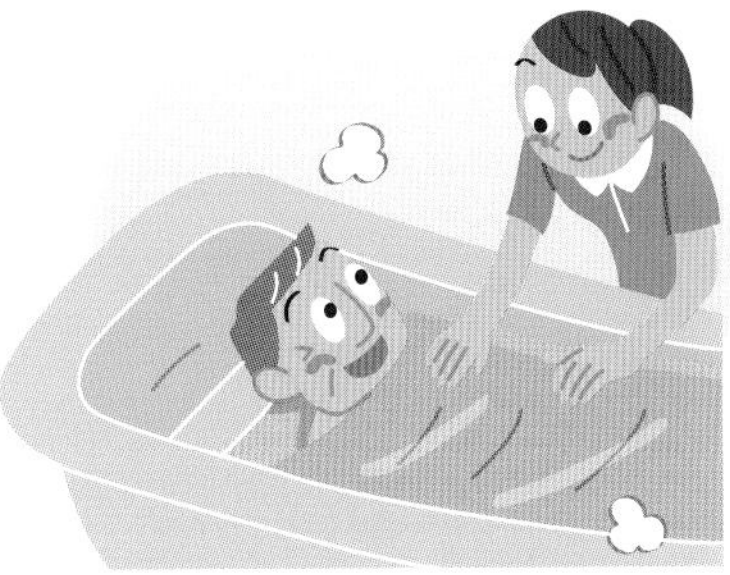

日帰り入浴や食事の提供など。必要に応じて家族も専門家のアドバイスを受けることができる

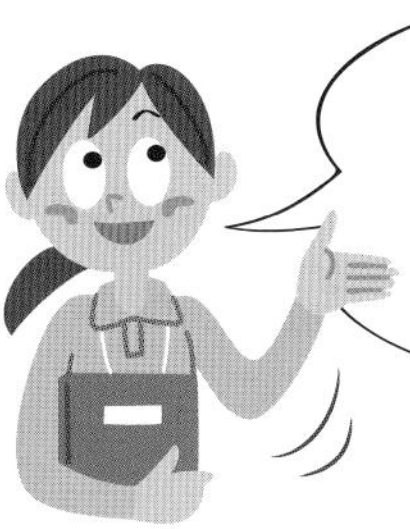

患者さんがデイケアやデイサービスを利用する時間は、家族の方の身体的・精神的負担を減らすことができて貴重です

安全に生活・活動するために

歩くときの心がけ

パーキンソン病が進行すると、体の動かしづらさが目立ち始め、生活に支障が出てくることが多くなります。

しかし、原因を知ったうえで身のこなしに注意したり、姿勢や力の入れ方を工夫することで、動きやすくなったり、やり過ごすことができるようになります。

パーキンソン病患者さんが困ることが多いのが、歩行に関する障害です。

普段から歩行時には顎《あご》を引いて、天から頭に糸を引いているイメージで、姿勢をよくしましょう。しっかりももを上げ、歩幅を大きくして歩きます。

街中にショーウインドウや鏡などがあったら、さりげなく自分の歩き方をチェックするのもお勧めです。

もし、歩行の最初の1歩が踏み出せなくなってすくみ足を自覚したら、その場で1度足踏みしてみる、1歩下がってから勢いをつけて前に進む、前方ではなく横か斜めに足を出す、何かを目印に足を出すなどいろいろと工夫してみましょう。それで、リズムが作れて歩き出せることが多いものです。自分に合った方法を見つけておけば安心です。

突進は、歩いているうちに前かがみに歩幅が小さくなって起こります。自覚したら、1度止まってリズムを断ち切り、改めてゆっくり、大きく歩き始めましょう。

いずれにせよ、焦って動こうとするとかえって危険です。対処法を何度か試して慣れておくとよいでしょう。歩行のくせによっては、杖や歩行器などを使うと、症状が起きにくくなることもあります。

安全に“歩く”ポイントは？

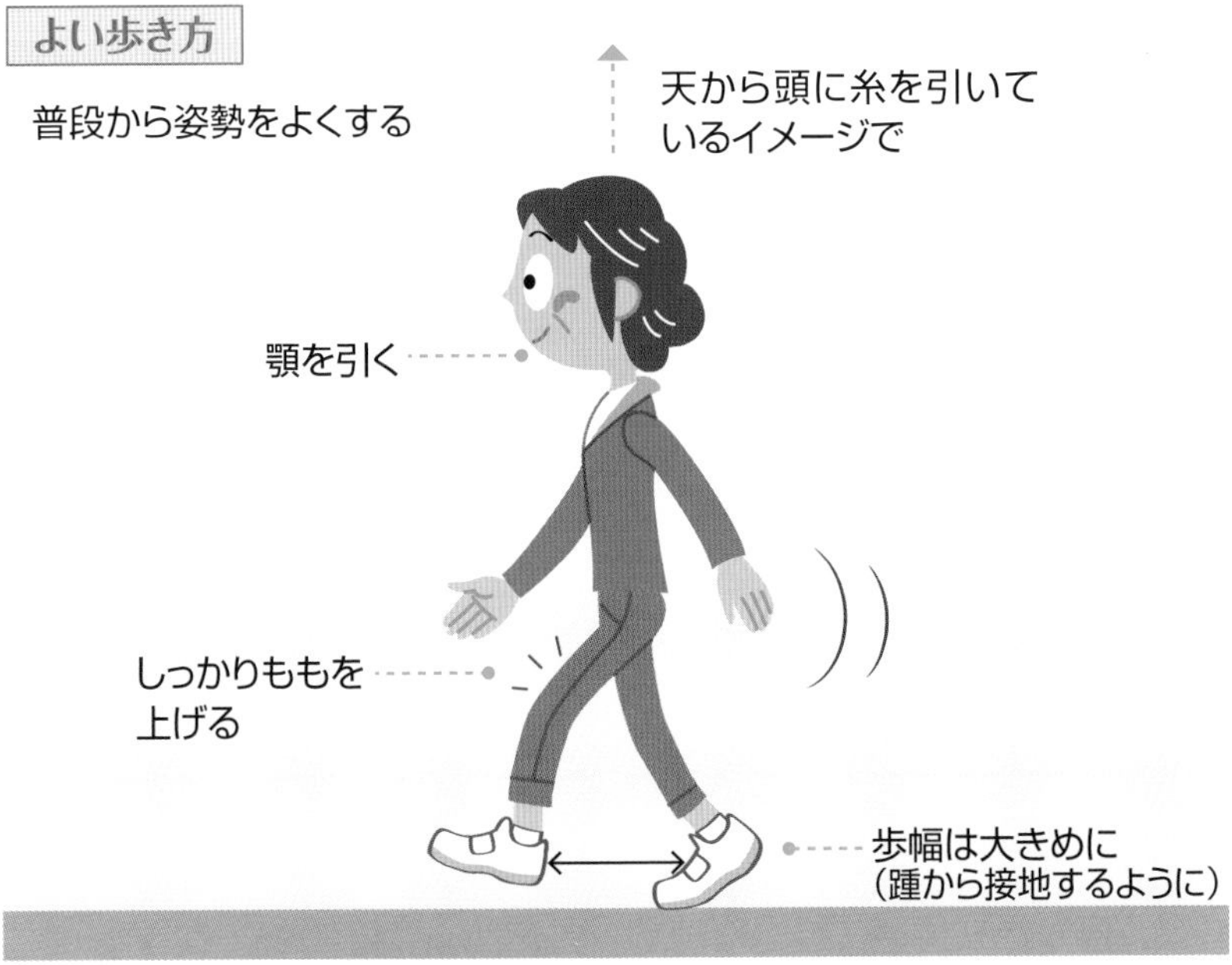
よい歩き方
普段から姿勢をよくする
天から頭に糸を引いているイメージで
顎を引く
しっかりももを上げる
歩幅は大きめに（踵から接地するように）

足が出にくくなっている人の場合

[すくみ足の場合]

その場で足踏
1歩下がってから歩く
横か斜めに足を出す
何かを目印に足を出したり、歩幅を50～60㎝と決めて踏み出す

[突進の予防]

ハッ
ピタッ

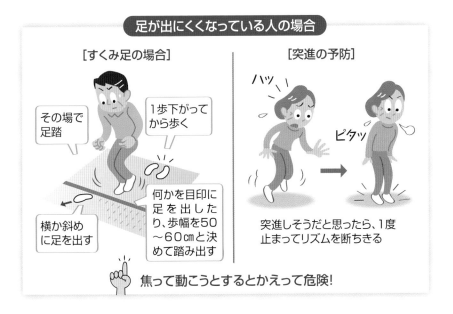

突進しそうだと思ったら、1度止まってリズムを断ちきる

焦って動こうとするとかえって危険!

転倒を防ぐ工夫

転倒は、骨折などのケガの原因となり、さらなる体の障害や体力低下へとつながることがあります。パーキンソン病患者さんにとって、できるだけ避けたいことです。

パーキンソン病患者さんは、動こうという意識があっても、体の動きがそれに対応しきれなくなることから、転倒につながることが多いのです。

特に危ないのが、歩きながら何かをするなど複数の動作を行うときです。玄関のチャイムが鳴るなど、急な出来事に対応しようと焦るのも危ないです。戸外でも、たとえば地図を見る必要があるのなら、立ち止まってからするなどします。

方向転換で転びやすくなることも多いので注意します。手すりや壁など何かにつかまって行うか、片足に重心を乗せたうえで反対の足で円を描くように体を回すと、動きやすくなります。

服装も動きやすい服を選び、ふらついたときには手すりや壁などにつかまりやすいように両手を空けておきます。履物は、裏が滑りにくいものを選び、脱げやすく滑りやすいスリッパなどは避けます。室内では通常の靴下は避け、裸足か、滑り止めのついた室内履きや靴下にしましょう。

転倒してしまったときは、焦らずにゆっくり起き上がります。頭を打った場合は、脳にダメージがある可能性があります。吐き気やめまい、手足のしびれ、意識の混濁などがある場合は、すぐに医療機関を受診します。直後は何もなくても、数週間〜数ヵ月してダメージが現れることもあるので、十分に注意します。家族にも伝えておきます。

また、立ちくらみやふらつきが多い場合は、主治医に相談しましょう。治療薬の副作用などの可能性もあるためです。場合によっては、治療薬を変更します。

転倒しないために注意すること

転倒の原因

予防策

急な出来事があったとき

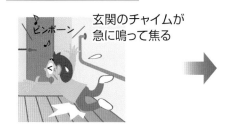

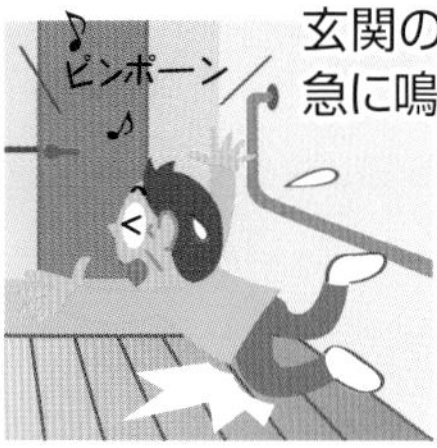

玄関のチャイムが
急に鳴って焦る

落ち着いてゆっくり
対応する

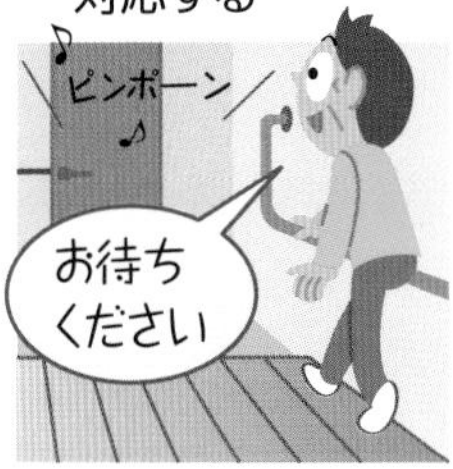

複数の動作をしたとき

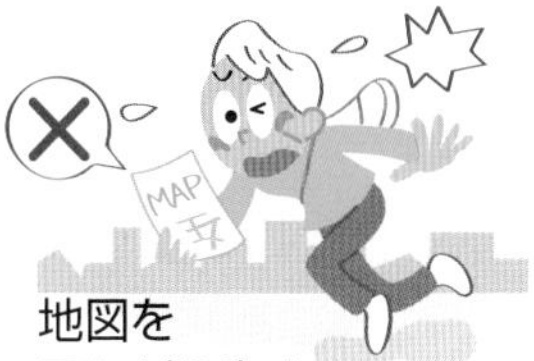

地図を
見ながら歩く

立ち
止まって
見る

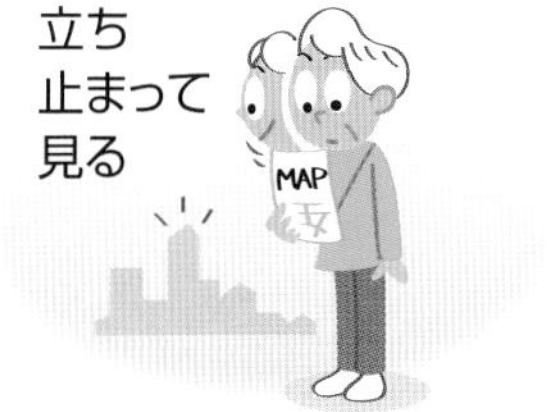

方向転換したとき

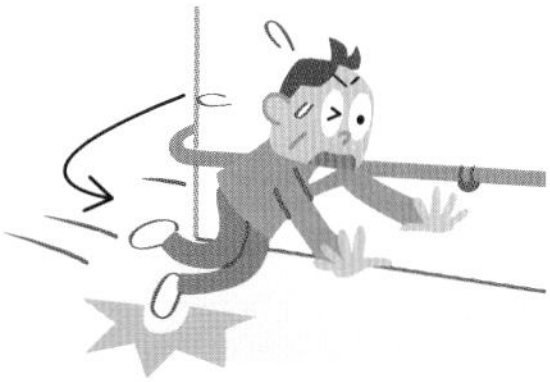

手すりなどにつかまって
方向転換を行う

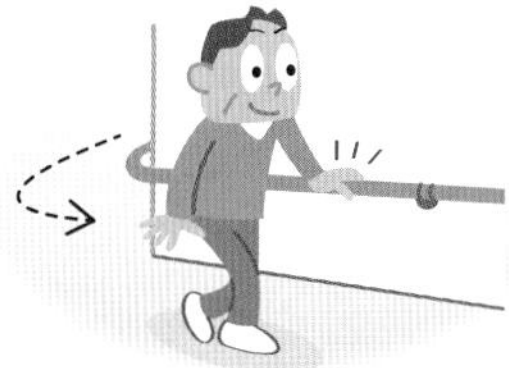

動きやすい服、すべりにくい靴を履くなどの工夫をして転倒予防を!!

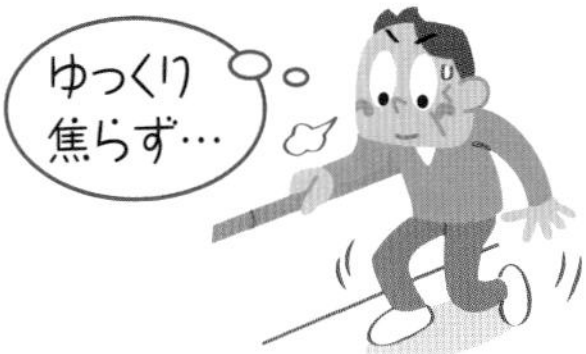

それでも転倒してしまったら、
焦らずにゆっくり起き上がる

万が一頭を打ち、吐き気やめまい、手足のしびれ、意識の混濁などがある場合は、すぐに医療機関を受診する

家の中の環境づくり

体に動かしにくい部位が現れたり、転びやすいなどの症状が出てきたら、安全に動きやすい家の中の環境づくりを工夫しましょう。

すぐにバリアフリー工事までしなくても、体の状態に合わせて少しやり方を変えたり、工夫することで、生活しやすくなります。安全になるだけでなく、体を使って機能低下を防ぐ意味でも大切です。

まず、段差や床の上の余計な物をなくします。つまづく原因になるだけでなく、すくみ足が現れるきっかけとなることもあります。カーペットのようなわずかな段差も、転倒の原因となりやすいです。

リビングや寝室など、よく使うスペースは動線を確認し、家具を配置し直します。家具は、方向転換のときの体の支えとしても使えます。寝室では布団を使っていた人もベッドの方が起き上がりやすくなります（144頁参照）。

廊下や階段にフットライトをつけて、明るくします。また、階段の段ごとに反射テープを貼ります。廊下にも30〜40㎝間隔で貼っておくと、歩くときの目安となります。

玄関の上がりかまちや風呂の浴槽の横には、すべり止めマットをしいたり、踏み台や椅子を置きます。

住宅改修を考えるなら、手すりの設置、ドア、トイレの改修などです。

トイレや浴室では、立ち上がりでつかまれる位置に設置します。L字型の手すりならば、立ち上がりだけでなく、体の向きを変えるときなどにも使いやすいです。階段や廊下にも設置すると安心です。

ドアは、引き戸やアコーディオンタイプにすると出入りが楽になります。特にトイレは、車椅子になってからも使用しやすくなります。なお、住宅改修は、障害者総合支援法や介護保険制度で費用の一部支給の対象となるので、市区町村などの窓口に相談してみましょう（148頁参照）。

過ごしやすく家の中を整えるには

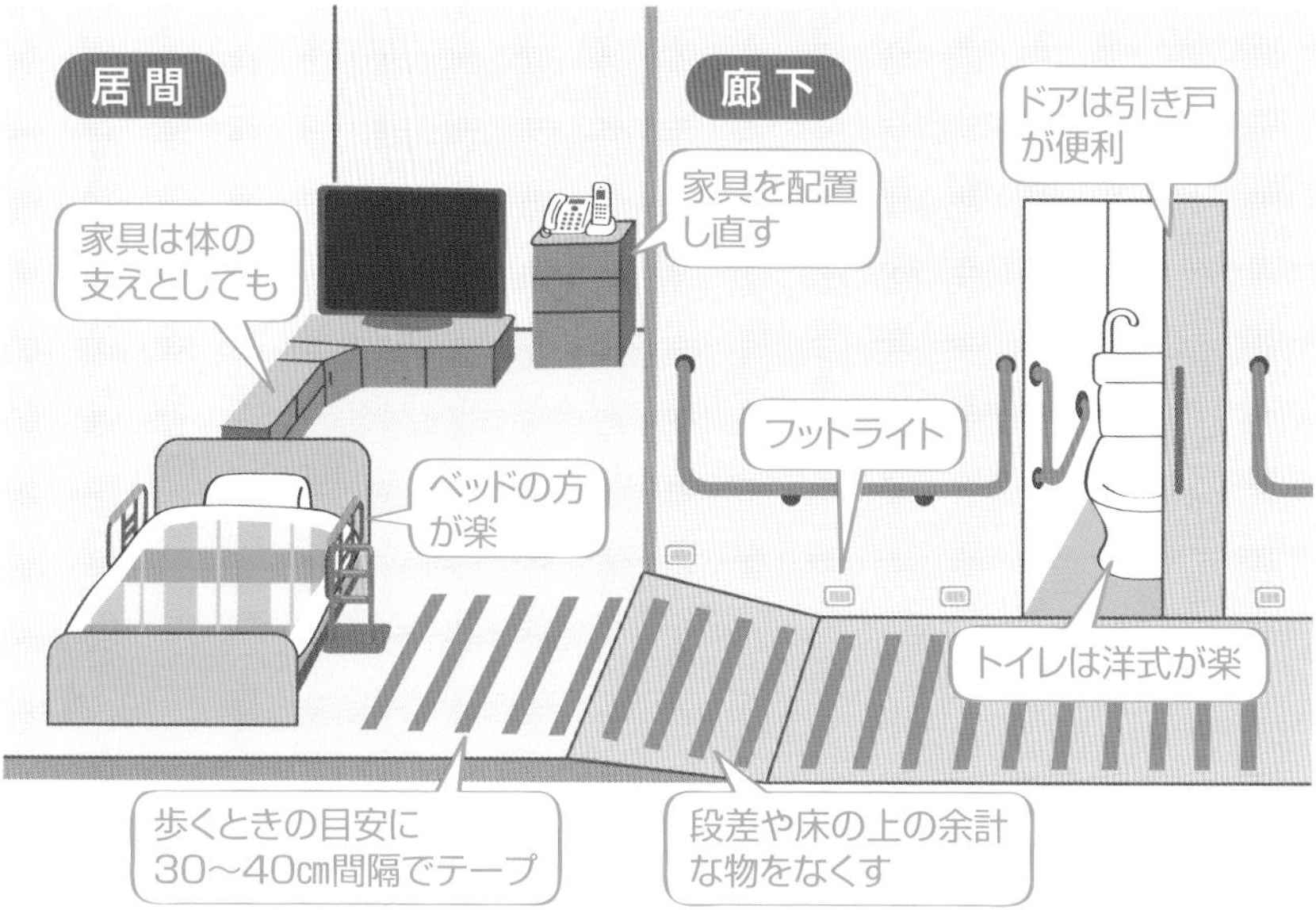
居間
廊下
ドアは引き戸が便利
家具を配置し直す
家具は体の支えとしても
フットライト
ベッドの方が楽
トイレは洋式が楽
歩くときの目安に30〜40㎝間隔でテープ
段差や床の上の余計な物をなくす

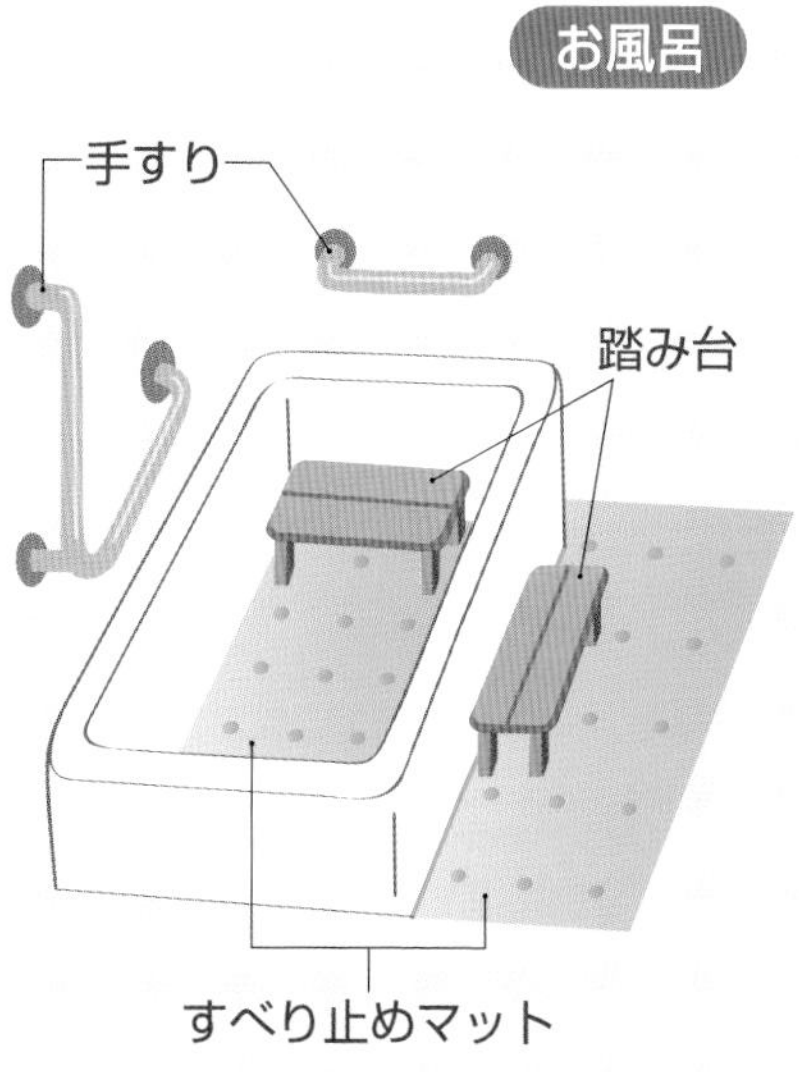
お風呂
手すり
踏み台
すべり止めマット

住宅改修に当たっては

地域包括支援センターなど、市区町村の障害者総合支援法や介護保険制度の窓口に相談する。専門家のアドバイスを受けることもできるので、より患者さんに合った改修を行うことができる

※踏み台は、浴槽が深い場合、浴槽のふちが高い場合に有効

症状に応じて適切な補助具を整える

　生活の中で不便や不安を感じることが増えてきたら、補助具の使用も検討します。

　食事は複雑な動きを必要とする活動です。握りやすい柄のスプーンやクリップタイプの箸*、すべり止めシートなどが使えます。また、食事のときに姿勢を整えることは、むせたり誤嚥を防ぐためにも重要です。クッションを挟むなどしましょう。ちなみに、テーブルの高さは高めの方が、食べ物を口に運びやすくなります。

　外出時などに便利なのが、杖や歩行器です。

　杖は、体重をしっかり支えられるよう横向きのバーのついたものや、4点杖などが選べます。

　歩行器は固定型の軽いものからキャスター付きのもの、車椅子はモーター付きのものもあります。患者さんの体の状態、使用する場所などで選びます。

　起き上がりが苦手になることが多いので、寝床はベッドが便利です。リクライニング機能や移動用の手すりのついたものもあります。

　歩くのがつらくなってきたら車椅子の使用も検討します。室外への出入りのため、玄関の上がりかまちや外階段にはスロープをつけます。スペース的に玄関が難しい場合は、掃き出し窓*などを活用します。

　トイレに行くのが難しくなってきたら、ポータブルトイレを使用します。

　補助具ではありませんが、電話も心強い味方となります。呼び出し音に焦って反応しないよう、コードレス電話を使うようにしたり、携帯電話を、外出時だけでなく室内でも側に置くようにするとよいでしょう。急に動けなくなったときなどのためにも安心です。

　補助具の使用に抵抗を覚えることもあるかもしれませんが、上手に活用することで、ケガのリスクを抑え、行動範囲も広がります。不安をなくし、生活を楽しむための道具と考えてみましょう。

用語解説

クリップタイプの箸　手の不自由な人が使いやすいよう、クリップで固定されたバラバラにならない箸。力が弱くても持ちやすく、食べ物を挟みやすい。

掃き出し窓　下端が床面の高さにある大きな窓。もとはゴミを外に掃き出すのに使っていたもの。リビングなどからバルコニーや庭に面していて、出入りができる大きさのものが多い。

暮らしを助ける補助具

食事に役立つ補助具

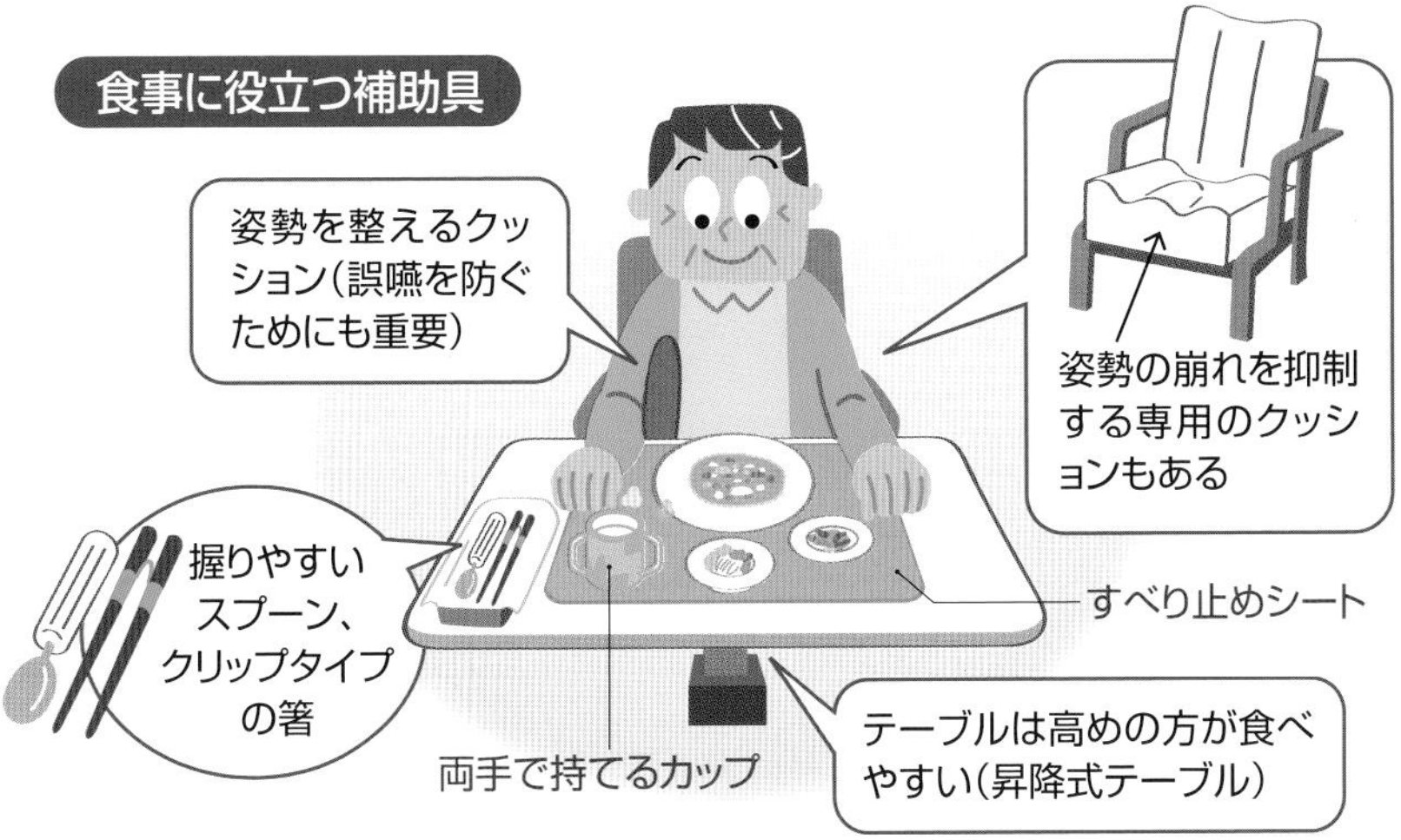

姿勢を整えるクッション（誤嚥を防ぐためにも重要）
姿勢の崩れを抑制する専用のクッションもある
握りやすいスプーン、クリップタイプの箸
すべり止めシート
両手で持てるカップ
テーブルは高めの方が食べやすい（昇降式テーブル）

外出・移動に役立つ補助具

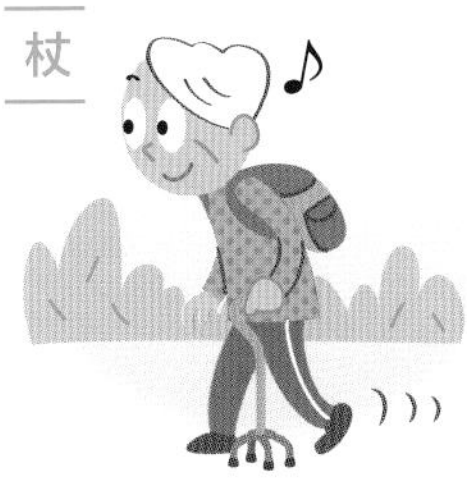

杖

体重をしっかり支えられる4点杖

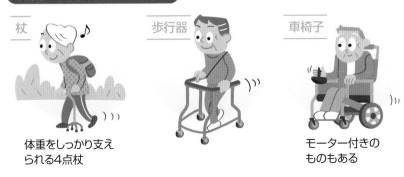

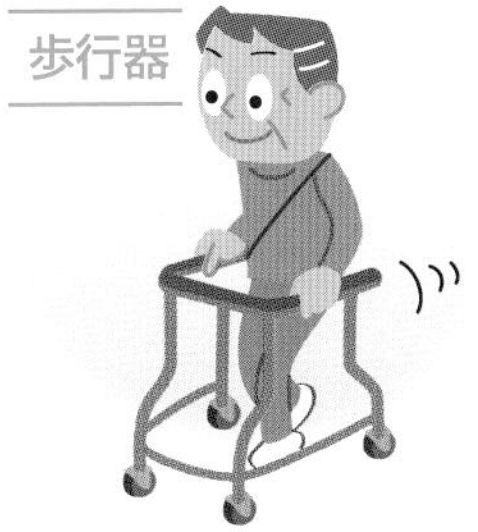

歩行器

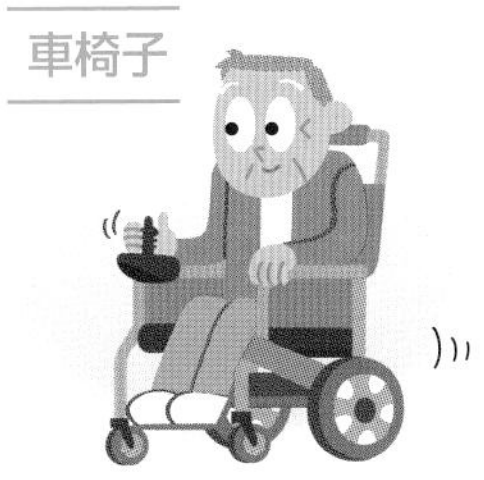

車椅子

モーター付きのものもある

いい眠りを得るために役立つ補助具

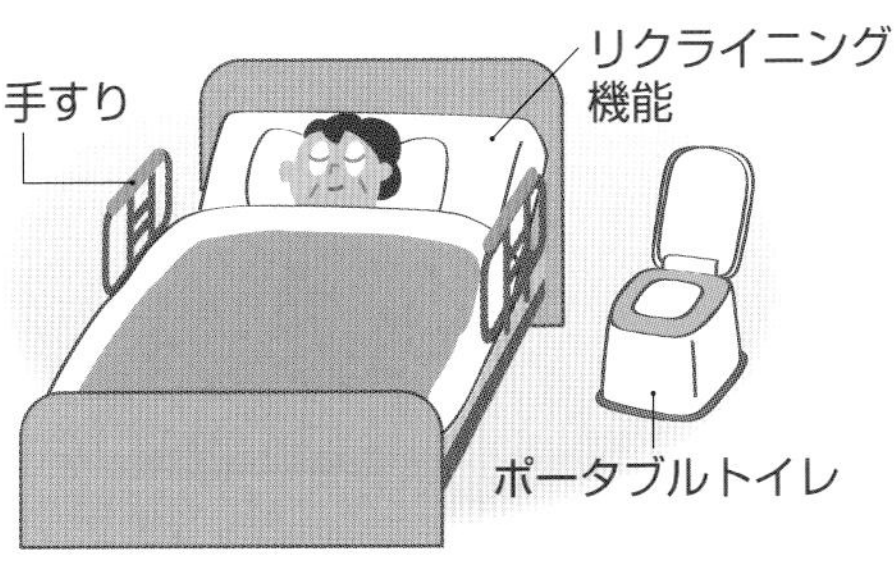

手すり
リクライニング機能
ポータブルトイレ

補助具は、楽しい生活を支えるもので、ケガのリスクを抑え、行動範囲も広げるための道具と考えてみよう

公的な支援制度を利用する

難病医療費助成制度

パーキンソン病には、さまざまな公的支援制度がありますが、それぞれ申請の必要があります。

難病医療費助成制度は、指定難病にかかる医療費を国（公費）が負担する制度です。パーキンソン病も指定難病の1つなので、この制度を利用できます。

利用するためには、各都道府県・指定都市の保健所などにある申請窓口で、「難病医療受給者証」の交付を受けます。

申請できるのは、パーキンソン病のホーン・ヤール重症度分類でⅢ度～Ⅴ度です。

申請は、「特定医療費の支給認定申請書」「診断書（臨床調査個人票）」「住民票の写し」「世帯の所得を確認できる書類」「保険証の写し」「同意書」を提出します。

住民票・世帯の所得を確認できる書類・保険証の写しは自己負担上限額を決定するために必要となります。世帯の所得を確認できる書類とは、市町村民税（非）課税証明書などです。

ほかに人工呼吸器を使っているならばそれを証明する書類など、必要に応じて提出します。

申請後、都道府県・指定都市などで審査が行われ、医療受給者証が交付されます。

交付までは約3ヵ月かかりますが、その間にかかった医療費については認定後に払い戻し請求を行えます。医療受給者証は、原則として1年ごとに更新の申請をします。

なお、難病医療費助成制度に該当しなくても医療費が高額になる場合は、高額療養費制度による助成の対象となります。

難病法による支援

パーキンソン病では指定医療機関（病院、薬局など）でかかった医療費の助成が受けられる

対象 ホーン・ヤール重症度分類でⅢ度〜Ⅴ度

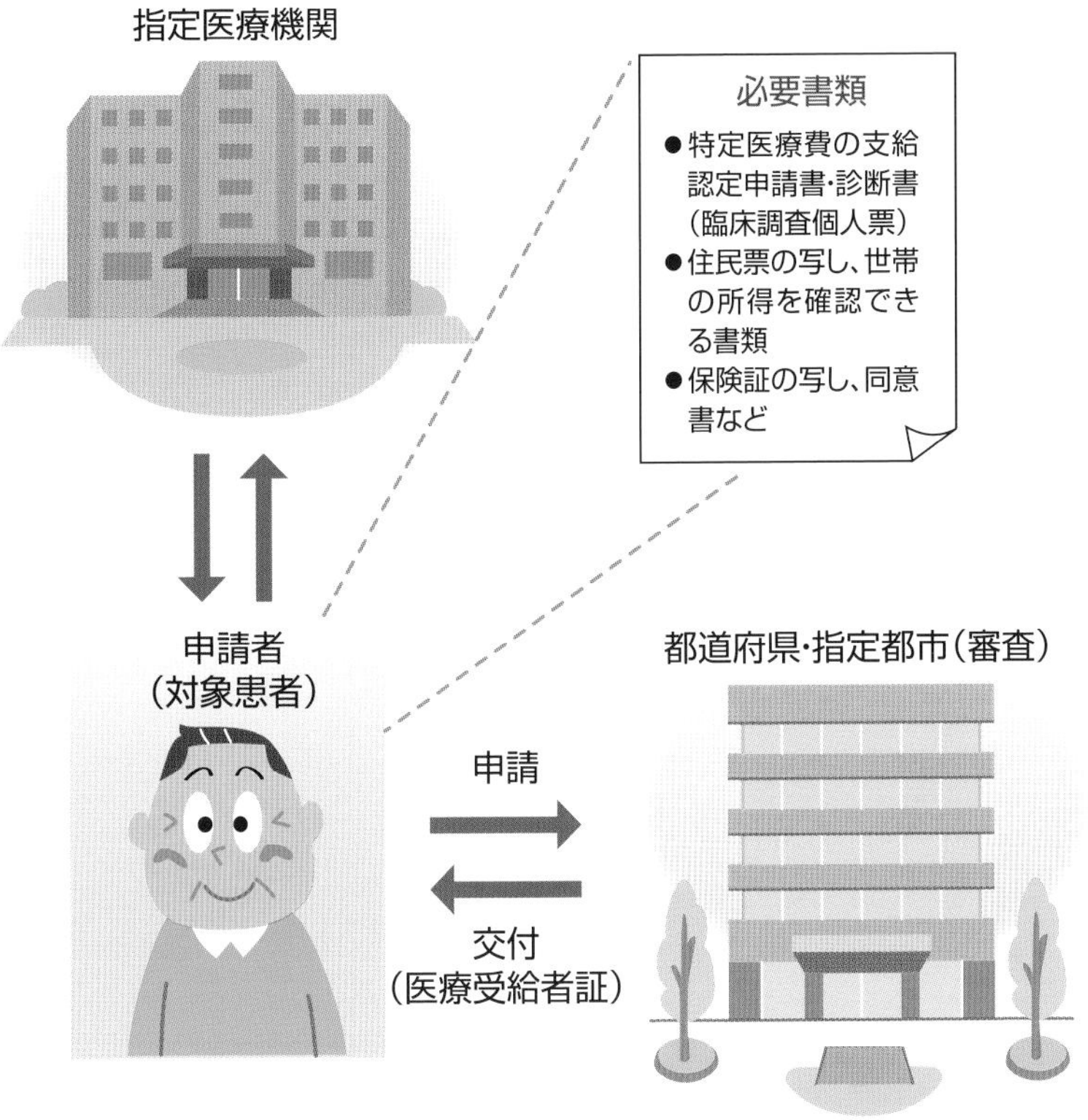

交付までは約3ヵ月。その間にかかった医療費については認定後に払い戻し請求を行える。医療受給者証は、原則として1年ごとに更新の申請が必要

身体障害者福祉法で受けられるサービス

パーキンソン病により体が不自由になった場合、身体障害者福祉法により、福祉サービスを利用することができます。

サービスを利用するためには、まず「身体障害者手帳」の交付を受ける必要があります。

都道府県・指定都市の福祉事務所や障害福祉担当窓口で申請します。申請には、「身体障害者診断書・意見書」「縦4㎝×横3㎝の顔写真」「申請書」などが必要です。身体障害者診断書・意見書の用紙は窓口でもらえます。そして、身体障害者福祉法による指定医に依頼して診断書・意見書の記載をしてもらいます。

申請後、社会福祉事務所により審査が行われ、認められれば手帳が交付されます。障害の程度により、1～6級の等級があります。

鉄道など公共交通機関の運賃の割引が受けられたり、福祉タクシーの利用ができるようになります。

経済的なメリットとしては、住民税や所得税で障害者控除が受けられたり、放送受信料や携帯料金の減免、重度障害者医療費助成、特別障害者手当、障害厚生年金・障害基礎年金などがあります。

また、おむつの支給や手すりをつけるなどの自宅改修への助成、公共住宅への優先入居など生活に関する支援も受けられます。

受けられるサービスの内容は、障害者手帳の等級、年齢、自治体によっても異なるので、詳しくは担当窓口で相談するとよいでしょう。

障害の程度が変わったときには、等級変更、障害追加の必要があるので、書類とそろえて再申請を行います。また、身体障害者手帳に有効期限はありませんが、治療やリハビリテーションの効果により障害が軽くなったときなど、再認定を受ける必要が生じる場合があります。

身体障害者福祉法による支援

パーキンソン病により体が不自由になった場合、
利用することができる

対象　体に不自由がある人

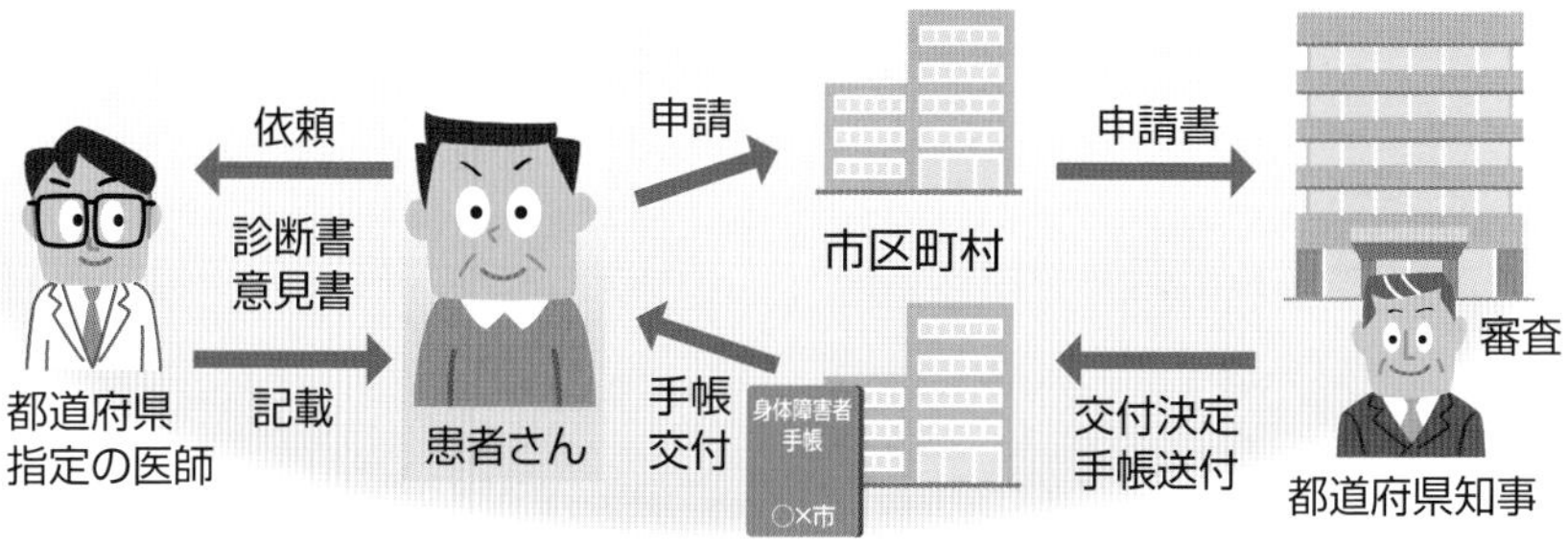

依頼
診断書
意見書
記載
都道府県
指定の医師
患者さん
申請
手帳
交付
身体障害者
手帳
○×市
市区町村
申請書
交付決定
手帳送付
審査
都道府県知事

受けられる主なサービス

外出

交通機関の運賃の割引、福祉タクシーの利用

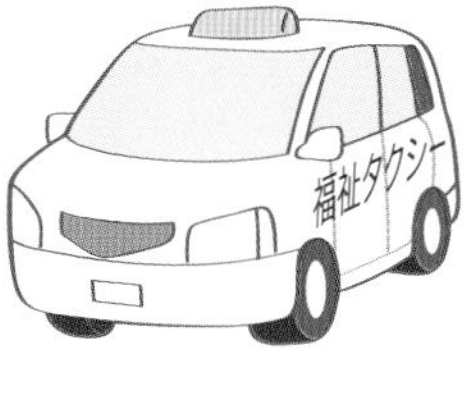

福祉タクシー

経済的

住民税や所得税で障害者控除、放送受信料や携帯料金の減免、重度障害者医療費助成、特別障害者手当、障害厚生年金・障害基礎年金など

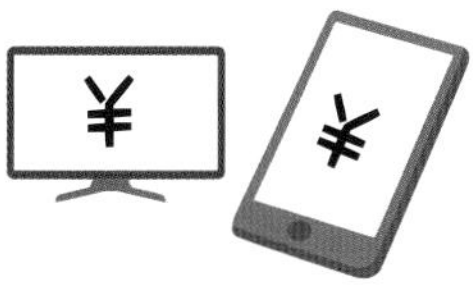

¥
¥

生活

おむつの支給、自宅改修への助成、公共住宅への優先入居など

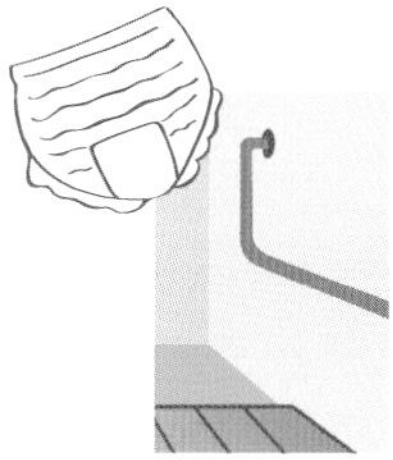

障害者総合支援法によるサービス

パーキンソン病により一定の障害があるにも関わらず、身体障害者手帳の交付が受けられない場合は、障害者総合支援法によるサービスを利用することができます。

障害者総合支援法とは、障害や難病のある人が地域で自立した日常生活・社会生活を送れるように支援するための法律です。身体障害者だけでなく精神障害者や知的障害者などに、1つの制度でさまざまなサービスを提供するものです。

サービスを利用するには、市区町村の窓口に申請を行い、認定を受けます。必要書類は市区町村によって異なるので、窓口で確認しましょう。なお、ホーン・ヤールの重症度分類による制限はありません。

障害支援区分の認定を受けたあとは、市区町村と相談してサービスを利用します。サービスの利用は原則として1割負担（施設サービスでの食費・光熱水費は自己負担）となりますが、所得に応じて負担上限月額があり、それ以上の負担はありません。

サービスは、大きく「自立支援給付」と「地域生活支援事業」があります。

自立支援給付とは、ホームヘルプ（居宅介護）や生活介護、ショートステイ（短期入所）、自立訓練や自立生活援助などのサービスを受け、費用の一部を支給されるものです。車椅子や杖などの補装具の給付や貸与を受けることもできます。

地域生活支援事業とは、地域で安心して暮らすための相談支援や移動支援、成年後見制度利用支援などがあります。

利用するサービスについて、「サービス利用計画書」*を作成し、支給が決定されます。ただし、支給については一定期間ごとにその人に合ったものであるか、チェックが行われます。

次項では、介護保険制度を利用する場合の申請と、使い方について説明します。

用語解説

サービス利用計画書　介護・福祉サービスを利用する際に、利用するサービスの内容や事業所名を記載して、市区町村に申請するためのもの。

障害者総合支援法による支援

障害者総合支援法とは、障害や難病のある人が地域で自立した生活を送れるように支援するための法律

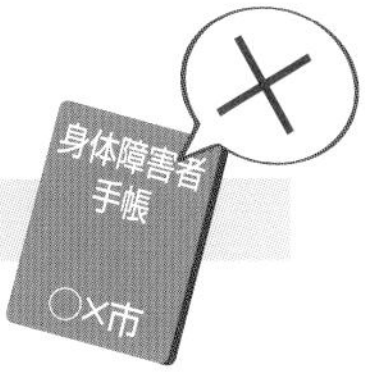

身体障害者手帳の交付が受けられない場合

↓

障害者総合支援法によるサービスを受けることができる

↓

利用できるサービス

自立支援給付

ホームヘルプ（居宅介護）、生活介護、ショートステイ（短期入所）、自立訓練、自立生活援助など。車椅子や杖などの補装具の給付・貸与も

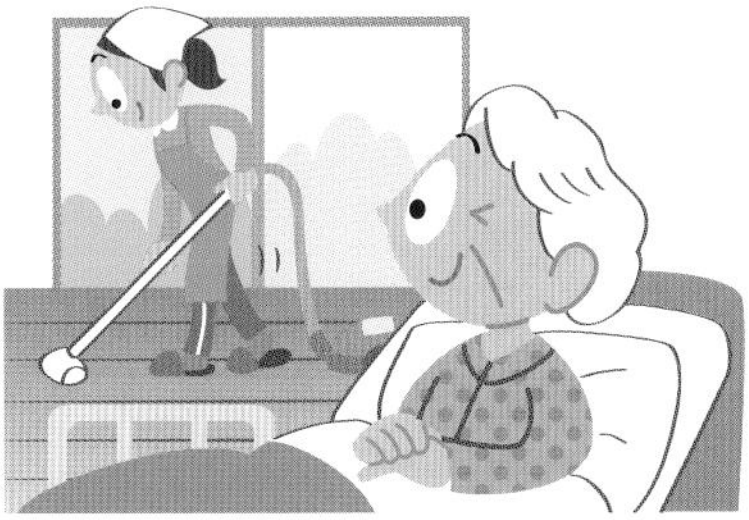

地域生活支援事業

相談支援、移動支援、成年後見制度利用支援など

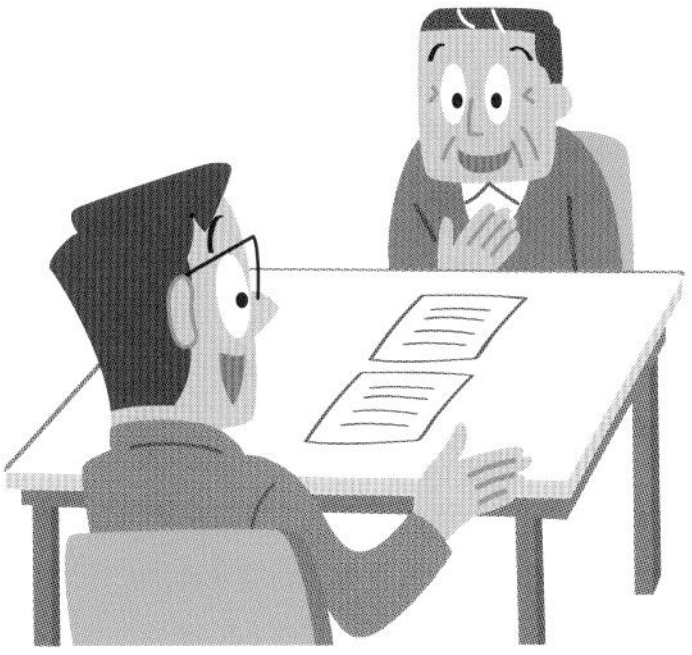

サービスを利用するときは、「サービス利用計画書」を作成し、支給が決定される。介護保険制度の対象となる方は、介護保険が優先される

介護保険制度

介護保険制度では、介護サービスや、要介護となるのを予防することを目的とした介護予防サービスを利用することができます。

介護保険制度は介護を必要とする高齢者のための制度ですが、在宅での利用に手厚いため、パーキンソン病患者さんが自立した日常生活を送ろうとするときにも使いやすいメリットがあります。

対象となるのは65歳以上の第1号被保険者と、パーキンソン病が原因で介護が必要と認定された40～64歳の第2号被保険者です。

利用するには、市区町村の介護窓口に申請して、認定を受ける必要があります。

「申請書」「介護保険被保険者証（40～64歳は医療保険被保険者証）」を提出し、主治医による意見書の作成、認定調査員による身体状況の調査、介護認定審査会の審査の後、認定されます。

介護の必要に応じて要支援1～2、要介護1～5に区分されます。要介護度に応じて、介護支援専門員（ケアマネジャー）が計画を立てます。

居宅サービスとしては、ホームヘルパーによる訪問介護や訪問入浴介護、理学療法士による訪問リハビリテーションなどがあります。また、デイケアセンターなどでの通所介護や通所リハビリテーション、ショートステイ（短期入所）も利用できます。

施設サービス*としては、介護老人福祉施設や介護老人保健施設、介護療養型医療施設の利用ができます。

また、生活環境を整えるサービスとして、車椅子などの福祉用具の貸与・支給や、住宅改修費の一部支給などがあります。

原則として費用は1割～2割を自己負担します。ただし、居宅サービスについては、要介護度による支給限度額があり、施設サービスでの居住費、食費、生活費などは自己負担となります。

用語解説　施設サービス　入居して利用するもので、介護老人福祉施設は長期で介護等を、介護老人保健施設では医学管理下で介護やリハビリ、介護療養型医療施設はさらに手厚い医療ケアを提供する。

介護保険手続きの流れ

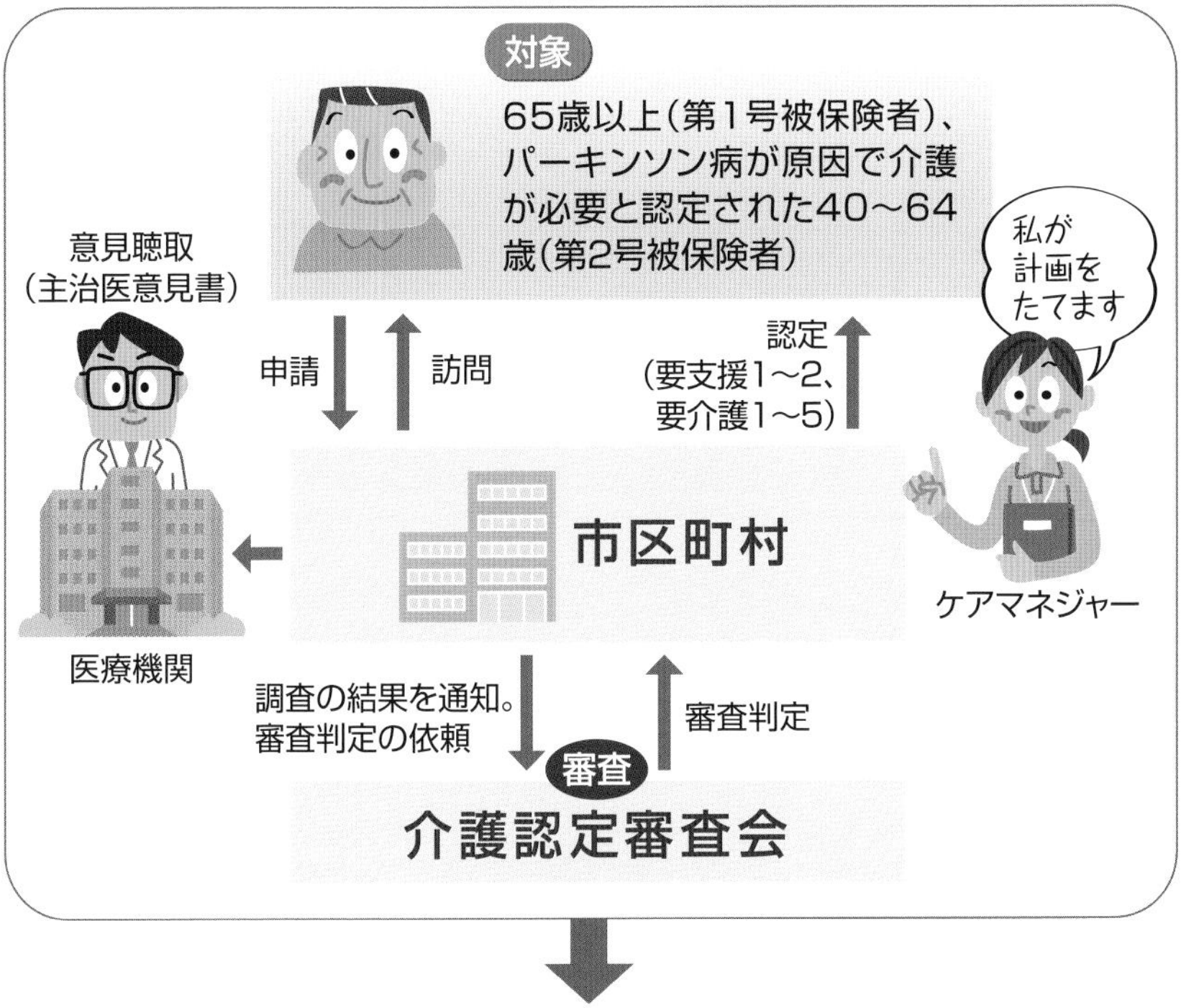
対象
65歳以上（第1号被保険者）、パーキンソン病が原因で介護が必要と認定された40〜64歳（第2号被保険者）
意見聴取（主治医意見書）
申請
訪問
認定（要支援1〜2、要介護1〜5）
私が計画をたてます
市区町村
医療機関
ケアマネジャー
調査の結果を通知。審査判定の依頼
審査判定
審査
介護認定審査会

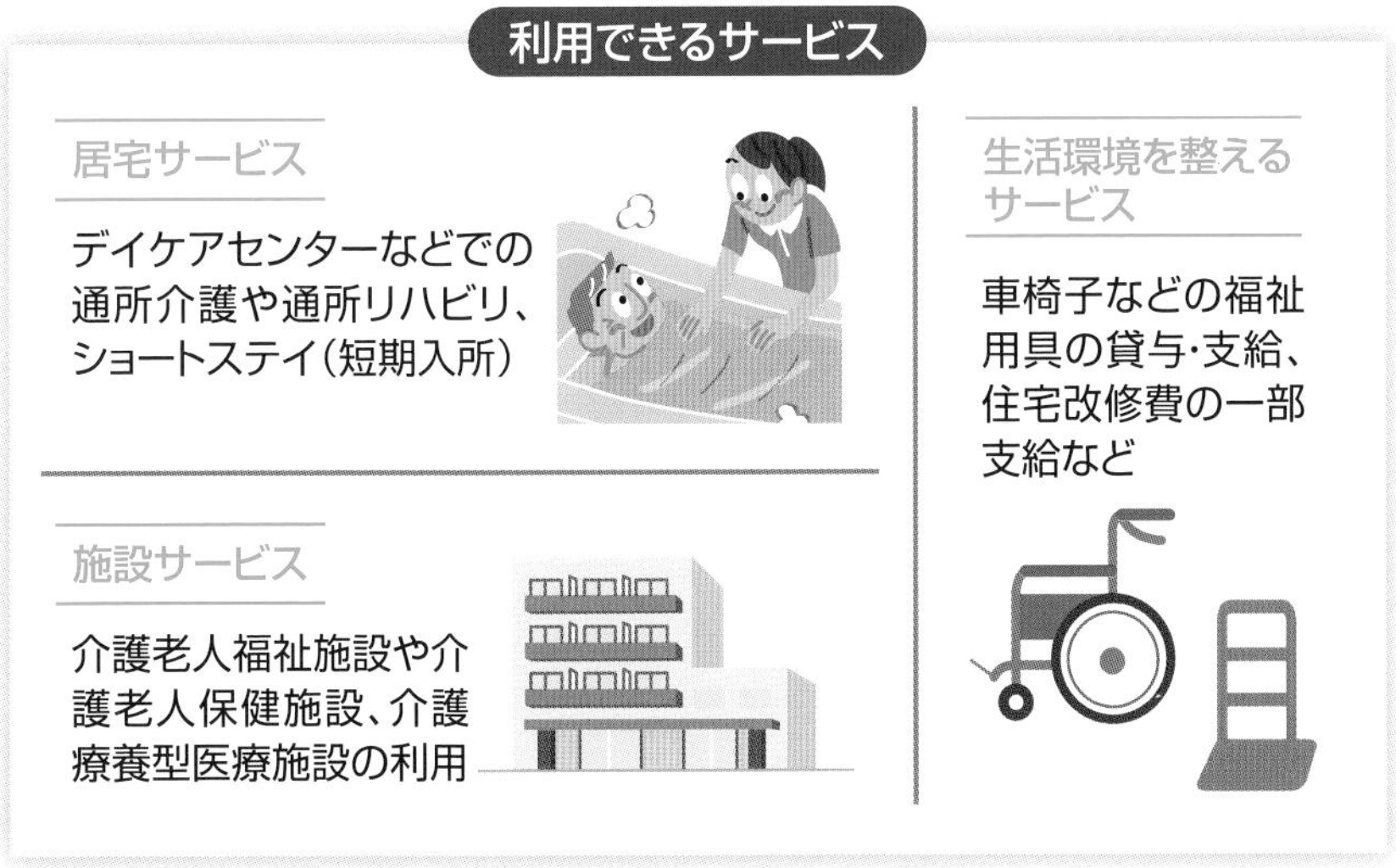
利用できるサービス
居宅サービス
デイケアセンターなどでの通所介護や通所リハビリ、ショートステイ（短期入所）
施設サービス
介護老人福祉施設や介護老人保健施設、介護療養型医療施設の利用
生活環境を整えるサービス
車椅子などの福祉用具の貸与・支給、住宅改修費の一部支給など

パーキンソン病友の会

患者と家族のための集いの場

パーキンソン病の治療には、パーキンソン病患者さんや家族にしかわからない悩みや苦労があるものです。また、パーキンソン病と闘う長い療養生活のなかには、特別つらく感じる時期もあるものです。そうしたなかで患者さん同士、家族同士で悩みや苦労を語り合い、また知恵を出し合うなど、支え合いの活動が行われているのが「一般社団法人　全国パーキンソン病友の会」です。

1976年の設立から、「すべてのパーキンソン病患者が人間としての尊厳を侵されず、医学の進歩研究に寄与するとともに、療養生活の質の向上と社会啓発活動、相互の支援、親睦、および国内外の関係諸団体との交流を図り、パーキンソン病の根絶を目指す」ことを目的として、患者さんとその家族が中心となって活動しています。

2020年現在、会員は約8、500名います。全国47の都道府県に支部があるので、お住まいの近くで参加できます。

活動は、特定疾患指定の保証、難病対策の充実などを求めた国会請願、署名や募金活動、最新の医学情報の提供、電話による医療相談、講演会、研修会、患者さんや家族への相談会、リハビリ運動会や旅行などのイベント、会員へのアンケート調査、機関誌や体験集の発行、「世界パーキンソン病会議」*への参加など海外のパーキンソン病団体との交流などです。

患者さんや家族はもちろん、パーキンソン病に関わる医師や看護師などの医療関係者も参加して活発な交流が行われ、病気への理解を深めながらイキイキとした生活を送る支えとなっています。

用語解説 世界パーキンソン病会議　パーキンソン病に関わる医師や医療スタッフ、研究者などが3年に1度集い、パーキンソン病に関する新たな発見や治療法などの情報共有を行う学会

「友の会」は患者と家族のために

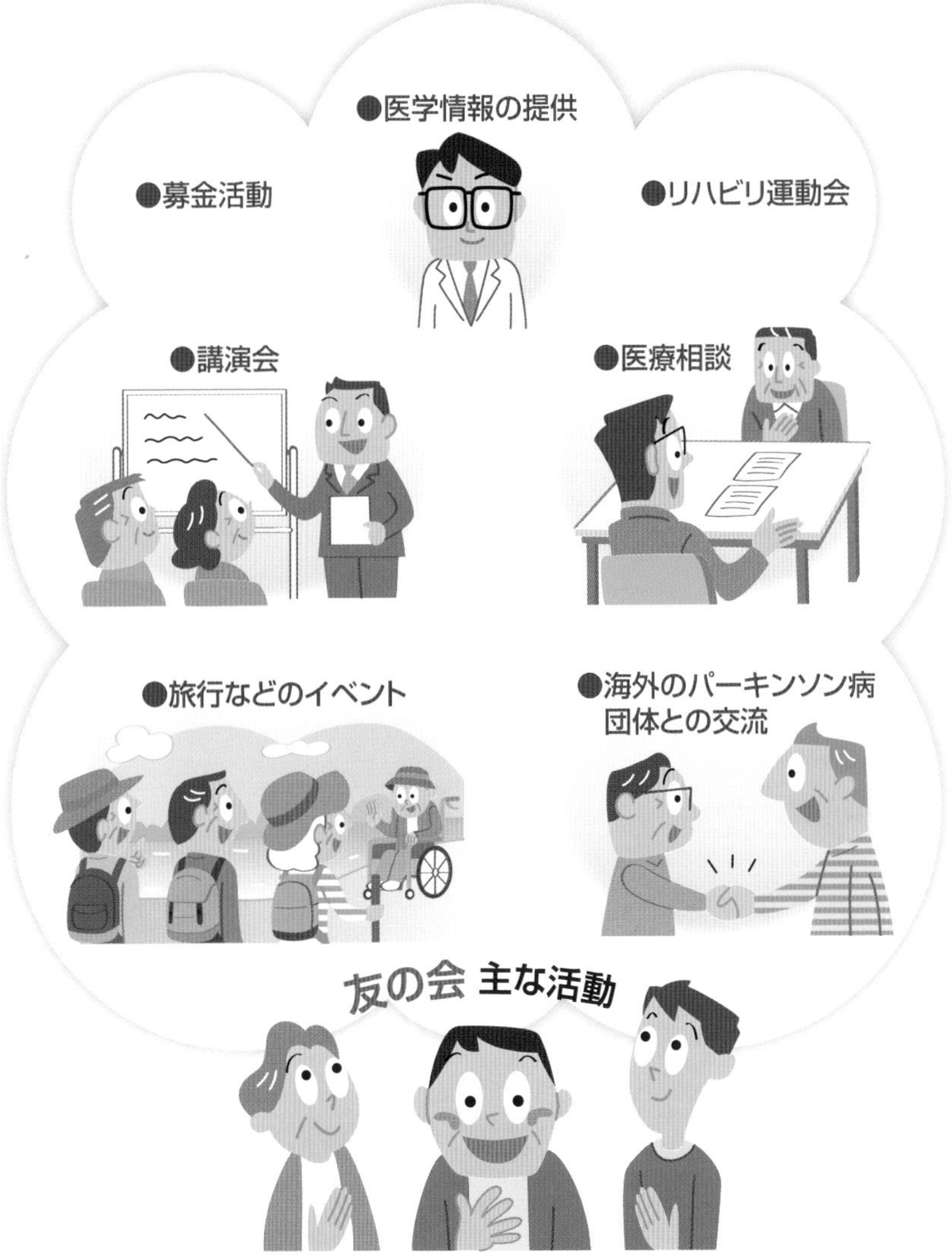
●医学情報の提供
●募金活動
●リハビリ運動会
●講演会
●医療相談
●旅行などのイベント
●海外のパーキンソン病団体との交流
友の会 主な活動

全国に友の会の支部があり、さまざまな活動を行っている。
大勢の患者さんが参加して、充実した生活に役立てている
※一般社団法人　全国パーキンソン病友の会のホームページ
https://sites.google.com/site/jpdaorg/home

毎日を明るく過ごすために

病気を恐れず、前向きな活動を

パーキンソン病は、ゆっくりと進行する病気です。診断がついても急に生活を変える必要はありませんが、その間も病態は少しずつ進行し、治療が終わることはありません。

はじめは前向きに治療に取り組んでいた患者さんでも、つらくなる時期があるかもしれません。病気のコントロールが難しくなることもあります。

しかし、パーキンソン病という病気を正しく理解して、病気に負けないようにしましょう。粘り強く取り組むことで進行を抑えられると信じ、治療をあきらめないことです。

忘れてならないのはパーキンソン病は、心の状態によっても、進行が影響を受ける病気だということです。落ち込んだり、暗い気持ちで家に閉じこもってしまっていては、活動量が落ちて病気が進みやすくなってしまいます。

〝悩み〟には、医師や看護師、理学療法士などのスタッフが、さまざまな解決法を考えてくれます。家族や友人の支えもあるでしょう。

そして、パーキンソン病のよいところは、明るい暮らしが病気の進行を遅らせることにつながることです。

スポーツや趣味などは、できるだけ続けましょう。パーキンソン病をきっかけとして、新たな趣味やサークル活動などを始めるのもよいでしょう。カラオケでも散歩でも、思いきり楽しんで活動することが、リハビリとして役立ちます。

パーキンソン病に負けることなく、笑顔で充実した人生を楽しみましょう。

キーワードは〝スマイル〟です。

【は行】

【ま行】

【や行】

【ら行】

参考文献

- 「スーパー図解パーキンソン病」（法研）
  【監修】村田美穂
- 「最新版 順天堂大学が教えるパーキンソン病の自宅療法」（主婦の友社）
  【著】服部信孝
- 「パーキンソン病のことがよくわかる本」（講談社）
  【監修】柏原健一
- 「ぜんぶわかる脳の事典」（成美堂出版）
  【監修】坂井建雄　久光正
- 「病気がみえる vol.7　脳・神経 第2版」（メディックメディア）
  医療情報科学研究所編集

【た行】

【な行】

索引

■監修
服部 信孝（はっとり・のぶたか）
順天堂大学医学部附属順天堂医院　脳神経内科教授
1959年生まれ。1985年順天堂大学大学院医学研究科卒。1995年4月から順天堂大学医学部神経学講座助手、講師、助教授を経て2006年7月順天堂大学医学部・神経学講座教授（現職）となる。2019年4月より順天堂大学大学院医学研究科長・医学部長（併任）、同年7月日本パーキンソン病・運動障害疾患学会代表理事に就任。
主な受賞歴として、2001年順天堂大学同窓会学術奨励賞、2002年第39回ベルツ賞1等賞、2003年日本神経学会賞、2005年トムソンサイエンティフィック社 Research Fronts Award、2012年文部科学大臣賞科学技術賞、2017年日本神経学会楢林賞などを受賞。専攻領域はパーキンソン病、神経分子生物学、神経化学、神経細胞死と老化、酸化的ストレスと神経細胞死。

ウルトラ図解 パーキンソン病

令和2年6月19日　第1刷発行
令和5年9月12日　第4刷発行

監修者　服部信孝
発行者　東島俊一
発行所　株式会社 法研
〒104-8104　東京都中央区銀座1-10-1
電話 03(3562)3611（代表）
http://www.sociohealth.co.jp
印刷・製本　研友社印刷株式会社

0103

ISBN978-4-86513-612-8 C0377　定価はカバーに表示してあります。